Peter Mortola

EINFÜHRUNG IN DIE PSYCHOTHERAPIE MIT KINDERN UND JUGENDLICHEN

Das Praxisbuch zum Violet-Oaklander-Training

Mit einem Vorwort von Violet Oaklander
Herausgegeben und mit einem Geleitwort von
Anke und Erhard Doubrawa
Aus dem Amerikanischen von Ludger Firneburg

gik Gestalt Institut Köln
Dialogische Gestalttherapie

Peter Hammer Verlag
Eine Edition des Gestalt-Instituts Köln GIK

Originaltitel:
»Windowframes«
Herausgeber: Gordon Wheeler
Gestalt Press, Big Sur / Kalifornien (USA), 2006

Umschlaggestaltung: Magdalene Krumbeck
Herausgeber der Edition GIK im Peter Hammer Verlag:
Anke und Erhard Doubrawa
Satz: Edition GIK – Buchproduktion, Köln
Druck: AALEXX Buchproduktion GmbH, Großburgwedel
ISBN: 978-3779503170
www.peter-hammer-verlag.de

Peter Mortola
Psychotherapie mit Kindern und Jugendlichen

P H
V

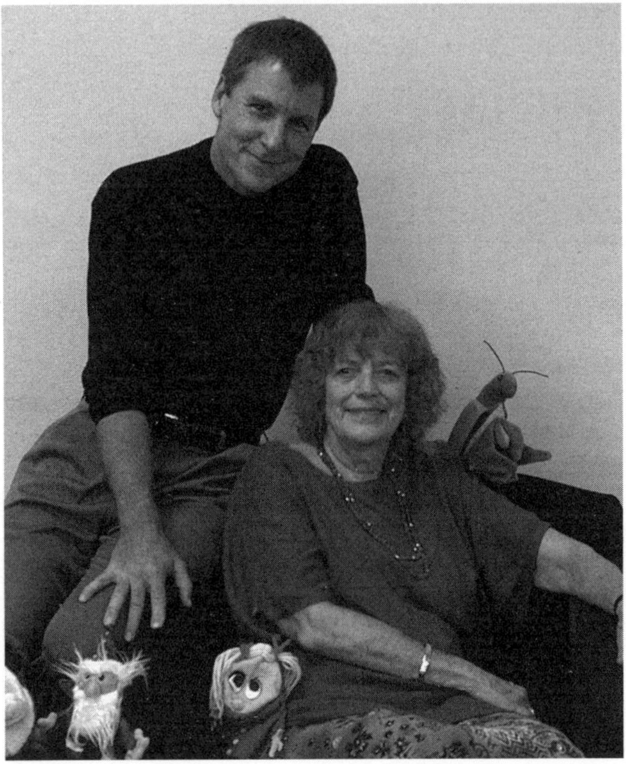

Peter Mortola mit
Violet Oaklander

Peter Mortolas „Einführung in die Psychotherapie mit Kindern und Jugendlichen" ist das ultimative Praxisbuch über das Trainingsprogramm der bekannten amerikanischen Therapeutin Violet Oaklander: Tag für Tag dokumentiert es ihr Intensivprogramm „Psychotherapie mit Kindern und Jugendlichen", das sie über drei Jahrzehnte für Therapeuten aus der ganzen Welt durchgeführt hat, nun aber aus Altergründen leider nicht mehr anbietet.

Hier finden alle, die keine Gelegenheit zur Teilnahme hatten, Violet Oaklanders Theorie, wie auch ihre Methoden, ihre Lehreinheiten und genauso ihre Übungsanleitungen. Und schließlich auch die Reflexionseinheiten, die Integration von Praxis und Theorie.

Peter Mortola hat zehn Jahre lang an ihrem Training teilgenommen – zuerst als Teilnehmer, dann als Violet Oaklanders Assistent und Dokumentator und schließlich als ihr Co-Trainer. Er ist außerordentlicher Professor für Psychotherapie und Schulpsychologie am Lewis and Clark College in Portland / Oregon (USA).

Inhalt

Geleitwort

Über drei Jahrzehnte hat die bekannte amerikanische Therapeutin Violet Oaklander ihr zweiwöchiges Trainingsprogramm „Psychotherapie mit Kindern und Jugendlichen“ in Santa Barbara / Kalifornien durchgeführt. Über drei Jahrzehnte hat dieses besondere Intensivprogramm Therapeutinnen und Therapeuten aus der ganzen Welt angezogen, die Anregung und Unterstützung für ihre Arbeit mit Kindern und Jugendlichen suchten. Aber leider bietet sie dieses Intensivtraining aus Altersgründen nun nicht mehr an.

Doch für alle, die nie oder nicht mehr die Gelegenheit zur Teilnahme hatten, kommt hier die gute Nachricht: Zehn Jahre war der amerikanische Psychologe Peter Mortola jeden Sommer bei diesem Training dabei, zunächst als Teilnehmer, dann als Assistent und Dokumentator und schließlich – während der letzten fünf Jahre – als Violet Oaklanders Co-Trainer. Nun hat er das ultimative Praxisbuch über das Violet-Oaklander-Training geschrieben: Tag für Tag dokumentiert er das Intensivseminar: Violet Oaklands Theorie, wie auch ihre Methoden. Ihre Lehreinheiten und genauso ihre Übungsanleitungen.

Er schildert dabei nicht nur die Ereignisse jedes Trainingstages, sondern schließt daran immer auch die Analyse und Reflektion der Lerninhalte und -prozesse im Hinblick auf Oaklanders therapeutischen Ansatz und dessen Vermittlung ein.

Wir sind überzeugt, dass dieses Buch Ihnen, liebe Leserinnen und Leser, eine Fülle von praktischen Anregungen für Ihre Arbeit mit Kindern und Jugendlichen geben wird – gleichermaßen, ob Sie in den Feldern Psychotherapie und Beratung oder im Bereich der Pädagogik tätig sind.

*

Und wir würden uns freuen, wenn dieses Buch Sie auch auf den zugrundeliegenden therapeutischen Ansatz neugierig machen würde: die Gestalttherapie, die von den deutschen Psychoanalytikern Fritz und Lore Perls entwickelt und u.a. von Violet Oaklander vertieft und weiterentwickelt worden ist. In den Anhang dieses Buches haben wir deshalb Literaturempfehlungen zur Gestalttherapie aufgenommen (ab S. 251) und außerdem den Hinweis auf die Praxisadressenlisten des „Therapeutenadressen Service“ – u.a „Gestalttherapie mit Kindern und Jugendlichen“ und „Supervision mit dem Gestaltansatz“ (S. 271).

Schließlich möchten wir an dieser Stelle ausdrücklich Gordon Wheeler danken, dem Präsidenten des Esalen-Instituts in Big Sur / Kalifornien und Verleger der amerikanischen „Gestalt Press“. Er hat uns dieses von ihm erstveröffentlichte Buch besonders ans Herz gelegt – mit Recht, wie wir finden.

Anke und Erhard Doubrawa, Herausgeber
Gestalt-Institut Köln (GIK)
www.gestalt.de • gik@gestalt.de

Vorwort von Violet Oaklander

Es ist mir eine große Freude, diesem vortrefflichen Buch einige einführende Worte voranzustellen. Können Sie sich vorstellen, wie es ist, wenn jemand so sehr an Ihrer Arbeit interessiert ist, dass er Jahre damit verbringt, sie zu begleiten, zu analysieren und darüber zu schreiben? Manchmal denke ich, dass Peter Mortola eine Art Schutzengel ist.

Seit 1981 führe ich das zweiwöchige Intensivprogramm, das Peter in diesem Buch beschreibt, jährlich durch; sechs Jahre lang sogar zweimal im Jahr. Die Arbeit macht mir viel Freude, sie ist sehr intensiv, zuweilen anstrengend und manchmal auch einsam. Wahrscheinlich gab es Zeiten, in denen ich ihren allgemeinen Wert aus dem Blick verloren und zu viel Zeit damit verbracht habe, die Rahmenbedingungen zu schaffen, um diese Arbeit überhaupt möglich zu machen. Ja, ich weiß, dass Menschen aus der ganzen Welt zu diesen Workshops kommen. Mir ist auch bewusst, dass es kaum ein vergleichbares Angebot gibt und das Bedürfnis, eine gute und fundierte Arbeit mit Kindern zu erlernen, immens groß ist. Und anscheinend sind die Leute von dieser Arbeit absolut begeistert. Aber wenn der Workshop zu Ende ist und die Teilnehmer wieder abreisen, dann räume ich auf, packe das ganze Material zusammen (keine leichte Aufgabe), und das war's. Ab und zu höre ich von einem Teilnehmer, wie der Workshop seine Arbeit mit Kindern positiv beeinflusst hat, aber dann bin ich bereits wieder in mein normales Leben zurückgekehrt. Während dieser zwei Wochen, so scheint es mir, werde ich ganz und gar lebendig, und wenn sie vorbei sind, gehe ich zurück in mein alltägliches Leben. So ging es einige Jahre.

Dann kam Peter. Ich begegnete ihm zum ersten Mal, als ich 1987 nach Santa Barbara zog. Er war im Pädagogischen Seminar an der University of California in Santa Barbara auf mein Buch gestoßen. Als er hörte, dass ich hier war, bat er mich um ein Treffen; er wollte mit mir über ein Arbeitsbuch für einen Schauspielkurs für Kinder und Jugendliche sprechen, ein Projekt, das die Schauspielerin Jane Fonda plante. Es kommt mir vor, als hätten wir seit diesem ersten Treffen nie mehr aufgehört, miteinander zu reden. Obwohl er vor sechs Jahren nach Oregon gezogen ist, um dort am Lewis and Clark College als Dozent im Fach Psychologische Beratung zu arbeiten, reden wir immer noch häufig miteinander. Außer dem jährlich stattfindenden Sommerworkshop haben wir inzwischen auch in New York, in Cleveland und (erstaunlicherweise sogar) in Südafrika Workshops miteinander durchgeführt.

Peters Interesse an meiner Arbeit hat mir wieder neuen Schwung gegeben. Irgendwann kam ihm die Idee, über meine Arbeit zu schreiben, und schließlich wurde daraus seine Dissertation. Zehn Jahre lang nahm er jeden Sommer an dem Training teil, zunächst als Teilnehmer, dann als Helfer und Dokumentator und schließlich – während der letzten fünf Jahre – als mein Co-Trainer. Nun war ich mit meiner Arbeit nicht mehr allein, sondern hatte jemanden gefunden, mit dem ich über all die Dinge reden konnte, die während des Workshops passierten; und ich bekam das Feedback, das nur jemand geben kann, den diese Arbeit genau so interessiert und fasziniert wie mich selbst.

Abgesehen von der Freude, die das gemeinsame Arbeiten und Lachen mit Peter mir bereitet hat, gibt es noch etwas, das mir sehr wichtig geworden ist: Peter hat die Fähigkeit, meine Arbeit aus einer für mich neuen und ungewohnten Perspektive zu betrachten. Er hat Muster in meiner Arbeit entdeckt, die mir früher nie bewusst gewesen waren. Er stellt Verbindungen zwischen meinem eigenen Arbeitsansatz und anderen Ansätzen – beispielsweise der erzählenden Arbeit – her, was mir früher so nie in den Sinn gekommen wäre. Durch die endlosen Interviews, die er mit mir geführt hat, hat er mich gewissermaßen gezwungen, noch einmal neu nachzudenken. Dadurch konnte ich verschiedene Aspekte meiner Arbeit auf eine für mich selbst völlig neuartige Weise erklären. Vieles von dem, was ich tue, geschieht intuitiv; umso überraschender war für mich die Erfahrung, dass ich imstande bin, meine eigene Arbeit auch konzeptionell zu beschreiben.

Peter und ich sind ein großartiges Team. Während des Trainings vermittelt er den Teilnehmern einen Überblick über die Struktur der Arbeit und gibt Hilfestellungen bei der Analyse und Synthese der laufenden Prozesse. Dadurch hat er die beiden Wochen des Workshops ungemein bereichert. Aus den Rückmeldungen, die wir bekommen, weiß ich, dass die Teilnehmer das genau so empfinden. Am Ende jedes Tages werfen wir unsere Ideen zusammen und sprechen über unsere Gefühle; – eine Erfahrung, die ich vor unserer Begegnung so nicht habe machen können, und die enorm dazu beiträgt, den Teilnehmern gute und wichtige Erfahrungen zu ermöglichen.

Doch die Sache hat noch einen anderen Aspekt. Peter hat nicht nur über meinen Arbeitsansatz geschrieben, sondern ist selbst zu einem integralen Teil dieses Ansatzes geworden. Er lebt diesen Ansatz und glaubt an ihn. Unnötig zu sagen, dass auch meine Zeit weiterläuft, und inzwischen habe ich das Alter, in dem die meisten Menschen sich zur Ruhe setzen, deutlich überschritten. Manchmal habe ich das Gefühl, genug gearbeitet zu haben; dann möchte ich mich einfach nur noch zurücklehnen – und natürlich schreiben. Ich glaube nicht, dass ich das Training ohne Peter heute noch durchführen könnte. Es gibt viel Planungs- und Verwaltungsarbeit und jede Menge Schlepperei. Ich weiß, dass das Training wichtig ist, Peter ebenso, und er ist bereit, im Rahmen seiner Möglichkeiten alles dafür zu tun, dass es weitergeht. Er kennt das Programm so gut und so genau, wie ich selbst es nie habe beschreiben können. Er kennt es aus vielen verschiedenen Perspektiven: als Teilnehmer und Beobachter ebenso wie als „Schlepper", Organisator und als Lehrer.

Dank dir, Peter, für dieses Buch. Ich hoffe, dass es allen, die es lesen, eine Idee davon vermittelt, was es heißt, ein solches Trainingsprogramm zu erarbeiten und durchzuführen und dass es zeigt, wie komplex das Ansinnen ist, Erwachsenen beizubringen, wie sie mit Kindern und Jugendlichen auf lebendige und effektive Weise arbeiten können.

Violet Oaklander, PhD
Santa Barbara, Kalifornien

Über dieses Buch

Dieses Buch behandelt zwei miteinander in Beziehung stehende Themen: zum einen beschreibt es Dr. Violet Oaklanders besonderen Zugang zur Therapie mit Kindern und Jugendlichen, zum anderen dokumentiert es ihre Trainingsmethoden für Therapeutinnen und Therapeuten, die selbst mit Kindern und Jugendlichen arbeiten. Diese beiden Themen sind insoweit miteinander verwandt, als es zwischen Dr. Oaklanders Therapieansatz mit Kindern und ihren Trainingsmethoden für Erwachsene wichtige Parallelen gibt, die in diesem Buch beschrieben werden. Das Ergebnis ist ein Text, der für all diejenigen von Interesse sein dürfte, die im therapeutischen, beratenden oder pädagogischen Kontext mit Kindern oder Jugendlichen arbeiten. Letztlich – denke ich – wird dieses Buch jeden interessieren, der sich mit der grundlegenden Frage auseinandersetzt, die auch mich immer wieder beschäftigt: Wie kann es gelingen, Kinder wirklich zu verstehen und effektiv mit ihnen zu arbeiten?

Über Violet Oaklanders Theorie und Praxis

Dr. Violet Oaklander ist eine Pionierin der Therapie mit Kindern und Jugendlichen. In ihrem 1978 erschienenen Buch *Windows to our Children: A Gestalt Therapy Approach to Children and Adolescents*[1] präsentiert sie ein Modell für die therapeutische Arbeit mit Kindern und Jugendlichen, das für viele Therapeuten auf der ganzen Welt große Bedeutung gewonnen hat. Bis heute liegt dieses Buch in zehn Sprachen vor: englisch, spanisch, portugiesisch, italienisch, serbokroatisch, kroatisch, russisch, chinesisch, hebräisch und deutsch. Zur Zeit wird außerdem an einer koreanischen sowie einer tschechischen Übersetzung gearbeitet. Darüber hinaus findet Windows to our Children weltweit Anwendung in der Aus- und Weiterbildung an Schulen und Universitäten, so etwa in Australien, Neuseeland, Südafrika, Brasilien, Israel, Kanada, den Vereinigten Staaten sowie in vielen europäischen Ländern. Trotz ihres internationalen Ansehens als Psychotherapeutin, Fachfrau und Trainerin, liegt der Schlüssel zu Dr. Oaklanders Erfolg in ihrem sehr persönlichen und beziehungsorientierten Stil, der sowohl ihre Arbeit als auch ihr Schreiben prägt. Um diesen persönlichen und beziehungsorientierten Ansatz ihrer Arbeit zu würdigen, möchte ich Dr. Oaklander von nun an mit dem Namen nennen, den fast jeder benutzt, der sich auf sie oder ihre Arbeit bezieht: Violet.

Nachdem Violet 20 Jahre in eigener Praxis in Kalifornien als Therapeutin mit Kindern und Jugendlichen gearbeitet hat, schreibt sie zur Zeit an einer Fortsetzung ihres ersten Buches und arbeitet als Supervisorin mit anderen Kinder- und Jugendlichen-Psychotherapeuten. Hinzu kommen Einladungen zu nationalen und internationalen Fachkongressen. Im April 2000 beispielsweise nahmen in Südafrika ca. 500 Mitarbeiter psychiatrischer und psychotherapeutischer Einrichtungen an Trainingsveranstaltungen teil, zu denen sie eingeladen worden war. Und erst kürzlich trat sie als Hauptreferentin in drei großen internationalen Fachkonferenzen zur Therapie mit Kindern auf: in Cork (Irland), Graz (Österreich) und Mexico City (Mexiko).

Jedes Jahr bietet Violet in Santa Barbara (Kalifornien) ein zweiwöchiges Intensiv-Sommerprogramm für Fachleute aus dem Bereich der Kinder- und Jugendlichen-Therapie an. Auf dieses Sommerprogramm konzentriert sich auch das vorliegende Buch. Ich schreibe diese Einleitung im Frühjahr 2005, und der für Juli geplante Sommerworkshop ist bereits seit Anfang Februar ausgebucht. Wie immer gibt es eine Warteliste, und wie immer ist der Workshop auch in diesem Jahr international besetzt. Die Teilnehmer kommen aus Mexiko, Südafrika, Irland, Italien, Saudi Arabien und Hong Kong.

Was also ist es, das die Fachleute aus so unterschiedlichen kulturellen Hintergründen an Violets Arbeit fasziniert? Was kann man aus der genauen Beobachtung ihrer therapeutischen Methoden in der Arbeit mit Kindern und ihren Trainingsmethoden mit Erwachsenen lernen? Seit ich vor zehn Jahren Violets Arbeit kennenlernte, seit ich anfing, ihre Texte zu lesen und ihre Workshops zu besuchen, beschäftigen mich diese Fragen. Um diesen beiden Fragen wirklich nachzugehen, brauche ich tatsächlich den gesamten Umfang dieses Buches. In dieser kurzen Einleitung möchte ich zwei Punkte ansprechen, die nicht nur die Grundlage für Violets Popularität unter Fachleuten bilden, sondern auch für ihren umfassenden Beitrag zur Therapie mit Kindern überhaupt. Erstens verfügt Violet über eine einzigartige theoretische Perspektive für die Therapie mit Kindern und Jugendlichen, deren Sinn und Bedeutung von vielen Fachleuten bestätigt wird. Zweitens ist sie in der Lage, diese theoretische Haltung mit scheinbar großer Leichtigkeit in die Praxis umzusetzen und den Praktikern dadurch den Zugang zu erleichtern. Mit einem Wort: Violet weiß, wovon sie redet.

Violets einzigartige theoretische Orientierung für ihre therapeutische Arbeit mit Kindern und Jugendlichen basiert auf der Theorie der Gestalttherapie (Perls et al., 1951). Obwohl viele im therapeutischen Bereich Tätige einen flüchtigen Einblick in die Theorie der Gestalttherapie haben – etwa durch das bekannte *„Gloria-Video"*, das den konfrontativen Stil von Fritz Perls demonstriert –, hat kaum jemand die Gestalttherapie für die Arbeit mit Kindern und Jugendlichen adaptiert. Ja mehr noch: die Gestalttherapie wird allgemein eher mit der Anwendung bestimmter Tricks oder Techniken assoziiert (z. B. mit dem „leeren Stuhl") und die Tiefe und Weite ihrer theoretischen Aussagen weitgehend verkannt (Perls, L. 1992). Nach der Lektüre des Buches *Windows to our Children* oder der Teilnahme an Violets Training, bekommen viele Therapeuten jedoch eine Idee von der Fülle und Einzigartigkeit, die ihre gestalttheoretische Orientierung zu bieten hat.

Die Einzigartigkeit von Violets theoretischem Gestaltansatz zeigt sich u. a. in ihrem tiefen und unerschütterlichen Glauben an die zentrale Bedeutung einer authentischen Beziehung für den therapeutischen Prozess. Ohne den, wie sie es nennt, „Beziehungsfaden" zwischen Kind und Therapeut kann therapeutische Arbeit nicht gelingen. Violets Haltung zum Wert der therapeutischen Beziehung basiert auf Martin Bubers Beschreibung der „Ich-Du"-Beziehung, in der zwei Individuen sich als Gleiche gegenübertreten und offen bleiben für das, was ihre Begegnung hervorbringen mag. Wie Buber sagt: „Alles wahre Leben ist Begegnung."

Violets theoretische Haltung zu einer authentischen Beziehung beinhaltet für diejenigen, die an ihrem Therapieansatz interessiert sind, sowohl eine Herausforderung als auch eine Einladung. Die Herausforderung besteht darin, dass der Therapeut dem Kind oder Jugendlichen im therapeutischen Prozess auf authentische Weise begegnen muss (Latner, 1973). Aus gestalttherapeutischer Perspektive ist es nicht hilfreich, die Rolle eines „Experten", einer „Autorität" oder eines „Klischeetherapeuten" einzunehmen (Polster, 1973). Der Therapeut muss sich selbst auf authentische Weise in die therapeutische Begegnung einbringen und so das Kind anregen, sich ebenfalls authentisch einzubringen. Aber wie tut man das innerhalb der gesunden und verantwortungsvollen Grenzen, deren eine therapeutische Beziehung zu Kindern bedarf? Wir werden sehen, wie Violet dieses Thema in den unterschiedlichsten Settings immer wieder neu „verhandelt."

Zwar ist es so, dass Authentizität innerhalb der therapeutischen Beziehung eine Herausforderung darstellt, andererseits beinhaltet Violets beziehungsorientierter Ansatz aber auch ein Angebot und ein gewisses Maß an Freiheit, denn er lädt den Therapeuten ein, in seiner Arbeit ganz er selbst zu sein und nicht in künstliche Rollen zu schlüpfen, die nicht zu ihm passen oder ihm sinnlos erscheinen (Nevis, 1992). Ich betone diesen Aspekt der Einladung zur Authentizität deshalb, weil sehr viele Vorbilder in der Arbeit mit Kindern (sowohl im therapeutischen als auch im pädagogischen Feld) gerade Wert darauf legen, dass man bestimmte vorgefertigte Rollen einnehmen und mit Hilfe dieser Rollen eine persönliche Distanz erzeugen solle. In diesem Verständnis gibt es eine Reihe verschiedener Varianten: Manche Therapeuten lernen, die Probleme des Kindes zu erkennen, eine Expertenrolle einzunehmen und dem Kind zu sagen, wie es seine Probleme lösen kann; andere lernen, das Kind beim Spiel zu beobachten, die Distanz zu wahren und lediglich widerzuspiegeln, was sie wahrnehmen; dann gibt es die Möglichkeit, die Bilder, die das Kind gemalt hat, zu interpretieren und dann diesen Interpretationen entsprechende Interventionen zu entwickeln; oder aber der Therapeut lernt, das kindliche Verhalten oder andere Variablen so zu manipulieren, dass sie dadurch ein gewünschtes Ergebnis erzielen. Keiner dieser Ansätze misst einer authentischen, nicht-hierarchischen Beziehung zwischen Kind (Klient) und Erwachsenem (Therapeut) eine für den therapeutischen Prozess und den Therapieerfolg zentrale und entscheidende Bedeutung zu.

Im Gegensatz dazu hat Violet eine einzigartige theoretische Haltung eingenommen, beschrieben und umgesetzt, in der die Beziehung zwischen Kind und Therapeut im Zentrum des therapeutischen Prozesses steht. Diese theoretische Haltung ermöglicht es Violet, das zu benennen und mit dem zu arbeiten, was auf der Beziehungsebene geschieht, und zwar in dem Moment, in dem es geschieht. In der Arbeit mit einem Kind, das Schwierigkeiten mit seiner Aufmerksamkeit hat, könnte sie beispielsweise mit dem Kind auf dem Boden sitzen und mit Ton arbeiten, um ihm zu helfen, nicht nur mit dem Material in der Hand, sondern auch mit ihr als Therapeutin einen soliden Kontakt herzustellen. Auf diese Weise nutzt Violet ihren theoretischen Zugang der beziehungsorientierten Arbeit gleichermaßen in therapeutischer und diagnostischer Hinsicht, als Möglichkeit, Probleme zu erkennen und darauf einzugehen. Im Verlauf dieses Buches betont Violet immer wieder, dass wenn ein Kind Schwierigkeiten hat, eine Beziehung aufzubauen, die Arbeit genau an diesem Punkt ansetzen muss. Konkrete Beispiele hierfür finden sich in vielen der folgenden Kapitel.

Die knappe Beschreibung von Violets Arbeit mit Ton zeigt, was so viele Fachleute an ihrer Arbeit anspricht: Violet hat eine theoretische Orientierung, die eine große Fülle an Ideen beinhaltet; sowohl Ideen dazu, worunter Kinder leiden als auch dazu, wie ihnen geholfen werden kann. Mit anderen Worten: Violets Ansatz beantwortet die schwierige Frage, der viele Fachkräfte sich immer wieder ausgesetzt sehen, was nämlich mit einem Kind oder Jugendlichen in der Therapie eigentlich zu tun sei (tatsächlich war vor der Veröffentlichung von *Windows to our Children* eigentlich ein anderer Titel vorgesehen, nämlich *What Do I Do with the Kid?* [Was mache ich mit dem Kind?]).

Was man mit Kindern in der Therapie macht, zeigt Violet in diesem Buch, nämlich eine authentische Beziehung zu ihnen aufbauen und sie dabei unterstützen, einen gesunden Kontakt mit sich selbst und ihrer Umwelt aufzubauen, damit sie dafür sorgen können, ihre Bedürfnisse befriedigt zu bekommen und sich auf produktive Weise weiterentwickeln können. Kinder geraten dann vom Weg einer gesunden Entwicklung ab, wenn sie Beziehungen erleben, die nicht unterstützend sind und wenn sie daran gehindert werden, einen gesunden Kontakt mit sich und ihrer Umwelt zu etablieren. Violet ist davon überzeugt, dass die Erfahrung einer gesunden Beziehung und eines guten Kontaktes im therapeutischen Kontext sich heilend auf das verletzte Kind auswirkt. Aus ihrer gestalttherapeutischen Perspektive hilft diese gelebte Erfahrung von Beziehung und Kontakt den Kindern bei der Wiederherstellung ihrer Selbstregulationsfähigkeit. Violet arbeitet, um „das Selbst zu stärken“, wie sie sagt, nicht, um es zu kontrollieren oder zu manipulieren. So spiegelt Violets Ansatz „ein tiefes Vertrauen an das jedem Menschen innewohnende Streben nach Wachstum und Ganzheit“ (Wheeler, 2005) wider. Einer der Gründe, warum ich mit dieser Einleitung auf die theoretische Komplexität und Fülle hinweise, die Violets therapeutischem Ansatz zugrundeliegt, ist, dass ihre Arbeit manchmal täuschend simpel und einfach aussieht. Die Eleganz, mit der sie die Theorie in der therapeutischen Arbeit mit den Kindern bzw. dem Aufbau des Trainings für Erwachsene umsetzt, kann dazu führen, dass man die tiefe theoretische Fundierung ihrer Arbeit übersieht. In ihren Wurzeln greift Violets theoretischer Ansatz die grundlegendsten philosophischen Fragen zu kindlichen Lern- und Wachstumsprozessen auf. Epistemologisch betrachtet, beschreibt und demonstriert ihr gestaltbasierter Ansatz, wie Kinder durch Beziehungen zu anderen Wissen über sich selbst und ihre Welt hervorbringen. Noch tiefergehend und unter ontologischen Aspekten betrachtet, zeigt ihr Ansatz, wie Kinder durch ihre Beziehungen zu anderen und zu ihrer Umwelt zu dem werden, was sie sind. Wichtig ist auch, dass Violets theoretischer Zugang zur Arbeit mit Erwachsenen im Trainingszusammenhang deutlich zeigt, wie auch Erwachsene durch diesen beziehungsorientierten, konstruktivistischen Ansatz lernen und sich weiterentwickeln.

Die aufmerksame Lektüre der folgenden Kapitel wird nicht nur praktische Ideen und Anregungen zur Arbeit mit Kindern und Erwachsenen aufzeigen, sondern auch, wie diese Methoden in der Theorie der Gestalttherapie verwurzelt sind, die sich während der letzten 50 Jahren weiterentwickelt hat. Zwar werde ich in den folgenden Kapiteln auf einige Aspekte dieser Theorie eingehen, möchte aber denjenigen Lesern, die an einem tieferen Einblick interessiert sind, die umfangreiche Literatur zu diesem Thema ans Herz legen (z. B. Latner, 1973; Nevis, 1992; Oaklander, 1999; Perls et al., 1951; Perls, L., 1992; Polster & Polster, 1973; Wheeler, 1991, 2000, um nur einige Autoren zu nennen).

Zur Struktur dieses Buches

Die Form dieses Buches ist an Violets zweiwöchiges Sommer-Training angelehnt. Die ersten zehn Kapitel beschreiben die Ereignisse je eines Seminar-Tages. Außerdem schließt jedes dieser zehn Kapitel mit einem Abschnitt, der mit „Reflexion" überschrieben ist und in dem ich die Ereignisse des Tages und im Gesamtzusammenhang des zweiwöchigen Trainings reflektiere und analysiere. Diese Reflexion betont die eher strukturellen und direktiven Aspekte von Violets Arbeit und steht insofern im Gegensatz zu ihrer flüssigen und nicht-direktiven Arbeitsweise in Therapie und Training. Mein Wunsch ist, dadurch zu einem umfassenderen Verständnis ihrer Arbeit beizutragen.

Im elften Kapitel, einer Art Epilog, folgen wir Violet nach Südafrika, um auch interkulturelle Aspekte ihrer Arbeit deutlich zu machen, wobei auch dort ansässige und praktizierende Therapeuten zu Wort kommen. Im zwölften und letzten Kapitel gehe ich ausführlicher auf den Hintergrund und die Methodik meines eigenen Langzeit-Forschungsprojektes bezüglich Violets Arbeit ein, aus dem die Daten für dieses Buch und deren Analyse hervorgegangen sind.

Kurz zusammengefasst, stammt der wesentliche Anteil der für dieses Buch relevanten Daten aus dem Sommer 1997 als Teil eines größeren Forschungsprojektes, das von 1996 bis 2005 andauerte. Das Buch spiegelt im wesentlichen die Entwicklung dieses Sommerworkshops wider, der vom 14.-25. Juli 1997 stattfand. Da sich Violets Trainingsmethoden im Laufe der Zeit jedoch unweigerlich verändert haben, habe ich einige Elemente aus späteren Workshops (1998-2004) hinzugefügt, so dass ein realistischerer Eindruck des Trainings und seiner Weiterentwicklung entstehen konnte. Dadurch ist das Buch zwar eine Art Mischung aus Violets Sommerworkshops, aber jeder, der an einem dieser Workshops teilgenommen hat, wird große Teile davon wiedererkennen. Und diejenigen, die Violets Sommer-Intensiv-Training nicht kennengelernt haben, werden nach der Lektüre dieses Buches in der Lage sein, die zugrundeliegenden Formen und Lektionen dieses Trainings zu verstehen.

Dieses Buch soll in mehrfacher Hinsicht eine Brücke schlagen. Erstens verbinde ich durch den Aufbau der einzelnen Kapitel beschreibende Beobachtung, Reflexion und Analyse. Zweitens zeige ich die Verbindungen und Parallelen zwischen Violets Arbeit mit Erwachsenen im Kontext des Trainings und ihrer Arbeit mit Kindern und Jugendlichen im Kontext der Therapie auf. Und schließlich zeige ich dadurch, dass das Buch in Santa Barbara beginnt und in Südafrika endet, dass Violets Ansatz selbst als Brücke für die vielen Professionellen dienen kann, die in unterschiedlichen kulturellen Kontexten mit Kindern und Jugendlichen arbeiten. Durch das herausarbeiten dieser Verbindungen, hoffe ich durch dieses Buch nicht nur ein „Fenster" zu Violets Therapie- und Trainingsmethoden zu öffnen, sondern auch einen hilfreichen Rahmen für die Betrachtung und das tiefere Verständnis ihrer Arbeit anbieten zu können. Violets bahnbrechendes Buch Windows to our Children wurde geschrieben, um Erwachsenen einen besseren Einblick in das emotionale Leben von Kindern und Jugendlichen zu ermöglichen. Das zentrale Anliegen dieses Buches ist es, dem Leser einen hilfreichen Einblick – ein gut gerahmtes Fenster – in Violets Trainingsmethoden mit Erwachsenen zu eröffnen, damit sie diese Arbeit mit Kindern und Jugendlichen erfolgreich durchführen können.

Danksagungen

Da es in diesem Buch im wesentlichen um den menschlichen Prozess der Auseinandersetzung, der Veränderung und des Lernens geht, hätte ich die folgenden Kapitel nicht schreiben können, wenn nicht viele Menschen bereit gewesen wären, sich selbst auf diese Auseinandersetzungen, Veränderungen und Lernprozesse einzulassen. Aus diesem Grund bin ich jedem einzelnen Workshopteilnehmer sowie den Gast-Kindern, die mir erlaubt haben, über ihre – manchmal sehr persönlichen – Erfahrungen im Laufe des Trainings zu schreiben, aufrichtig dankbar.

Mein herzlicher Dank gilt außerdem Jeffrey Fletcher, Robert Lee, Jon Snyder, Elizabeth Stephens und Gordon Wheeler für ihre Unterstützung und Ermutigung beim Schreiben dieses Textes. Mein größter Dank richtet sich natürlich an Violet, die mir nicht nur viele Jahre lang die Tür in ihr Intensiv-Training geöffnet hat, sondern auch ihren Geist und ihr Herz mit aufrichtigem Vertrauen und in tiefer Freundschaft. Es war ein wahrhaft inspirierendes Geschenk für mich, zu sehen, wie tiefgehend die Hilfe sein kann, die aus deiner Arbeit erwächst – in so vielen unterschiedlichen Settings und mit so vielen Einzelnen und Gruppen.

1

Erster Tag: Montag
Eine Beziehung aufbauen

„Lasst uns anfangen"

Durch die Tür des Konferenzraumes kommen Menschen aus aller Herren Länder. Marisa kommt aus Brasilien, Dawn aus Neuseeland, und Juan Carlos sagt, er komme aus einer wunderschönen Stadt am Rande von Mexico City. Ich höre die portugiesische Sprachmelodie, die sich mit dem leicht nasalen Englisch vom südlichen Mississippi mischt. Es ist der erste Tag von Violet Oaklanders „Intensiv-Sommertraining" an einem Montagmorgen Mitte Juli in Santa Barbara, Kalifornien, und – wie in all den Jahren zuvor – ein internationaler Workshop.

Die bunt gemischte Gruppe besteht aus 24 Teilnehmern. Jeder steckt sich ein Namensschild an, nimmt sich eine Mappe mit Arbeitsunterlagen und sucht sich einen Sitzplatz im Außenkreis oder auf einem der niedrigen Sessel. Während die Teilnehmer sich auf ihren Plätzen einrichten, stellt Violet den CD-Spieler leiser, und die ruhige Musik klingt aus. Dann bittet sie alle Anwesenden um Aufmerksamkeit. „Okay", sagt sie. „Lasst uns anfangen."

Obwohl Violet eine weltberühmte Therapeutin und Trainerin ist, hat sie einen ruhigen, fast lässigen Stil. Sie trägt ein T-Shirt mit einer bunten Zeichnung und dem aufgedruckten Satz „Mein Kopf ist voller Kinder." Als sie ihre Brille sucht, macht sie eine humorvolle Bemerkung, lacht ein bisschen, und einige der Teilnehmer stimmen in dieses Lachen ein. Sie begrüßt alle herzlich, erzählt von ihrer Aufregung, weil die meisten der Teilnehmer einige Anstrengungen unternehmen mussten, um hierher zu kommen, und verkündet in sachlichem Ton, dass es einiges zu organisieren gibt. Dann geht sie eine lange Liste durch; die Themen reichen von „Wo gibt es Kaffee" bis dahin, dass sie das Feedback „kontrollieren" wird, das die Teilnehmer nach einer Einzelarbeit in der Gruppe geben können.

Obwohl ich inzwischen an vielen von Violets Sommerworkshops teilgenommen habe, bin ich zu Beginn doch immer etwas nervös. Wahrscheinlich bin ich mit diesem Gefühl nicht allein, denn schließlich ist jeder von uns Mitglied einer ganz neuen Gruppe. Ich schaue mich um und sehe hier und da ein schüchternes Lächeln, den einen oder anderen unsicheren Blick, aber ich spüre auch die Aufregung, die mit diesem Anfang verbunden ist und die wir während der nächsten zwei Wochen miteinander teilen werden.

Selbst die allseits spürbare Anfangsnervosität löst sich erstaunlich schnell auf. Violet tut einiges dafür, den Auftakt dieses Workshops so angenehm wie möglich zu gestalten. Sie zögert nicht, sich von Anfang an mit den Details zu beschäftigen. Es ist irgendwie beruhigend zu sehen, wie sie die Runde durchgeht und auf sehr respektvolle Weise mit jedem einzelnen überprüft, ob Name und Anschrift auf dem von ihr vorbereiteten Plan korrekt sind. Dann bittet sie die Teilnehmer, sich kurz vorzustellen, zu erzählen, wo sie herkommen, warum sie hier sind und was sie sich von dem Training wünschen. Es ist faszinierend, den einzelnen Gruppenmitgliedern zuzuhören – und dem hier und da unüberhörbaren irischen, spanischen oder neuseeländischen Akzent.

In diesem Jahr kommen zwei Teilnehmer aus Mexico, zwei aus Irland, einer aus Brasilien und einer aus Neuseeland. Sieben sind aus den USA, darunter aus Mississippi, Texas, Montana, Oregon und Ohio. In der Anfangsrunde erwähnen die meisten, dass sie bereits jahrelange Erfahrung in der Beratung und Therapie mit Kindern und Heranwachsenden haben. Die Bandbreite der Arbeitsfelder reicht von kommunalen Gesundheitsdiensten über Schulen und Institutionen der Kinderpflege bis hin zu Krankenhäusern und Kliniken. In diesem Jahr haben wir 21 Frauen und drei Männer (mich selbst nicht mitgezählt) in der Gruppe. Vier Teilnehmer sind Ph.D.s,[2] davon drei Psychologen. Die meisten anderen haben Master-Abschlüsse in Psychologie oder Pädagogik. Man kann sagen, dass diese Gruppe im Hinblick auf Geschlechterverteilung, Berufsbild und internationale Herkunft das Bild der letzten Jahre sehr gut widerspiegelt.

Die sechste Teilnehmerin, Joan, eine Sozialarbeiterin aus Mississippi erwähnt in der Anfangsrunde Violets Buch *Windos to our Children* und sagt: „Dein Buch ist für mich wie eine Bibel. Abends liegt es an meinem Bett, und wenn ich das Gefühl habe, ich brauche eine Anregung für meine Arbeit, schaue ich regelmäßig hinein." Ihre Bemerkung wird mit viel Nicken und Lächeln aus der Gruppe beantwortet, und im weiteren Verlauf der Anfangsrunde bestätigen die anderen Teilnehmer Joans Gedanken immer wieder. In den vergangenen Jahren habe ich Violet mit diesen biblischen Vergleichen bezüglich ihres Buches immer wieder aufgezogen – vor allem, weil sie in einer jüdischen Familie aufgewachsen ist und politisch sehr progressive Eltern hatte, die zudem noch Atheisten waren. Wir machen uns einen heimlichen Spaß daraus, in jeder neuen Gruppe darauf zu warten, wer als erster diese „biblische" Bemerkung macht. Und wenn es dann passiert, muss ich jedesmal innerlich schmunzeln. Gleichzeitig habe ich großen Respekt davor, dass ihr

Buch viele Teilnehmer sehr tief berührt. Sie erzählen ganz begeistert und mit großer Dankbarkeit davon, wie sehr dieses Buch ihre Arbeit mit Kindern und Jugendlichen beeinflusst hat. Und tatsächlich war es diese – von Fachleuten aus der ganzen Welt geäußerte – große Wertschätzung ihres Buches und ihrer Arbeit, die in mir die Neugier und das Interesse geweckt hat, selbst herauszufinden, wie sie es eigentlich schafft, in ihren Trainingsworkshops so unterschiedliche Menschen anzusprechen und zu begeistern. Was ich dabei entdeckt habe, möchte ich in den folgenden Kapiteln aufzeigen.

Nachdem die Eingangsrunde beendet ist und wir eine Viertelstunde Pause gemacht haben, leitet Violet eine Übung an, die es der ganzen Gruppe noch etwas leichter machen soll, hier anzukommen und sich auf das Training einzulassen.

„Male dich selbst als Kind"

In ihrer Einführung hatte Violet darauf hingewiesen, dass jeder Tag des Workshops im Prinzip nach demselben Muster ablaufen wird: die Arbeitszeiten sind von 9.00 Uhr bis 16.30 Uhr mit kurzen Pausen am Vor- und am Nachmittag und einer etwas längeren Mittagspause. Als die Teilnehmer sich an diesem ersten Tag nach der Pause gerade wieder eingerichtet haben, sagt Violet: „Gut, dann malen wir jetzt ein Bild." Auf dem Boden vor ihr sind die Utensilien ausgebreitet: viele große Zeichenblätter, ein Stapel stabiler Zeichenbretter, große Kisten voller Pastellkreiden, Wachsstifte, Buntstifte und kleine Plastikschälchen, in denen jeder sammeln kann, was er zum Malen benötigt. Violet beginnt die Malübung mit folgenden Anweisungen:

> Wir beginnen jetzt mit einer Erfahrung. Ich möchte euch bitten, es euch auf eurem Platz so bequem wie möglich zu machen. Ich möchte euch bitten, die Augen zu schließen. Am Anfang solcher Erfahrungen mache ich immer eine kleine Entspannungsübung. Wenn ich mit Kindern arbeite, mache ich die Übung ganz genau so wie jetzt mit euch. Das gilt für jedes Alter. Nun gehe also in dich und achte darauf, wie du dich fühlst. Bemerke, ob du irgendwo Schmerzen hast. Nimm einfach wahr. Nimm die Position deiner Beine wahr, die Position deiner Arme, und wenn dir danach ist, kannst du dich jederzeit bewegen. Wenn du deine Haltung verändern willst, dann verändere sie. Spüre den Druck des Stuhls und des Bodens auf deinen Körper. Wackle mit den Zehen. Spüre, wie du atmest. Nun möchte ich dich bitten, einen

tiefen Atemzug zu nehmen. Hole Atem, halte den Atem, und lass ihn los. Noch einmal. Bemerke, dass deine Schultern immer ein wenig absinken, wenn du den Atem loslässt. Versuche das noch einmal. Nimm einen tiefen Atemzug und lass ihn wieder los.

Ich werde jetzt ein Geräusch machen. Ich möchte dich bitten, so lange wie möglich auf das Geräusch zu hören [sie schlägt zweimal hintereinander eine kleine Glocke an]. Jetzt möchte ich dich bitten, in die Zeit deiner Kindheit zurückzugehen und eine Kindheitserinnerung wahrzunehmen, die in dir auftaucht, während ich spreche. Das kann eine heitere Erinnerung sein, eine traurige Erinnerung, es kann eine wütende Erinnerung sein oder eine gemischte Erinnerung. Gehe zurück in der Zeit ... vielleicht ganz weit zurück, oder in die mittlere Kindheit, oder auch in die Zeit deiner Jugend. Wähle eine Zeit aus. Und wähle eine Erinnerung. Es ist nicht nötig, dass du dich an jedes Detail erinnerst. Es kann auch eine ganz vage Erinnerung sein. Gehe in diese Erinnerung und nimm wahr, was in ihr passiert. Wo bist du? In welcher Umgebung bist du? Wer ist bei dir? Oder vielleicht bist du auch allein?

Nun achte darauf, wie du dich in dieser Erinnerung fühlst. Spüre, wie es für dich ist, dieses Kind zu sein. Gleich werde ich dich bitten, dein Gefühl zu malen. Wenn du malst, denke daran, dass ich dein Bild nicht verstehen muss. Du kannst Farben, Linien, Formen benutzen oder kritzeln ... was immer du möchtest. Du kannst mit oder ohne Farben malen; mach es so, wie du willst. Vielleicht möchtest du die Gefühle in Farben, Formen und Linien ausdrücken. Vielleicht möchtest du auch Strichmännchen malen, um es leichter zu haben. Es muss kein schönes Bild werden. Ich werde das Bild nicht benoten. Es dient nur dazu, deine Erinnerung auszudrücken.

Wenn du so weit bist, kannst du deine Augen öffnen und dir – ohne zu sprechen – ein Zeichenbrett und ein Blatt nehmen. Nimm dir eine Handvoll Pastellkreiden oder andere Stifte und lege sie in eine Schale. Du kannst im Raum bleiben oder nach draußen gehen; du kannst auch in den Aufenthaltsraum gehen, oder auf die Terrasse. Du hast ungefähr zehn Minuten Zeit, um dein Bild zu malen. Das reicht nicht für ein großartiges Bild.

Wenn du so weit bist, möchte ich dich bitten, anzufangen. Nimm eine Handvoll Farben, und wenn du noch andere Farben brauchst, kannst du jederzeit zurückkommen und die Farben holen, die du brauchst.

Während die Teilnehmer langsam die Augen öffnen und schweigend ihre Materialien zusammensuchen, spüre ich, wie die Atmosphäre im Raum sich verändert. Normalerweise erlebt man in einer Gruppe aus lauter fremden, wenn auch professionellen Teilnehmern, am Anfang eher „oberflächliche" Begegnungen, aber plötzlich herrscht eine entspannte Stille, und die Teilnehmer konzentrieren sich auf ihre Erinnerungen, auf die Wahl der Farben, der Formen und des körperlichen und emotionalen Ausdrucks, den die einfache Tätigkeit des Malens möglich macht. Nachdem ich mein eigenes Bild gemalt habe – in meiner Erinnerung ging ich in die sechste Klasse, war aus dem Krankenhaus nach Hause gekommen und hatte Besuch von Freunden bekommen –, schreibe ich die folgende Notiz an den Rand meines Bildes:

Die Leute sitzen auf dem Boden und malen schweigend mit Pastellkreiden. Violet sitzt da und schaut ihnen zu. Auch ich male ein Bild meiner Kindheit, und das Malen entspannt mich. Erst die Entspannung, dann das Malen und Schweigen mit der Gruppe – eine nonverbale Aktivität. (14. Juli 1997, 10:45 Uhr.)

Später, am Abend dieses ersten Tages, schreibe ich noch folgendes über diese Erfahrung vom Vormittag:

Ich hatte ein sehr starkes Gefühl, das sich änderte, als der Raum sich aus dem morgendlich formalen, verbalen, mit gekreuzten Beinen und dem Notizblock auf dem Schoß sitzenden Geschehen verwandelte: als ich mein erstes Bild gemalt hatte und mich umschaute, sah ich eine intensive, stille, nonverbale Aktivität, die den Raum mit Farbe füllte. Ich spürte Erregung, Engagement und Entspannung. (14. Juli, 21:26.)

Nach ungefähr zehn Minuten fordert Violet die Teilnehmer auf, zum Ende zu kommen. Als sie eine Minute später fertig sind, bittet sie alle, sich zu fünft zusammenzufinden und über die Bilder auszutauschen. Sie betont, dass es darum geht, „sich mit Hilfe der Bilder kennenzulernen" und dass wir es vermeiden sollten, die Bilder zu analysieren. Nachdem die Teilnehmer sich nun also zunächst auf sich selbst konzentriert und dann schweigend ausgedrückt haben, beschreiben sie sich in kleinen Gruppen gegenseitig ihre Bilder. Als nach etwa 20 Minuten alle wieder zusammenkommen, fragt Violet nach allgemeinen Rückmeldungen zu der Übung. Eine Teilnehmerin spricht über das „kindliche Medium" der Wachsmalstifte und Pastellkreiden und wie wichtig ihr das war, um ihre „Kindheitserfahrung ausdrücken" zu können.

Ein anderer Teilnehmer äußert sich über den Unterschied zwischen Wachsmalstiften und Pastellkreiden und meint, mit den Pastellkreiden zu malen, sei ihm schwerer gefallen, andererseits hätten sie ihn aber etwas lockerer gemacht. Eine ähnliche Bemerkung hatte in meiner Kleingruppe auch Siobhan gemacht; sie meinte, dass diese „staubigen Pastellkreiden ihr geholfen hätten, mehr wie ein Kind zu malen." Als Siobhan das sagte, fiel mir ein, dass Violet, als wir am Abend vorher die Malutensilien zusammengestellt hatten, absichtlich mehr Pastellkreiden als Wachs- und Buntstifte ausgesucht hatte, um die Teilnehmer zu ermutigen, sich auf diese Art von Ausdruckserfahrung einzulassen. Auch hatte sie eine Bemerkung gemacht, dass der eigentliche Zweck der Übung darin bestand, sich an eigene Kindheitserfahrungen zu erinnern: „Man kann diese Arbeit nicht machen, ohne sich daran zu erinnern, wie es ist, ein Kind zu sein."

„Warum Kinder in die Therapie kommen"

Nachdem die Teilnehmer die Möglichkeit hatten, sich über ihre erste Malerfahrung auszutauschen, kündigt Violet an, dass sie gerne darüber sprechen möchte, „was Kinder in die Therapie führt." Gerade eben haben die Teilnehmer selbst eine starke sinnliche Erfahrung gemacht, und nun stellt Violet die These auf, dass die beiden Hauptgründe, warum Kinder zur Therapie kommen, mit der sinnlichen Erfahrung bzw. dem Mangel an sinnlicher Erfahrung zu tun haben. Das erste grundsätzliche Problem steht im Zusammenhang mit „einer Unfähigkeit, guten Kontakt herzustellen" oder, wie sie es ausdrückt, „der Fähigkeit, in einer Situation ganz und gar präsent zu sein und dabei sämtliche Modi zu nutzen, die der Organismus dafür zur Verfügung stellt: Tasten, Schmecken, Sehen, Hören, Riechen." Das zweite Grundproblem im Zusammenhang mit Kontakt besteht in einem „verminderten Selbstgefühl", das durch eine Blockierung der emotionalen und der sinnlichen Erfahrung entsteht. Violet beschreibt:

> Jeder benennbare Grund, der Kinder in die Therapie führt, hat etwas damit zu tun, dass die Kinder sich auf irgendeine Weise selbst beschränken. Wenn ich sage, dass Kinder sich selbst beschränken, meine ich, dass sie ihre Fähigkeit verlieren, sowohl zu ihren eigenen Bedürfnissen als auch zu den Ressourcen der Welt um sie herum in Kontakt zu treten, um diese Bedürfnisse befriedigt zu bekommen.

Ausgehend von diesen beiden fundamentalen Problemen, die Kinder in die Therapie führen, sagt Violet, dass die Aufgabe des Therapeuten darin besteht, die blockierten Gefühle ins Fließen zu bringen und dem Kind zu helfen, mit seinen eigenen Gefühlen, seinem Körper und seiner natürlichen Fähigkeit, das Leben zu bewältigen, wieder in Kontakt zu kommen. Sie sagt:

> Die Grundlage hierfür bildet das gestalttherapeutische Konzept der „organismischen Selbstregulation." Um dieses Konzept zu verstehen, muss man sich anschauen, wie der menschliche Organismus permanent damit beschäftigt ist, sich selbst zu regulieren, Homöostase wiederherzustellen und das Gleichgewicht zu finden. Es sagt uns, wann wir essen, schlafen, zur Toilette gehen und wann wir trinken müssen [sie nippt an ihrem Glas]. Und wenn wir nicht darauf hören, bekommen wir Schwierigkeiten. Wenn ich nicht auf meinen Durst achte, kann ich irgendwann nicht mehr sprechen. Es sagt uns, was wir brauchen, und wenn wir dieses Bedürfnis dann befriedigen, entsteht ein Gleichgewicht. Das ist der Prozess des Lebens. Dasselbe gilt für alle anderen Aspekte des Selbst: psychologisch, emotional, intellektuell und spirituell. Wir haben laufend neue Bedürfnisse, auf die wir achten müssen, denn unser Leben – und wir in ihm – ist immer in Bewegung. Kinder haben es sehr schwer, ihre Bedürfnisse zu erkennen und zu befriedigen, weil sie sich permanent verändern.

Violet weist darauf hin, dass organismische Selbstregulation die natürliche Fähigkeit des Organismus darstellt, das Gleichgewicht zu erhalten, indem man die eigenen Bedürfnisse wahrnimmt und aufgreift. Diese Selbstregulation, sagt sie, „lässt dich entspannt fühlen – wie nach einem echten und tiefempfundenen Weinen." Dieser Selbstregulationsprozess kann bei Kindern unterbrochen werden, wenn sie anfangen, sich selbst, ihre Gefühle und das Bewusstsein für ihre Bedürfnisse zu beschränken oder zu blockieren. Kinder landen in der Therapie, wenn sie den Kontakt zu ihren Selbstregulationsfähigkeiten verloren haben, erklärt sie. Der Therapeut kann dem Kind in der Therapie helfen, den Kontakt zum eigenen Selbstregulationsprozess zu verbessern, indem er es wieder mit all den verschiedenen Aspekten seines Organismus in Verbindung bringt: mit seinen Sinnen, seinen Emotionen und Gedanken. Wenn die Verbindung mit sich selbst und dem eigenen Selbstregulationsprozess wiederhergestellt ist, kann sich auch der Kontakt des Kindes zum Therapeuten und dem Rest der Welt verbessern, was es ihm leichter macht, für die Befriedigung der eigenen Bedürfnisse zu sorgen. Diese Erfahrung eines guten Kontaktes mit sich selbst und anderen befähigt das Kind darüber hinaus, ein klareres und positiveres Gefühl für sich und seine Fähigkeiten zu entwickeln.

Die Haus-Baum-Mensch-Zeichnung

Um deutlich zu machen, wie bedeutsam eine unterstützende und nährende therapeutische Beziehung ist, um das Kind im therapeutischen Prozess dabei unterstützen zu können, den Kontakt zu sich selbst und seiner Umwelt zu verbessern, gibt Violet den Teilnehmern nach der Nachmittagspause eine Einführung in die Haus-Baum-Mensch-Zeichnung (Jolles, 1964). Violet setzt diese Variante häufig am Anfang ihrer Arbeit mit einem Kind ein und nennt dafür drei Gründe: Erstens um dem Kind zu helfen, sich durch eine leichte, künstlerische und sinnliche Erfahrung auf den therapeutischen Prozess einzulassen, zweitens um die Beziehung zum Therapeuten aufzubauen und zu festigen und drittens um sowohl dem Kind als auch dem Therapeuten zu helfen, ein „Fenster" zu den Bedürfnissen und der Welt des Kindes zu öffnen.

„Bei diesem Bild", sagt Violet, „schließen wir unsere Augen nicht. Ich möchte euch einfach nur bitten, eine kleine Szene zu malen. Es ist egal, was ihr malt, nur müssen ein Haus, ein Baum und ein Mensch darin vorkommen." Zum zweiten Mal an diesem ersten Tag des Workshops bemalen die Teilnehmer die vor ihnen liegenden Blätter. Nur die Geräusche von reißendem Papier und kratzenden Pastellkreiden sind zu hören, während der „Farbgehalt" im Raum wieder sichtbar und dramatisch ansteigt.

Nach etwa zehn Minuten haben die Teilnehmer ihre Bilder fertiggestellt, und Violet beschreibt, wie sie in der Therapie mit solchen Bildern arbeitet. Sie versteht diese Übung als etwas, das den Kindern helfen soll, „Aussagen über sich selbst" zu machen. So gesehen, steht diese Übung in einer Linie mit dem, was sie vorher über die Entwicklung eines „starken Selbstgefühls" gesagt hat. Violet beschreibt, wie sie ihre Klienten unterstützt, „Selbstaussagen" zu machen, indem sie dem Kind oder Jugendlichen sagt: „Dein Bild könnte mir etwas über dich sagen, und ich möchte nun versuchen, das herauszufinden. Aber ich brauche dich, damit du mir sagst, ob ich richtig liege, oder nicht. Okay?"

Dann beschreibt Violet, wie sie aus ihren Beobachtungen an dem Bild Aussagen formuliert, was diese Beobachtungen ihr sagen und wie sie das Kind bittet, ihre Aussagen zu bestätigen oder zu verwerfen. Sie schreibt das, was das Kind sagt, auf die Rückseite der Zeichnung und macht damit deutlich, dass die Aussage des Kindes über seine Zeichnung wichtiger ist als all die Interpretationen, die der Therapeut sich davon macht oder die in den Test-Manualen nachzulesen sind.

Nach dieser kurzen Einführung geht Violet im Gruppenraum herum, macht Anmerkungen zu jedem einzelnen Bild der Teilnehmer und bittet sie, die Gültigkeit ihrer Aussagen zu bestätigen oder zu verwerfen. Sie tut dies in einem spielerisch-ratenden Tonfall und einem leichten und heiteren Grundgefühl. Zu Elizabeth, die ein Haus mit vielen großen Fenstern gezeichnet hat, sagt sie: „Dieses Bild mit all den großen Fenstern sagt mir, dass du vielleicht ein sehr offener Mensch bist." Elizabeth antwortet: „Das stimmt; es gibt Zeiten, in denen ich mich sehr offen fühle, aber es gibt auch Zeiten, in denen ich mich gar nicht offen fühle." Violet sagt, wenn dieses Gespräch mit einem Kind in der Therapie stattfände, würde sie diese Information auf die Rückseite des Bildes schreiben – und dazu all die anderen Dinge, die sie im Laufe dieses Gespräches über das Kind erfahren würde. Es geht nicht darum, das Bild zu interpretieren, betont sie noch einmal, sondern darum, eine Beziehung aufzubauen und dem Kind zu helfen, Aussagen über sich selbst zu machen.

An diesem Punkt der Therapie gehen wir nicht in die Tiefe. Wir sind ja dabei, eine Beziehung aufzubauen, deshalb wird sich vieles von selbst zeigen. Würden wir diese Informationen nun aufgreifen und vertiefen, bevor eine wirklich stabile Beziehung entstanden ist, dann bekäme das Kind Angst und würde sich zurückziehen.

Während Violet an diesem ersten Montagnachmittag im Raum herumgeht, schreibe ich folgendes in mein Notizbuch:

> Sie verbringt viel Zeit damit, sich im Kreis der Teilnehmer zu bewegen (die Gruppe aufzuwärmen?). Dadurch demonstriert sie, wie sie den Beginn der Arbeit mit den Kindern gestaltet, um eine hilfreiche Beziehung aufzubauen ... und dasselbe macht sie hier mit uns. Es ist interessant, dass sie in dieser Übung „rein und raus geht." Sie beschreibt, was sie mit einem Kind tun würde (z. B. „Das würde ich jetzt auf die Rückseite schreiben"), und dann geht sie wieder in die Situation, so als spräche sie mit einem Kind (z. B. „Es kommt mir so vor, als ob du dich oft zu etwas gedrängt fühlst. Dieser Mensch da, unter dem Baum, der gerade ein Buch liest, sieht so entspannt aus. Ich könnte mir vorstellen, dass das ein Wunsch von dir ist, und dass du vielleicht nicht genügend Zeit hast, um dich auch so zu entspannen. Deshalb meinte ich, dass du dich vielleicht gehetzt fühlst. Stimmt das? Weißt du, ich kann mich ja auch irren, deshalb kannst eigentlich nur du mir sagen, was es für dich bedeutet.")

Während Violet im Raum herumgeht und demonstriert, wie sie die Haus-Baum-Mensch-Zeichnung mit Kindern anwendet, erfahren auch die erwachsenen Teilnehmer in der Gruppe mehr voneinander. Eine Teilnehmerin bestätigt Violet, dass sie ihr Haus und ihren Garten sehr liebt (Violet hatte gemeint: „Dein Haus scheint dir sehr wichtig zu sein. Ich sage das, weil die Person auf deinem Bild im Eingang eines großen Hauses steht."). Eine andere Teilnehmerin hingegen sagt, der lange Zugangsweg zum Haus in ihrem Bild bedeute nicht, wie Violet dachte, dass sie ein „eher zurückgezogener Mensch" sei. Vielmehr sei sie „ein sehr offener Mensch, allerdings immer etwas schüchtern, wenn ich neue Leute kennenlerne." Violet sagt, dies sei ein gutes Beispiel für die Art von „Selbstaussagen", die sie sich von den Kindern wünscht, Aussagen also, die es den Kindern ermöglichen, sich selbst in ihrer eigenen Sprache zu beschreiben. Dadurch stärken sie sowohl sich selbst als auch die Beziehung zum Therapeuten.

Mehrere Teilnehmer haben einen Früchte tragenden Baum neben dem Haus gemalt. Als Violet erzählt, dass in einem Manual für die Haus-Baum-Mensch-Zeichnung als Interpretation vorgeschlagen wird „schwangere Frauen und solche, die sich Kinder wünschen, malen häufig Apfelbäume"

(Jolles, 1964), müssen alle lachen. Violet zitiert das Manual noch einmal, in dem Kinder, die ein Tier malen, das aus einer Höhle im Baum herausschaut „ein regressives Verlangen nach einem warmen, beschützten, quasi intrauterinen Leben" haben. Diese Art von erwachsener, klinischer Interpretation kindlich-projektiven Malens sei das Gegenteil ihres eigenen Ansatzes, sagt sie. Vielmehr gehe sie davon aus, dass Kinder aus ihren Bildern ihre ganz eigene Bedeutung ableiten.

> In den projektiv-expressiven Übungen, die wir in diesen zwei Wochen machen werden, werdet ihr feststellen, dass ich Interpretationen nicht hilfreich finde. Ich versuche, den Kindern zu helfen, die Projektionen in ihren Bildern, im Sandspiel, den Tonfiguren oder anderen Medien, selbst herauszufinden. Die Arbeit besteht darin, die Kinder zu unterstützen, das, was für sie Bedeutung hat, selbst herauszufinden und anzunehmen, und nicht darin, dass ich ihnen erzähle, was ihre Arbeit bedeutet.

Am nächsten an der Interpretation, sagt Violet, ist sie, wenn sie spielerisch versucht, zu erraten, was das Haus-Baum-Mensch-Bild ihr über den Menschen sagen könnte, der es gemalt hat. Dabei überprüft sie aber immer, ob ihre Idee vom anderen bestätigt wird, oder nicht.

Um 16:35 Uhr schließt Violet den Tag ab und kündigt an, dass sie morgen Beispiele von Haus-Baum-Mensch-Zeichnungen mitbringen wird, um daran zu zeigen, wie sie diese Übung mit Kindern und Jugendlichen durchgeführt hat; und in den nächsten Tagen werde ihr „nicht interpretativer" Umgang mit expressiv-projektiven Übungen sicherlich noch deutlicher werden.

Reflexion des ersten Tages

In dieser ersten Reflexion möchte ich ein wichtiges Thema hervorheben, das an diesem ersten Tag deutlich geworden ist: Die Art, wie Violet den Workshop für Erwachsene gestaltet, hat starke Parallelen zu ihrer Art, den therapeutischen Prozess mit Kindern zu entwickeln. Diese Parallelen ziehen sich durch die gesamten zwei Wochen des Trainings und werden im Laufe dieses Buches immer wieder angesprochen. An dieser Stelle möchte ich zwei grundlegende Parallelen zwischen Violets Trainingsaufbau und ihrer Arbeit mit Kindern und Jugendlichen aufzeigen. Erstens werde ich zeigen, wie sie die Funktion der Beziehung sowohl im Training als auch im therapeutischen

Kontext betont, und zweitens will ich deutlich machen, wie sie die Rolle der Erfahrung in ihrer Arbeit mit Erwachsenen und mit Kindern hervorhebt.

Die Funktion der Beziehung

Eines der bemerkenswertesten Themen, das bereits sehr früh in Violets Training auftaucht und sich dann durch die gesamten zwei Wochen zieht, ist die Bedeutung der Art und Qualität der Beziehung, die sie in ihrer Arbeit mit Kindern und Erwachsenen aufbaut. Morgen Vormittag, am zweiten Tag des Trainings, wird Violet viel Zeit damit verbringen, zu erläutern, wie wichtig es ist, sowohl zu Kindern als auch zu erwachsenen Klienten eine nicht-hierarchische Beziehung aufzubauen. In vergleichbarer Weise hat sie einen Großteil des ersten Tages dazu genutzt, eine solche Beziehung zu den Teilnehmern in der Gruppe zu entwickeln: eine nicht hierarchische Beziehung, die gleichwohl klare Grenzen beinhaltet und die als „sichere Basis" dienen kann, auf der die Teilnehmer auch Risiken in ihre Lernerfahrung integrieren können.

Obwohl viele Teilnehmer, die dieses Training machen, Violet und ihre Arbeit bereits „auf einen Sockel" gestellt haben, begibt sie sich sofort und von Anfang an auf eine spielerische Ebene und beruhigt die Teilnehmer auf vielfältige Weise: sie kleidet sich leger, nimmt sich selbst auf den Arm, sie sitzt mit den Teilnehmern im Kreis (und nicht hinter einem Tisch oder auf dem Podium) und lässt es grundsätzlich nicht zu, in eine „One-up-Beziehung" gehoben zu werden. Auf diese Weise gestaltet sie ein wohlwollendes Umfeld, in dem die Teilnehmer bereit sind, auch durch Risiken zu lernen – genauso wie sie das im therapeutischen Prozess mit Kindern anstrebt, wenn sie ihnen auf dieselbe respektvolle und nicht-autoritäre Weise begegnet.

Dass Violet sich auf diese nicht-autoritäre Weise verhält, heißt aber noch lange nicht, dass die Arbeit für sie ein „Kinderspiel" wäre. Ein gestalttherapeutischer Grundsatz lautet, dass wir anderen helfen können, gute persönliche und professionelle Grenzen zu entwickeln, indem wir unsere eigenen Grenzen deutlich machen. In dieser Hinsicht ist Violet mit ihrem Ansatz durchaus kongruent, denn weder mit den Erwachsenen im Training noch mit den Kindern in der Therapie schafft sie eine übertrieben permissive Atmosphäre. An diesem ersten Tag mit den erwachsenen Teilnehmern hat sie auf unterschiedliche Weise klare Grenzen gesetzt. Ein kleines Beispiel dafür ist die Art und Weise, wie sie innerhalb der ersten zehn Minuten deutlich gemacht hat, dass jeder seine Tasse selbst spülen muss. Ein größeres Beispiel ist ihre Ankündigung, das „Feedback zu kontrollieren", wenn sie mit einzelnen vor der Gruppe gearbeitet hat. Violet ist warmherzig und freundlich zu Erwachsenen und zu Kindern, aber sie macht ihnen auch unmissverständlich klar, dass Grenzen sehr wichtig sind, für sie selbst und die anderen.

Eine weitere Parallele zwischen dem therapeutischen Prozess mit Kindern und Jugendlichen und dem ersten Tag des Workshops besteht darin, dass Violet die Übungen und Aktivitäten langsam angehen lässt. Auf diese Weise erfahren auch die erwachsenen Teilnehmer eine Unterstützung, die es ihnen leichter macht, sich auf kleine Risiken einzulassen. Denn es ist ein Risiko für die Teilnehmer, in einer Gruppe von Professionellen mit Pastellkreiden Bilder zu malen, insbesondere da das erste Bild eines von sich selbst als Kind ist. So hilft dieses erste Bild den Teilnehmern, mehr von sich in den Gruppenprozess einzubringen, indem sie sich darin auf ihre eigene Erfahrung beziehen. Violet beschreibt, dass Kinder ein „starkes Selbstgefühl“ brauchen, um in ihrer Umwelt gut funktionieren zu können. Auf vergleichbare Weise hilft sie auch den Erwachsenen an diesem ersten Trainingstag, ihr Selbstgefühl zu stärken.

Das zweite Bild, das die Teilnehmer am Nachmittag malen, ist die Haus-Baum-Mensch-Zeichnung. Violet weist ausdrücklich darauf hin, dass sie dieses Bild in der Arbeit mit Kindern sehr früh einsetzt, um „eine Beziehung aufzubauen“, und genau dieselbe Funktion hat es im Workshop mit den Erwachsenen. Anstatt eine autoritative Position einzunehmen und zu interpretieren, was die Bilder der Teilnehmer bedeuten, fragt sie nach, ob ihre eigenen Annahmen und Phantasien stimmen, oder nicht. So zeigt sie im Training dieselbe Haltung, die sie auch gegenüber den Kindern in der Therapie einnimmt: eine Haltung, die zu aktiver Teilnahme in sicheren, maßvollen Schritten einlädt, und zwar in dem unterstützenden Kontext einer respektvollen und sich allmählich entwickelnden Beziehung.

Die Rolle der Erfahrung

Von Beginn des Trainings an legt Violet Wert darauf, dass die Teilnehmer mit einer möglichst aktiven und erfahrungsorientierten Haltung an ihren eigenen Lernprozess herangehen. Bereits am ersten Tag haben sich die Teilnehmer zweimal mit Öl- und Pastellkreiden, Wachs- und Buntstiften „die Hände schmutzig gemacht.“ Sie haben zwei Bilder gemalt und gemeinsam mit Violet und den anderen Gruppenmitgliedern damit gearbeitet. Daneben wurden viele Notizen gemacht, manche Themen wurden besprochen und diskutiert, und Violet hat an diesem ersten Tag zwei Erfahrungsthemen herausgehoben. Erstens hat sie ihre Erwartung deutlich gemacht, dass die

Teilnehmer in der Lage sind, sich ihre persönliche Kindheitserfahrung bewusst zu machen, sich auf die Erfahrung des Malens einzulassen und anschließend darüber zu sprechen. Zweitens hat sie den Anspruch, dass die Teilnehmer sich nicht nur an ihre eigene Kindheit erinnern, sondern auch dieselben Übungen und Praktiken erleben sollen, die sie mit den Kindern in der Therapie anwenden. Dabei bekräftigt Violet den Gedanken, dass Erwachsene bei dieser Arbeit bereit sein sollten, sich ohne Schwierigkeiten auf dieselben Erfahrungen einzulassen, die sie den Kindern in der Therapie vermitteln. Am Ende dieses Trainings werden sich die Teilnehmer auf eine ganze Reihe solcher Erfahrungen eingelassen haben, die ihre Phantasie und ihr Gefühl für die Arbeit mit Ton, Musik, Sand und anderen Ausdrucksmedien anregen und die sie unmittelbar in der Arbeit mit Kindern und Jugendlichen umsetzen können.

Abgesehen davon, dass die erwachsenen Workshopteilnehmer dieselben Medien benutzen wie die Kinder im therapeutischen Prozess, gestaltet Violet das ganze Training so, dass sie den therapeutischen Nutzen ihrer Arbeit auch selbst erfahren können. Beispielsweise hat Violet an diesem Vormittag darüber gesprochen, wie wichtig zum einen die Fähigkeit des Kindes ist, zu sich selbst und der Welt einen guten Kontakt herzustellen, und zum anderen ein „starkes Selbstgefühl" zu haben. Durch die Malübungen dieses ersten Tages haben die Teilnehmer bereits selbst die Erfahrung von gutem Kontakt mit sich selbst und anderen machen können. Und dadurch haben sie auch – bereits ganz zu Anfang dieses zweiwöchigen Abenteuers – ihr eigenes Selbstgefühl gestärkt.

Hinzu kommt, dass die Teilnehmer während der zwei Wochen nicht nur Bilder malen oder mit Ton und anderen Materialen arbeiten, sondern auch Gelegenheit haben, mit diesen Erfahrungen auf verschiedenen Tiefungsebenen und unter unterschiedlichen Aspekten zu arbeiten. Am ersten Tag haben sie sich über ihre Kindheitsbilder ausgetauscht und mit Violet über ihre Eindrücke aus den Haus-Baum-Mensch-Bildern gesprochen. So konnten sie einen Eindruck von der Arbeitsweise in diesem Workshop gewinnen, ohne allzu viel riskieren zu müssen. Während der nächsten zwei Wochen werden sie noch weitergehende Gelegenheiten haben, die Erfahrungen, die Violet ihnen anbietet, zu vertiefen. Am dritten Tag, beispielsweise, werden sie 20 Minuten Zeit haben, um die Arbeit mit Ton zu erleben; und zu einem späteren Zeitpunkt können sie eine Stunde lang ihre Erfahrungen mit dem Sandspiel und deren praktische Umsetzung bearbeiten. So macht Violet auf vielfältige Weise die Bedeutung eines erfahrungsorientierten Ansatzes sowohl für die Lernsituation als auch für die Therapie deutlich – unabhängig davon, ob sie mit Kindern oder mit Erwachsenen arbeitet.

Die beiden Themen, die ich in diesem ersten Teil der Reflexion dargestellt habe, bilden das Fundament der Arbeit der beiden folgenden Wochen. Sowohl in der Therapie wie auch im Training dient die Art von Beziehung, die Violet mit Klienten und Teilnehmern aufbaut, als sichere Basis, von der aus Risiken eingeschätzt und fruchtbar gemacht werden können, so dass Kinder wie Erwachsene daran wachsen und daraus lernen können.

2

Zweiter Tag: Dienstag
In Kontakt gehen

Beispiele von Kindern: Die Haus-Baum-Mensch-Zeichnung

Der zweite Tag beginnt. Um drei Minuten nach neun haben sich alle Teilnehmer mit ihren Kaffeetassen und Notizbüchern eingerichtet, manche auf Stühlen, andere auf dem Boden, und Violet begrüßt alle mit der Frage: „Und, wie habt ihr den gestrigen Abend verbracht?" Die Antworten sind vielfältig. Einige haben einen Strandspaziergang gemacht, andere sind zusammen ins Restaurant gegangen, und manche wollten früh ins Bett, um sich vom Jetlag zu erholen. Violet lädt die Gruppe ein, auch außerhalb der Seminarzeiten Zeit miteinander zu verbringen und auch diejenigen mit einzubeziehen, die alleine hergekommen sind. Dann kommt sie sofort zur Sache und sagt: „Um die Arbeit von gestern abzuschließen, werde ich euch ein paar Haus-Baum-Mensch-Zeichnungen von Kindern zeigen, mit denen ich gearbeitet habe.

Violet greift einen Punkt aus der gestrigen Arbeit auf und erinnert die Teilnehmer daran, dass es in dieser Übung nicht um Interpretation geht. „Ich mache diese Übung wirklich nur, um in Verbindung zu kommen." Dabei hält sie die Zeichnung des neunjährigen Adam hoch, auf der ein turmartiges Haus hinter einer Reihe kleiner „Garagen" zu sehen ist, allerdings keine Bäume oder Menschen (siehe Abbildung 1).

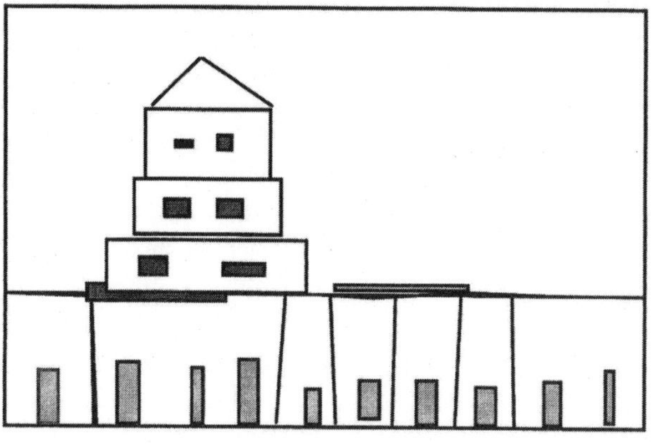

Abbildung 1: Adams Haus-Baum-Mensch-Zeichnung

Violet erklärt, dass manche Kinder sich nicht an die Vorgabe halten, jedes der drei Elemente – Haus, Baum und Mensch – zu zeichnen, und Adam ist ein Beispiel dafür. Eine Teilnehmerin betrachtet die Zeichnung sehr konzentriert und meint, dass all diese einzelnen „Garagen" bei ihr die Frage aufwerfen, wie sehr dieses Kind verschiedene Aspekte seines Lebens „aufspaltet." Doch noch bevor sie ihren Gedankengang beenden kann, unterbricht Violet sie freundlich und wiederholt noch einmal, was sie vorhin bereits angesprochen hatte:

> Für mich besteht der Zweck dieser Zeichnung darin, das Kind dazu zu bewegen, mit mir zu kommunizieren. Ich nutze sie nicht als Interpretationsmittel, sondern wirklich nur, um in Kontakt zu kommen. Zu diesem Jungen habe ich beispielsweise gesagt: „Diese Zeichnung sagt mir, dass du gerne Autos magst." Und seine Antwort war: „Oh, ich liebe Autos." Und schon haben wir eine Verbindung zueinander. Manchmal erzählen die Kinder mir noch ganz andere Dinge, und die sind für mich viel wichtiger als meine denkbaren Interpretationen. Wenn ich etwas sehr ungewöhnliches sehe, denke ich vielleicht darüber nach und achte darauf, ob sich das auch in anderen Arbeiten zeigt. So bekomme ich vielleicht eine Idee davon, ob sich da ein bestimmtes Thema zeigt.

Ein anderer Teilnehmer fragt: „Achtest du auch auf den Prozess des Malens selbst?" Und Violet antwortet darauf: „Danke dir, das ist ein sehr wichtiger Punkt." Und dann erzählt sie folgende Geschichte aus ihrer eigenen Berufspraxis:

> Normalerweise sage ich den Kindern: „Macht es dir was aus, wenn ich einfach hier sitze und dir beim Malen zuschaue?" Die meisten Kinder haben nichts dagegen. Und ich liebe es, den Kindern beim Malen zuzusehen, weil ich es so faszinierend finde. Genau das sage ich ihnen, dass ich ihnen einfach gerne beim Malen zuschaue. Also sitze ich da und beobachte ihren Prozess. Als Beispiel möchte ich euch von einem zwölfjährigen Jungen erzählen, der ganz viele Steine oben auf sein Haus malte. Dann nahm er einen Marker und fing an, jeden einzelnen Stein bunt auszumalen, was mit diesen Stiften wirklich schwierig ist. Ich

dachte, wenn wir jetzt warten würden, wäre er niemals pünktlich fertig. Also sagte ich: „Lass uns einfach sagen, wir wissen, dass das Haus mit Steinen bedeckt ist. Was hältst du davon, jetzt die restlichen Dinge in dein Bild zu malen?" Und als es Zeit war, weiterzumachen, sagte ich: „Ich glaube, du bist jemand, der sich mit den Dingen wirklich Mühe gibt. Aber manchmal steckst du dein Ziel vielleicht zu hoch, und dann ist es sehr schwer, dein Ziel zu erreichen, und dann kann es sein, dass andere sich über dich ärgern." Da fing er an zu weinen. Anscheinend hatte ich sein Problem auf den Punkt gebracht, denn fast jeder, der im Leben dieses Kindes eine Rolle spielte, beschwerte sich über ihn. Alle dachten, er sei faul, er würde seine Arbeit nicht erledigen und nicht lernen. Aber er war nicht faul, sondern er wollte einfach zu viel machen und hatte einen viel zu hohen Anspruch an sich selbst.
Diesen Eindruck gewann ich aus der Beobachtung seines Prozesses. Manchmal könnt ihr auch beobachten, dass Kinder sehr schnell malen. Es ist, als ob sie keine Verbindung aufnehmen könnten. Dann denke ich, dass sie vielleicht Schwierigkeiten haben, in Kontakt zu gehen, dass sie sich selbst schützen müssen.

Eine der Teilnehmerinnen fragt: „Was machst du, wenn ein Kind den Kontakt, der bei eurem Gespräch über das Bild entsteht, gar nicht aushalten kann?", und Violet antwortet: „Das wäre ein Grund, das Gespräch zu beenden. Wenn ich das Gefühl habe, dass ein Kind sich sehr unwohl fühlt, sage ich: ‚Okay, ich glaube das reicht erst mal. Ich lese dir einfach kurz vor, was ich geschrieben habe, und dann können wir etwas anderes machen.'" Eine solche Reaktion, erläutert Violet, hat mit dem Gestaltkonzept von Kontakt und Rückzug zu tun. Jeder Organismus hat Phasen, in denen er sich nach außen, an die ihn umgebende Umwelt wenden muss, um seine Bedürfnisse zu befriedigen. Aber er hat auch das Bedürfnis, sich aus dem Kontakt zurückzuziehen. Das zeigt sich zum Beispiel in dem Rhythmus von Wachen und Schlafen oder auch darin, dass wir sowohl das Bedürfnis nach sozialem Kontakt als auch das nach Alleinsein haben. Violet sagt, dass sie versucht, dieses subtile Muster auch in der Therapiesitzung zu respektieren und die Kinder nicht zu etwas drängen will, wozu sie nicht bereit sind.

Ein anderes theoretisches Konzept, das in Violets praktischer Arbeit mit

Kindern eine zentrale Rolle spielt, ist das der Projektion. In ihrer Antwort auf eine weitere Frage aus der Gruppe erläutert sie auch dieses Konzept. Die Frage der Teilnehmerin lautet: „Kannst du etwas zu Kindern sagen, die einfach nur stilisierte Zeichnungen machen, also beispielsweise einen Batman oder eine Comicfigur?“ Violet antwortet:

> Ja, tatsächlich kenne ich solche Kinder aus meiner Praxis; es sind vor allem Jungen im Alter von elf oder zwölf [sie lacht]. Das ist völlig in Ordnung. Meine Philosophie lautet, dass alles Projektion ist. Ihr hört mich sprechen und fügt meinen Worten eure eigene Erfahrung hinzu. Ich weiß nicht einmal, ob ihr hört, was ich sage. Anders ausgedrückt: ihr nehmt meine Worte und taucht sie in eure eigene Erfahrung ein; und das ist auch gut so, denn ihr versucht ja, das, was ich sage, auf euer eigenes Leben anzuwenden. Ich glaube, dass Kinder, die sich für solche Bilder oder Figuren interessieren, uns damit auch zeigen, dass diese Bilder etwas Wichtiges in ihrem Innern berühren. Darin sind sie der Held oder ein allmächtiger Gegenstand. Also nutzen wir das. Ich könnte zum Beispiel sagen: „Ich glaube, du wärst entweder gerne noch viel stärker, oder du fühlst dich jetzt schon sehr stark. Was stimmt für dich?“ Und dann wählen die Kinder eine Möglichkeit aus.

Dieses grundlegende Konzept der Projektion spielt in vielen Übungen, die Violet während des Trainings durchführt, eine zentrale Rolle. Die Idee dahinter ist folgende: Wenn der Raum da ist, um die eigene Phantasie und Vorstellungskraft im Malen spielerisch zum Ausdruck zu bringen, dann werden sowohl Erwachsene als auch Kinder aus dem Hintergrund ihrer eigenen Erfahrung etwas Sinnvolles in ihr Bild hinein „projizieren.“ Violet unterstreicht, dass die „Wiederaneignung“ und Reintegration“ von Projektionen einen zentralen Aspekt ihrer Arbeit darstellt. Um dies zu ermöglichen, müssen der Therapeut und das Kind allerdings eine starke Beziehung entwickeln.

Die Arbeitsbeziehung

Nachdem es im ersten Teil dieses Morgens darum ging zu zeigen, wie wichtig es ist, mit Hilfe der Haus-Baum-Mensch-Zeichnung schon sehr früh eine „Verbindung“ zum Kind herzustellen, sagt Violet um 09:33 Uhr: „Ich möchte über die therapeutische Beziehung sprechen." Sie macht die Teilnehmer darauf aufmerksam, dass sie in ihren Unterlagen auch ein Hand-out zur „Ich-Du-Beziehung" haben und bittet sie, sich dieses Papier nun anzuschauen. Sie erzählt, dass diese – für den Gestaltansatz im allgemeinen ebenso wie für ihre eigene Arbeit fundamentalen – Gedanken auf die Philosophie Martin Bubers (1958) zurückgehen. Bubers Philosophie beschreibt sie mit folgenden Worten: „Zwei Menschen treffen sich als gleichberechtigte Personen. In meiner Rolle als Therapeutin bin ich kein besserer Mensch. Diese Haltung nehme ich ein und begegne so meinen Klienten. Das ist etwas sehr Subtiles, aber die Kinder reagieren ganz unmittelbar darauf. ... Es geht um meine Präsenz in der Beziehung ..."

Das Hand-out enthält einen kurzen Absatz mit klaren Hinweisen zum Thema „Kontakt", das Violet gestern eingebracht hat, und zum Thema „Beziehung", das heute besprochen wird:

> Ich bin dafür verantwortlich, dem Kind auf seiner Ebene zu begegnen (abstrakt und konkret), seinen Rhythmus zu respektieren, präsent und kontaktvoll zu sein, authentisch und kongruent (nicht manipulativ, unehrlich oder unecht), die Würde des Kindes und seiner Eltern selbstverständlich zu respektieren (und sie nicht zu beurteilen oder mich ihnen überlegen zu fühlen), meine eigenen Grenzen und meine Begrenztheit zu achten und diese klar zu benennen.

Auf dem Hand-out finden sich außerdem noch folgende Aussagen: „Ich bin bereit, mich von meinem Klienten bewegen und berühren zu lassen. Ich kann es ertragen, nicht in der Lage zu sein, das Leben dieses Menschen besser zu machen. Ich kann mich von diesem Schmerz distanzieren." In Bezug auf diese Aussagen fragt eine der Teilnehmerinnen: „Sollte man mit einem Klienten weinen?" Violets Antwort ist die Geschichte eines qualvollen Prozesses, in dem sie ihren zehnjährigen Sohn an einer seltenen Form von Zehrflechte sterben sah. Damals war sie selbst sehr darum bemüht, kompetente Beratung und Begleitung zu finden. Die ersten beiden Therapeuten, an die sie sich wandte, waren so überwältigt von der Dramatik und der Traurigkeit der Situation, dass sie schließlich vor ihr weinten. Der dritte Therapeut wollte ihr Medikamente verschreiben. Da all diese Versuche ihr nicht wirklich weiterhalfen, folgte sie dem Rat eines Freundes und ging nach Esalen, um Jim Simkin zu treffen, einen Gestalttherapeuten der ersten Stunde. Ganz im

Sinne der Ich-Du-Beziehung, war Simkin sehr berührt von Violets Trauer, ihren Sohn zu verlieren. Gleichzeitig aber konnte er sich weit genug von diesem Leid distanzieren und ihr so helfen, „die Arbeit zu tun", die nötig war, um ihren Trauerprozess zu durchleben und zu bewältigen.

Diese Erfahrung war für sie so wichtig, erzählt Violet, dass sie beschloss, Gestalttherapeutin zu werden und diesen Ansatz mit dem zu verbinden, was sie in ihrem beruflichen Leben als Sonderpädagogin in der Arbeit mit emotional gestörten Kindern gelernt hatte. Was die Wichtigkeit betrifft, sich vom Schmerz des Klienten berühren zu lassen, gleichzeitig aber Distanz zu diesem Schmerz aufzubauen, führt Violet weiter aus: „Die Leute fragen mich, wie ich in der Arbeit mit Menschen, die so schreckliche Erfahrungen gemacht haben, trotzdem Freude und Spaß erleben kann." Im Augenblick lässt sie die Frage im Raum stehen, doch im Laufe des Workshops wird „die Fähigkeit, mit dem zu spielen, was eigentlich schmerzlich ist", sich noch als zentrales Thema erweisen.

Die ersten drei Minuten

Nach dieser Gesprächsrunde macht die Gruppe eine spielerische Übung, die Violet „Die-ersten-drei-Minuten-Übung" nennt. Dazu bittet sie die Teilnehmer, sich zu zweit zusammenzusetzen und eine „Ich-Du-Haltung" einzunehmen. Abwechselnd stellen sie sich dann vor, sie kämen als Kind zum ersten Mal mit einem erwachsenen Therapeuten zusammen. Violet bittet die Teilnehmer, „darauf zu achten, was in den ersten drei Minuten, die sie mit einem Kind alleine sind, passiert. Geht einfach in Beziehung und spürt, wie viel Kontakt ihr zu dem Kind aufbauen könnt, ohne irgendwelche Hilfsmittel wie Spiele oder Bilder einzusetzen."

Daraufhin bilden sich Paare, die sich im ganzen Raum und draußen auf der Terrasse verteilen, in ihre Rollen gehen und den jeweils anderen in den ersten drei Minuten einer Therapiesitzung kennenlernen. Nach etwa einer Viertelstunde sitzt die Gruppe wieder zusammen und spricht über die Erfahrungen während der Übung. Eine ganze Zeit lang geht es darum, was die einzelnen Teilnehmer in der Rolle als Kind mochten und was sie nicht mochten. Dabei geht es im wesentlichen um die Frage nach Macht und Kontrolle, wenn die Kinder sehr viel Widerstand mitbringen. „Es geht so unglaublich langsam voran", sagt eine Teilnehmerin, und Violet antwortet:

Das stimmt. Aber ihr arbeitet zuerst an der Beziehung, und dann am Kontakt. Manche Kinder sind emotional so sehr verletzt, dass sie Schwierigkeiten haben, eine Beziehung aufzubauen. Also liegt hier der therapeutische Fokus: kreative Wege zu finden, um in Verbindung zu kommen.

Ein Teilnehmer meint: „Als Kind konnte ich sehr schnell sagen, ob die Therapeutin mir gegenüber authentisch war oder eine Rolle spielte." Violet bestätigt, dass Kinder in dieser Hinsicht sehr viel sensibler sind als wir Erwachsenen uns vorstellen können.

Kurz vor der Mittagspause kündigt Violet an, dass sie am Nachmittag noch einmal intensiver auf den Kontakt eingehen will und dass die Gruppe dann später wieder mit den Malutensilien arbeiten wird, die den Vormittag über unbenutzt in der Mitte gelegen haben.

„Kontakt und Beziehung"

Violet eröffnet die Nachmittagssitzung mit den Worten: „Ich möchte ein paar Worte zum Thema Kontakt sagen, der ein integraler Bestandteil der therapeutischen Beziehung ist." Zwar wurde der Kontakt schon am Montag thematisiert, als Violet über die Frage „Was bringt ein Kind zur Therapie?" sprach, doch nun führt sie das Thema folgendermaßen weiter aus: „Idealer Kontakt bedeutet, in einer Situation ganz und gar gegenwärtig zu sein: mit deinen Sinnen, deinem Körper, deinen Gefühlen und deinem Denken." Indem wir guten Kontakt herstellen, sagt sie, sind wir in der Lage, all diese verschiedenen Aspekte unseres Selbst zu nutzen, um der Umwelt zu begegnen und unsere Bedürfnisse befriedigt zu bekommen. Wenn wir hingegen von unseren Sinnen, unserem Körper, den Gefühlen und dem Denken abgeschnitten sind, sind wir auch nicht in der Lage, einen guten Kontakt mit der Umwelt herzustellen und haben nicht genug „Selbstunterstützung", um unsere Bedürfnisse zu befriedigen. Weiter sagt sie:

> Selbstunterstützung bedeutet, dass ich mich stark genug fühle, um inneren und äußeren Schwierigkeiten zu begegnen und mich auftauchenden Konflikten zu stellen. Das Kind braucht genügend Selbstunterstützung, um im Laufe der Therapie immer wieder einen guten Kontakt aufbauen zu können, vor allem, wenn dann schwerere Themen auftauchen. Wenn nicht genügend Selbstunterstützung vorhanden ist, wird das Kind sich verschließen, und ihr könnt beobachten, wie der Kontakt abbricht. Kinder öffnen und verschließen sich wieder – während des ge-

> samten therapeutischen Prozesses. Insofern vollzieht sich die Arbeit mit Kindern in kleinen Schritten.

Deshalb muss der Therapeut, während er eine Beziehung zu dem Kind aufbaut, das Hin und Her von Kontakt und Rückzug respektieren. Widerstand beim Kind darf nicht „besiegt“, sondern muss als selbstverständlicher Teil des Wachstums einer persönlichen und hilfreichen Beziehung respektiert werden. Violet zeichnet eine Skizze an die Tafel, die zeigen soll, wie idealer Kontakt sowohl Annäherung als auch Rückzug beinhaltet (Abbildung 2). Zu viel Rückzug führt zu Isolation, zu viel Annäherung hingegen führt zu Konfluenz oder Verstrickung.

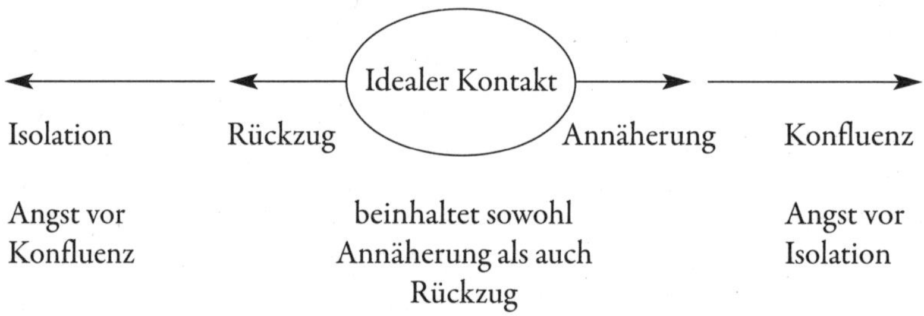

Abbildung 2: Idealer Kontakt

So betrachtet ist die Beziehung zwischen Kind und Therapeut eine Art Tanz, in dem das Kind sich auf den Therapeuten zu- und dann wieder von ihm wegbewegt. In diesem Beziehungstanz lernt das Kind eine gesunde Art von Selbstunterstützung und Fremdunterstützung kennen. Durch den gesunden Kontakt zum Therapeuten können Kinder drei sehr starke Erfahrungen machen: Erstens lernen sie, besser mit der Gesamtheit ihrer selbst in Kontakt zu kommen, also mit ihren Sinnen, Gefühlen und Gedanken. Zweitens lernen sie, einen gesunden Kontakt zu anderen aufzubauen – in der Person des Therapeuten. Und drittens machen sie, indem sie einen gesunden Kontakt sowohl zu sich selbst als auch zum Therapeuten aufbauen, positive Erfahrungen an der Kontaktgrenze, jenem Ort also, an dem Selbst und Umwelt sich begegnen und wo alle wichtigen Bedürfnisse des Selbst ausgehandelt werden müssen.

Gegen Ende des Gesprächs über Kontakt und Beziehung, lädt Violet die Teilnehmer ein, ein „Bild vom sicheren Ort“ zu malen. Sie erläutert, dass dieses Bild ein Beispiel für jene Übungen ist, die bereits sehr früh im therapeutischen Prozess eingesetzt werden können, wenn Beziehung, Vertrauen und guter Kontakt sich erst noch entwickeln. Sie sagt: „Diese Übung ist nicht schwer, und die Kindern mögen sie. Sie hat nichts Bedrohliches, geht aber doch ein bisschen tiefer." Dann fügt sie noch hinzu, dass, obwohl sie beide Übungen, das Bild vom sicheren Ort und die Haus-Baum-Mensch-Zeichnung schon zu Beginn des therapeutischen Prozesses einsetzt, beide Bilder auch später noch einmal in den Prozess mit einfließen können.

Das Bild vom sicheren Ort

Nachdem die Teilnehmer ihre Notizen zur Seite gelegt und einen Platz gefunden haben, gibt Violet einige Anweisungen für das Bild vom sicheren Ort. Sie spricht mit leicht gedämpfter Stimme, ruhig, freundlich und langsam. Genau wie bei der Haus-Baum-Mensch-Zeichnung führt Violet die Teilnehmer durch diese Übung und beschreibt dabei, wie sie sie in der Arbeit mit Kindern anwendet.

> Ich möchte euch einladen, es euch so bequem wie möglich zu machen und euch so gut wie möglich zu entspannen. Schließ deine Augen. Ich weiß nicht, ob ich das schon erwähnt habe, aber ich schließe auch meine Augen immer, wenn ich die Kinder bitte, ihre Augen zu schließen, denn für gewöhnlich schließen die Kinder ihre Augen nicht, und wenn ich meine Augen auch nicht schließe, dann sitzen wir beide da und schauen uns an! [Lachen]. Ich schließe also meine Augen, denn entweder gucken die Kinder, oder sie blinzeln, und wenn sie sehen, dass ich meine Augen geschlossen habe, fühlen sie sich sicherer und schließen ihre vielleicht am Ende auch. Woher ich das weiß? Weil ich blinzele [Lachen]. Aber bei euch werde ich nicht blinzeln.
> Schließ also deine Augen und geh nach innen. Bemerke, wie du dich fühlst und ob du irgendwo Schmerzen hast. Nimm einfach wahr. Nimm wahr, wo deine Arme sich befinden – und deine Beine. Mach dir bewusst, dass du dich jederzeit bewegen kannst, wenn du es möchtest. Höre auf die Geräusche, die von außen hereindringen. Nimm sie wahr. Bemerke deinen Atem. Nimm einen tiefen Atemzug – halte den Atem – und lass ihn wieder los. Bemerke, dass wenn du den Atem loslässt, deine Schultern

sich etwas absenken. Noch einmal tief atmen. Wenn du den Atem loslässt, kannst du auch ein Geräusch dabei machen. ... Stell dir vor, du hast einen Luftballon und bläst diesen Luftballon auf, und du packst all deine Gedanken in den Ballon, knotest ihn zu und lässt ihn fliegen. Du siehst, wie er davonfliegt – durch die Decke hindurch – auf magische Art – oder durch die Tür – ins Luftballon-Land ...
Ich werde nun mit einer Glocke einen kleinen Ton erklingen lassen. Höre auf diesen Ton so lange du kannst [sie schlägt die Glocke zweimal an].
Ich möchte dich bitten dir vorzustellen, dass du an einen sicheren Ort gehen kannst, was immer „sicher" für dich bedeutet. Das kann ein Ort aus deiner Kindheit sein, an den du dich erinnerst, oder ein Ort aus deinem heutigen Leben, oder ein Ort, den du selbst erfindest. Auch das geht, dass du dir selbst einen solchen Ort erschaffst. Er kann sogar auf dem Mond sein. Jeder Ort ist möglich, und vielleicht kannst du ihn für dich noch passender machen, indem du zum Beispiel etwas hinzufügst, was noch nicht da ist. Es kann drinnen oder draußen sein. Nun möchte ich dich also bitten, diesen Ort aufzusuchen [10 Sekunden Pause] ... Wenn dir kein Ort einfällt, möchte ich dich bitten, jetzt einen zu erfinden. Erfinde einen Ort. Er muss nicht perfekt sein. Suche dir einfach einen sicheren Ort aus und gehe dorthin, schau dich um, bemerke die Farben, das Licht und den Schatten an diesem Ort. Achte auf die Geräusche an deinem Ort. Vielleicht gibt es dort auch bestimmte Gerüche. Erlaube dir auch, verschiedene Dinge anzufassen, um so ein Gefühl für die Beschaffenheit und die Temperatur zu bekommen. Solltest du barfuß unterwegs sein, werden auch deine Füße die Umgebung ertasten. Und mach dir bewusst, was du an deinem sicheren Ort tust. Tust du etwas, oder sitzt du einfach da?
Gleich werde ich dich bitten, diesen Ort zu malen. Ich möchte dich noch einmal daran erinnern, dass ich dein Bild nicht verstehen muss; niemand braucht es zu verstehen. Es ist dein Bild, und es kann so sein, wie du es haben möchtest. Wenn du etwas malen oder zeichnen musst, was du nicht zeichnen kannst, reicht auch eine Andeutung, und du weißt, was sich dahinter verbirgt. Dein Bild kann abstrakt sein, oder auch sehr konkret.

> Male es so, wie du es willst. Beides ist völlig in Ordnung. Es kann auch eine Mischung aus beidem sein. Vielleicht hast du auch ein Gefühl für diesen Ort um die Farben, Linien und Formen herum. Nimm dir die Freiheit, so zu malen, wie du es möchtest. Wenn du bereit bist, dann nimm dir eine Unterlage, ein Blatt Papier und eine Handvoll Farben. Du kannst jederzeit in die Mitte gehen und dir die Farben holen, die du noch brauchst; mach dir also darüber keine Sorgen. Du kannst weggehen oder hier im Raum bleiben. Suche dir einen Platz, an dem du deinen sicheren Ort malen kannst …

Als Violet mit ihren Hinweisen begann, gab es eine deutliche Veränderung der Aktivität im Raum. Vor der Übung saßen die Teilnehmer auf Stühlen oder auf dem Boden. Viele hatten ihre Unterlagen vor sich auf dem Schoß liegen, hörten zu, stellten Fragen, schrieben mit und folgten der theoretischen Diskussion. Als Violet mit der Übung begann, entspannten die Teilnehmer sich, lehnten sich zurück, schlossen die Augen und wurden still. Meine eigenen Notizen, die ich unmittelbar nach dieser Einführung machte, spiegeln diese Veränderung wider:

> Und wieder beschäftige ich mich mit … was? Dem rituellen Raum? Der Veränderung der Umgebung durch die Fokussierung auf die Sinne? Beim letzten Mal konzentrierte ich mich darauf, wie die Farbe im Raum sich veränderte. Diesmal bemerke ich wie es ist, meine Augen geschlossen zu haben, still zu sein – eine stille Vorbereitung auf das Malen –, mich einer anderen Sinneserfahrung hinzugeben. Am liebsten hätte ich das Tonband angeschaltet, um all die kleinen Geräusche aufzunehmen: das Seufzen, Flüstern, Reißen des Papiers, das Geräusch der Stifte, wenn sie in kleine Plastikschälchen fallen, das feine Kratzen der Pastellkreide auf dem Papier, den Ventilator …

Ungefähr zwanzig Minuten nach Beginn der Übung bittet Violet die Teilnehmer, ihre Bilder nun fertigzustellen und sich in Kleingruppen zu drei oder vier Personen auszutauschen. Nach weiteren dreißig Minuten kündigt sie an, dass sie nach der Pause gerne mit einem von uns arbeiten würde.

Demonstration mit Erwachsenen: Lydias Bild vom sicheren Ort

Als Violet fragt, wer mit ihr arbeiten möchte, um die Arbeit mit dem Bild vom sicheren Ort zu demonstrieren, melden sich gleich mehrere Teilnehmer. Violet möchte mit jemandem arbeiten, dem es nichts ausmacht, dass die Arbeit auf Tonband aufgenommen wird. Sie bittet Lydia, die sich als erste gemeldet hat. Lydia ist Therapeutin im Praktikum für Familien, Paare und Kinder und kommt aus New York. Sie ist eine von den beiden Teilnehmern, die noch unter dreißig sind (die meisten Teilnehmer sind zwischen 40 und 50 Jahre alt). Lydia setzt sich neben Violet, die sie als erstes bittet, ihr Bild hochzuhalten, damit alle in der Gruppe es sehen können. Dann legt Lydia ihr Bild auf den Boden. Meine Notizen von diesem Moment beschreiben ihr Bild und die Szene folgendermaßen:

> Sie sitzen da und betrachten das Bild, das zwischen ihnen auf dem Boden liegt. Das Bild zeigt ein gelbes, flauschiges Bett mit einem großen braunen Kopfteil und einem grünen Tablett mit Schokoladenkeksen, das mitten auf dem Bett steht. Das Bett wirkt ganz weich und hat gelbe, grüne und pinkfarbene Schnörkel und Rüschen.

Während der nächsten zwanzig Minuten kommen Violet und Lydia über das Bild mit dem gelben Bett und dem grünen Tablett mit den Keksen in ein Gespräch darüber, wo und wie Lydia in ihrem Leben Sicherheit und Wohlbefinden findet. Ein zentraler Punkt ihrer Unterhaltung ist Lydias Überraschung darüber, wie sich ihr Bild entwickelt hat. Als sie mit dem Malen begann, hatte sie gar kein bestimmtes Bild von einem sicheren Ort, sondern nur die Idee von „gelben und pinkfarbenen Schnörkeln." Sie dachte, aus diesem inneren Bild könnte vielleicht eine Sonne entstehen und war selbst überrascht, als sich vor ihr das Bild vom Bett ihrer Stiefmutter abzuzeichnen begann. Lydia beschreibt, wie sie immer mehr ins Detail ging, nachdem das Bild dieses Bettes aufgetaucht war. So fügte sie zum Beispiel das Tablett mit den Keksen hinzu und den Teppich, der aufgerollt hinter dem Bett liegt, weil im Haus ihrer Stiefmutter der Teppich für das Zimmer zu lang ist. Lydia wird sich bewusst, dass das Bett ihrer Stiefmutter für sie ein sehr sicherer Ort war und beschreibt, wie ihr Bild „in mir eine Menge Gefühle ausgelöst hat, denn auf diesem Bett haben wir gesessen, wenn wir wirklich reden wollten." In dieser Arbeit mit Violet erlebt Lydia, dass sie die Bedeutung dieses sicheren Ortes und die Unterstützung durch ihre Stiefmutter wirklich wertschätzen kann.

Violets Art der Unterhaltung mit Lydia ist sanft und freundlich. Zunächst bittet sie Lydia, ihr Bild als Ganzes und ein paar Details einfach zu beschreiben. An manchen Stellen bittet Violet Lydia, ein Teil des Bildes zu „sein" und so zu sprechen, als sei sie die Person oder der Gegenstand, um den es gerade geht. Diese Methode taucht im Laufe des Workshops immer wieder auf. Violet hat in verschiedenen Interviews darauf hingewiesen, wie dieser Prozess des „So-tun-als-ob" dabei hilft, sich die in dem Bild enthaltenen Projektionen „anzueignen." Zunächst bittet Violet Lydia lediglich, „auf dem Bett" zu sitzen, so als ob sie in dem Bild wäre, und zu beschreiben, wie das ist. Danach bittet sie Lydia, zu ihrer Stiefmutter Sonia zu sprechen, die ebenfalls in die Szene hinein phantasiert wird. Und schließlich bittet Violet Lydia, „das Bett zu sein", und eigenartigerweise ist Lydia sehr berührt, als sie versucht, sich mit diesem unbelebten Gegenstand zu identifizieren. Hier ein kurzer Auszug aus der Arbeit:

> Violet: Worum ich dich nun bitten möchte ist, das Bett zu sein. Sag „Ich bin dieses Bett ..."
>
> Lydia: Ich bin dieses Bett. Ich bin groß, flauschig und gut gepolstert [6 Sekunden Pause]. Ich bestehe aus Federn, bin weich, und ich kann dich von unten sehr gut stützen, und ich bin immer hier [14 Sekunden Pause] ... Ich muss weinen und weiß nicht warum ...
>
> Violet: [sanft] Kannst du bei den Tränen bleiben? Bleib dabei ... Bleib bei diesem Gefühl und schau, was vielleicht auftaucht [6 Sekunden Pause] ...
>
> Lydia: Vielleicht ist es Sonia und dass sie immer für mich da ist ...
>
> Violet: Und was bedeutet dir das, dass sie immer für dich da ist? Sag es ihr ...
>
> Lydia: Es bedeutet mir alles, dass du immer für mich da bist ... und immer da warst [ihre Stimme bricht ... 11 Sekunden Pause] ... Und so bedingungslos [10 Sekunden Pause] ...

Nachdem ich im Laufe der Jahre viele Trainingsworkshops mit Violet erlebt habe, erstaunt es mich inzwischen nicht mehr, wenn ich sehe, wie Teilnehmer vor der gesamten Gruppe sehr tiefe und persönliche Gefühle zum Ausdruck bringen. Die Teilnehmer berichten häufig, dass sie selbst darüber erstaunt sind, welche Gefühle auftauchen und was ihnen alles bewusst wird, während sie sich mit einem einfachen Bild oder einer anderen kreativen Ausdrucksform beschäftigen.

Violet: Hm, mm. Du hast gesagt, du weißt nicht, warum du weinst …
Lydia: Ich glaube, mir war gar nicht richtig bewusst, dass das so war …
Violet: Dass was so war?
Lydia: Dass sie wirklich für mich da war.
Violet: Oh …
Lydia: Es ist ein, ein Erkennen – und ein Anerkennen, verstehst du?
Violet: Hm, mm.
Lydia: Es ist verrückt, wie es sich in ein Bett verwandelt hat … weil ich das überhaupt nicht erwartet hatte …

Nachdem die beiden die Demonstration beendet haben, bittet Violet Lydia, bei ihr sitzen zu bleiben und öffnet den Raum für Rückmeldungen und Fragen aus der Gruppe. Insbesondere geht es ihr darum, dass die Teilnehmer ihr eigenes Erleben während der Arbeit beschreiben oder Fragen zu ihrem therapeutischen Ansatz stellen. Sie weist die Teilnehmer darauf hin, dass sie sie eventuell unterbrechen wird, wenn sich das Feedback zu sehr auf Lydias persönliche Themen konzentriert, die während der Arbeit sichtbar wurden. Eine Teilnehmerin fragt nach, ob Violet dadurch, dass sie Lydia während der Arbeit Taschentücher angeboten hat, nicht vielleicht auch ihre Tränen bzw. ihr Gefühl unterbrochen haben könnte. Violet antwortet, dass Klienten sich nach ihrer Erfahrung leichter ablenken lassen, wenn ihre Nase läuft. Jemand anderes fragt, was während der Arbeit in Violets Kopf vor sich ging, und Violet antwortet, dass sie einfach nur versucht hat, mit dem zu gehen, was Lydia ihr anbot.

Ein Großteil der folgenden Diskussion dreht sich um den Prozess der sich herauskristallisierenden Bedeutung, die Lydia beschrieb, als die „gelben Schnörkel" sich in den „sicheren Ort" verwandelten, den das Bett ihrer Stiefmutter für sie darstellte. Ein Teilnehmer meint, dass Lydias Prozess ein schönes Beispiel für die Gestalttheorie sei, insbesondere dafür, wie aus mehrdeutigen sensorischen Reizen sinn- und bedeutungsvolle „Ganzheiten" oder Gestalten werden. Im weiteren Verlauf des Gesprächs erzählt eine Teilnehmerin, dass sie erstaunt war, wie viel Zeit die beiden damit verbrachten, das Bild anzuschauen, das „da draußen" lag und als nonverbaler Hinweis immer zur Verfügung stand, um ihr Gespräch und ihre gemeinsame Arbeit zu begleiten.

Beispiele von Kindern: Das Bild vom sicheren Ort

Gegen Ende dieser Gesprächsrunde fragt ein Teilnehmer: „Wenn dies nun ein Kind gewesen wäre, würdest du dich später wieder auf das Bild beziehen?" Violet antwortet: „An dieser Stelle möchte ich euch gerne einige Kinderbilder vom sicheren Ort zeigen." Daraufhin bedankt sie sich bei Lydia für die Arbeit und holt einige laminierte Bilder von Kindern hervor.

> Ich muss vielleicht betonen, dass Kinder nicht sagen „Also, mein sicherer Ort ist ein Bett bei meiner Stiefmutter, wo es weich und warm ist." Sie sagen „Mein sicherer Ort ist ein Wald." Punkt. Also beginnen wir einen Dialog, und aus dem Dialog entsteht langsam eine Geschichte, eine Metapher, oder was immer es ist. Manchmal muss ich eine ganze Menge Hinweise geben und Fragen stellen.

Violet hält das Bild einer ihrer Klientinnen, eines dreizehnjährigen Mädchens hoch. Sie erzählt, dass sie in ihrer Praxis schon sehr früh Schwarzweiß-Polaroid-Fotos von den Kindern gemacht hat, aus denen die Kinder sich dann ausschneiden und diesen Ausschnitt in das Bild vom sicheren Ort einbauen konnten. Auf dem Bild dieses Mädchens ist der Fotoausschnitt so arrangiert, dass es so aussieht, als säße sie alleine am Strand. Weit und breit ist kein anderer Mensch zu sehen; es ist eine buchstäbliche Projektion ihrer selbst in das Bild. Violet liest einen der Sätze vor, die das Mädchen über ihr Bild gesagt hat und die Violet dann auf die Rückseite des Bildes schreibt. Zu dem Thema, alleine am Strand zu sein, sagt sie: „Dort kann mich niemand belästigen." Violet sagt dazu, dass viele ihrer Klienten – Erwachsene und Kinder – solche Bilder malen, in denen sie allein sind. „Es tut ihnen gut zu wissen, dass sie sich in ihrer Phantasie von allem lösen können, was sie als Belastung empfinden."

Bis 16:40 Uhr erzählt Violet Geschichten aus ihrer Arbeit mit Kindern und zeigt der Gruppe noch andere Bilder vom sicheren Ort. Dann sagt sie:

> Morgen werde ich euch zeigen, wie ihr noch ein bisschen tiefer in den therapeutischen Prozess mit Kindern einsteigen könnt. Wir werden etwas üben, das ich „Selbstarbeit" nenne. Dabei

geht es um das Weiterentwickeln von Beziehung, Kontakt und Selbstunterstützung, worüber wir ja heute schon gesprochen haben.

Reflexion des zweiten Tages

In der Reflexion dieses Kapitels möchte ich zwei verwandte Themen des zweiten Trainingstages beleuchten. Beim ersten Thema geht es um die Rolle des Spielens in Violets therapeutischer Arbeit mit Kindern und Jugendlichen und ihrem Ausbildungskonzept für Erwachsene. Beim zweiten Thema geht es um den „Gesprächsgegenstand", der sowohl in ihrer Arbeit mit Kindern als auch mit Erwachsenen immer wieder eine wichtige Rolle spielt.

Die Rolle des Spielens

In der Reflexion des ersten Kapitels habe ich dargestellt, welche Parallelen Violets Arbeit mit Erwachsenen und mit Kindern aufweist (z.B. in der Bedeutung von Beziehung und Erfahrung). Eine weitere Parallele zwischen dem Training mit Erwachsenen und der therapeutischen Arbeit mit Kindern besteht darin, wie sie – auf vielfältige Weise – spielerische Erfahrungen ermöglicht.

Erstens schafft sie eine entspannte Atmosphäre, in der man auch Spaß haben und lachen darf. Violet hat die erstaunliche Fähigkeit, ihre Arbeit und deren Bedeutung absolut ernstzunehmen, ohne sich selbst dabei jedoch besonders wichtig zu nehmen. Sie hat mir erzählt, wenn die Erwachsenen und die Kinder, mit denen sie arbeitet, entspannt genug sind, über eine lustige Bemerkung zu lachen, dann weiß sie, dass sie auf dem richtigen Weg ist.

Zweitens schafft sie eine Umgebung, die einerseits sehr viel Sicherheit vermittelt, andererseits aber auch dazu einlädt, auf spielerische Weise Risiken einzugehen. Wie Bowlby schreibt: „Wir alle sind – von der Wiege bis zur Bahre- dann am glücklichsten, wenn das Leben auf der sicheren Grundlage wichtiger Bindungen als eine Reihe von kurzen oder langen Exkursionen organisiert ist." (1988, S. 62) Violets Arbeit zentriert sich um eine Reihe spielerischer Exkursionen, die in dem sicheren und unterstützenden Raum stattfinden, der durch die Art ihrer Beziehung zu Erwachsenen und Kindern entsteht. So lädt sie die Teilnehmer am zweiten Trainingstag beispielsweise ein, sich auf das Bild vom sicheren Ort einzulassen, sich aber dabei möglichst wenig Gedanken über die Qualität des Bildes zu machen. Ich habe schon von vielen Erwachsenen gehört, dass diese Erlaubnis, „wenn ihr wollt einfach Linien und Formen [zu] malen", es ihnen leichter gemacht hat, entspannter an die Übung heranzugehen und den eigenen Ausdruck spielerisch fließen zu lassen. Wichtig ist auch zu sehen, dass die Übung selbst, die bewusst an dieser Stelle des Trainings eingesetzt wird, sowohl Risiko als auch Sicherheit beinhaltet (d. h. die Teilnehmer „riskieren" es, sich künstlerisch zu betätigen, das Thema des Bildes ist aber ein sicherer Ort).

Drittens haben die Medien selbst spielerischen Charakter. An den ersten beiden Tagen hat Violet die Teilnehmer angeleitet, mit Öl- und Pastellkreiden Bilder zu malen, über die sie dann miteinander ins Gespräch kommen konnten. Zu einem späteren Zeitpunkt wird die Palette der Medien erweitert; dann kommen Materialien wie Ton, Sand und Sandspielzeug sowie Musikinstrumente und pantomimische Darstellungen hinzu. An den ersten beiden Trainingstagen machen die Teilnehmer sich die Hände an Ölkreiden schmutzig, am vierten Tag beschmieren sie ihre Hände mit matschigem Ton.

Dieses immer weiter gehende sinnliche Eintauchen hat einen spielerischen und phantasiebezogenen Aspekt. Violet setzt die mit den einzelnen Medien verbundenen formalen Regeln ausdrücklich außer Kraft, um den spielerischen und expressiven Aspekt der kreativen Arbeit zu stärken. „Ich muss dein Bild nicht verstehen", sagte sie. „Wenn du möchtest, kannst du auch einfach nur Formen oder Linien und Farben malen." Am Freitag wird Violet die Teilnehmer auffordern, sich auf ähnlich spielerische Weise mit Musikinstrumenten zu beschäftigen. Sie wird die Regel aufstellen, dass Flöten, Trommeln, Pfeifen, Rasseln und eine Reihe anderer Instrumente ohne durchgängigen Rhythmus oder Melodie gespielt werden sollen. Das gibt den Teilnehmern die Freiheit, sich auf das spielerische Erleben einzulassen, Geräusche zu erzeugen und ihre Gefühle zum Ausdruck zu bringen, ohne dabei Angst haben zu müssen, die „falschen Töne" zu spielen oder Fehler zu machen.

Die vierte Übereinstimmung in Violets Arbeit mit Kindern und Erwachsenen besteht in der Art, wie sie die Objekte, die in der Arbeit mit kreativen Medien entstanden sind, einbezieht. Violet hat einen sehr speziellen und gleichbleibenden Stil, mit den Bildern, den Sandspielszenen oder den Tonerzeugnissen zu arbeiten, die während der Sitzungen entstehen. Nehmen wir als Beispiel ihre Arbeit mit Lydia und deren Bild vom sicheren Ort: Violet lädt Lydia ein, so zu sprechen, „als ob" sie das weiche gelbe Bett mit den Keksen darauf sei. Indem sie dem Bett ihre Stimme leiht („Ich bin groß, flauschig und gut gepolstert"), begibt sich Lydia in eine andere Welt. Nachdem Violet Lydia zunächst eingeladen hatte, sich bei der Arbeit mit den Pastellkreiden auf einen ruhigen, spielerisch-sinnlichen Zustand einzulassen, zieht sie Lydia nun verbal auf eine tiefere und aktivere Ebene des Spiels, auf der es um Phantasie und deren Darstellung geht. Violet bezeichnet diesen Teil der Arbeit häufig als das „Aufbauen der Geschichte oder der Metapher." In Lydias Fall sind die Geschichte und die Metapher, die da zum Vorschein kommen, sehr vielfältig und detailreich; es geht um zu Hause, Sicherheit, Geborgenheit, Beziehung und um einen sehr besonderen und konkreten Ort in ihrem Leben.

Paradoxerweise fängt Lydia gerade in dem Moment an zu weinen und wichtige Details aus ihrem realen Leben zu beschreiben, als sie sich mit dem Bett und anderen Gegenständen auf ihrem Bild identifiziert und so tut, als sei sie dieser Gegenstand. Das ist in Violets Arbeit mit Kindern und Erwachsenen nichts Ungewöhnliches. Diese vier Mittel, mit denen Violet in ihrer Arbeit zum Spiel ermutigt (eine entspannte Atmosphäre schaffen, eine Umgebung schaffen, in der ein spielerisches Eingehen von Risiken möglich ist, der Einsatz von spielerischen Medien und schließlich die spielerische Arbeit mit den Objekten) tragen paradoxerweise dazu bei, dass ihre Arbeit mit Erwachsenen und Kindern sehr real wird. Was beispielsweise als spielerische Übung beginnt, wenn Lydia „als Bett" spricht, führt schließlich dazu, dass sie mit sehr realen Gefühlen in Berührung kommt, die in ihrem Leben eine große Bedeutung haben.

Auf diese Weise können durch Violets spielerischen Ansatz Dinge real werden. Ich denke, das hängt mit der indirekten Art von Unterstützung zusammen, die dieser Ansatz bietet. Hätte Violet Lydia beispielsweise gebeten, die wichtigsten Beispiele für das Gefühl von Sicherheit und Geborgenheit in ihrem Leben direkt zu benennen, dann wäre Lydia wahrscheinlich bei einer eher oberflächlichen und kognitiv geprägten Beschreibung der Menschen und Beziehungen in ihrem Leben geblieben. Dadurch, dass Lydia auf spielerische Weise den sicheren Ort in ihrem Leben auf sinnliche, metaphorische und phantasievolle Weise erforschen konnte, hatte sie nicht nur einen besseren Zugang zu ihren eigenen Erfahrungen und deren Bedeutung, sondern konnte dieses Erleben durch eine persönliche, poetische und emotionale Beschreibung wirklich erfassen. Insofern ist Lydias Arbeit mit Violet ein schönes Beispiel für Violets Behauptung, dass aus der tieferen Verbundenheit mit sich selbst die Selbstunterstützung erwächst, die nötig ist, um auch mit dem Therapeuten in tiefere Ebenen der Erfahrung und des Erlebens vorzudringen.

Eine noch andere Sichtweise auf das, was Violet mit diesem spielerischen Ansatz erreicht, macht deutlich, dass sie sowohl den Ausdruck als auch die Integration von sinnlichen, imaginativen und emotionalen Aspekten des Selbst fördert. Eine solche Förderung von Ausdruck und Integration gelingt aber kaum, wenn nur die verbale Ebene angesprochen wird – ohne die Grundlage eines reichhaltigen Erfahrungs- und Erlebenskontextes. Durch ihren spielerischen und erlebensorientierten Ansatz ermutigt Violet ihre Klienten und Workshopteilnehmer, auf sichere Weise mehr von sich in den gegenwärtigen Augenblick hineinzubringen. Das Ergebnis führt dann oft zu Reaktionen des Erstaunens: „Das hatte ich überhaupt nicht erwartet!", sagt Lydia. Mit diesem Erstaunen verbunden ist häufig eine neue Lernerfahrung, oder es werden einem Dinge über sich selbst und die Welt bewusst, die man lange vergessen hatte; so wie Lydia sich daran erinnerte, wie wichtig ihre Stiefmutter für sie war, um sich sicher und geborgen fühlen zu können.

Violets Sinn für Spiel spiegelt wider, was viele Theoretiker (Piaget, 1962; Vygotsky, 1934; Sutton-Smith, 1979) als wesentlichen Aspekt der Spiel-Erfahrung beschreiben: sie beinhaltet die mutige Entschlossenheit, sich auf eine „Als-ob-Erfahrung" einzulassen (z. B. „male einen sicheren Ort"), mit neuen Regeln zu spielen, die von der gewohnten Realität abweichen (z. B. „nun sprich, als wärst du das Bett") und die Offenheit, ein unvorhersehbares Ergebnis in Kauf zu nehmen (z. B. „Das hatte ich überhaupt nicht erwartet!"). Die positive Wirkung dieser mutigen Entschlossenheit, sich auf das Spiel einzulassen, kann dann die Erfahrung eines „erweiterten Selbstgefühls" sein, wie Csizkzentmihalyi (1991) in seinem Buch über die Theorie des Flow-Erlebens schreibt. Diese Erfahrung eines „erweiterten Selbstgefühls" ist verwandt mit dem, was Violet als wachsendes Gefühl von „Selbstunterstützung" beschreibt. Vielleicht lässt sich Violets Rolle in Therapie und Training als die einer erfahrenen Lehrerin beschreiben, die das Spiel der Selbsterfahrung und -entdeckung so gut kennt, dass sie andere sicher durch diesen zwar riskanten, letztendlich aber doch lohnenden Prozess führen und begleiten kann.

Violet setzt das Spiel nicht nur ein, um den Erwachsenen zu zeigen, wie sie mit Kindern therapeutisch arbeiten können. Sie gebraucht es auch, um den Erwachsenen etwas über das Spiel selbst beizubringen. Indem sie die Erwachsenen in ihrem Training dazu bringt, sich auf Erfahrungen einzulassen, die sie eigentlich ohne gewisse normale „erwachsene" Vorbehalte nicht machen würden (etwa mit Pastellkreiden zu malen oder so zu sprechen, als seien sie ein Bett), bringt sie diesen erwachsenen Menschen bei, das Spiel genau so ernstzunehmen, wie Kinder das tun: „Wenn ihr diese Art von Arbeit macht", sagt sie, „müsst ihr das, worum ihr die Kinder bittet, selbst erleben."

Die Teilnehmer beenden diesen zweiten Tag also mit dem Wissen, wie man mit dem Bild vom sicheren Ort arbeiten kann. Sie beenden ihn aber auch mit einem Zuwachs an Erfahrungswissen, und vielleicht mit der Erinnerung daran, wie es ist, zu spielen und durch das Spiel etwas Neues zu entdecken. Am ersten Tag hatte Violet die Teilnehmer gebeten, ein Bild von sich als Kind zu malen, um ihnen die Erfahrung ihrer eigenen Kindheit wieder präsenter werden zu lassen. Am zweiten Tag hilft sie ihnen, das Geburtsrecht der Kindheit etwas mehr ins Bewusstsein zu bringen, das von den ernsthaft-denkenden Erwachsenen so leicht vergessen oder übersehen wird: die erlebte, integrierte, vielfältig ausgestaltete Welt des sinnlichen und theatralischen Spiels.

Der Gesprächsgegenstand

Die meisten von uns haben wohl die Erfahrung gemacht, dass es sehr viel leichter ist, mit jemandem, den man noch nicht kennt, ins Gespräch zu kommen, wenn man ein gemeinsames Interesse hat. Das kann ein Buch sein, das beide gelesen haben, oder eine afrikanische Skulptur auf dem Kaminsims. Die Unterhaltung über ein Buch z. B. kann sich zu einem offenen Austausch über Vorlieben und Abneigungen entwickeln. Die kleine Skulptur auf dem Kaminsims kann eine ganze Reihe von Geschichten hervorbringen: wie es zu dieser Reise kam, warum wir überhaupt gerne reisen usw. Paradoxerweise scheinen wir mehr über uns zu erzählen, wenn wir gerade nicht über uns selbst, sondern über etwas anderes sprechen. Dasselbe Prinzip gilt auch für Violets Arbeit in der Therapie mit Kindern bzw. im Training mit Erwachsenen: ob jung oder alt, wir scheinen eher bereit zu sein, uns auf den riskanten „Spielzustand" einzulassen, wenn wir dazu einen „Gesprächsgegenstand" zur Hilfe nehmen können, anstatt direkt über uns selbst zu sprechen.

Während der Arbeit von Violet und Lydia über den sicheren Ort, habe ich eine Skizze von den beiden gemacht, eine Art Momentaufnahme. Sie sitzen auf ihren Stühlen, sind einander aber nicht direkt zugewandt. Der Winkel zwischen ihnen beträgt etwa 45 Grad, und sie schauen sich nur gelegentlich an (Abbildung 3). Die meiste Zeit schauen beide auf das Bild, das Lydia gemalt hat und das jetzt vor ihnen auf dem Boden liegt. Sie zeigen darauf, berühren es an verschiedenen Stellen, sprechen über die Farben und entdecken immer wieder neue Aspekte. Lydia spricht, „als ob" sie das Bett wäre. Sie stellt sich vor, was sie als Bett und als Tablett mit Keksen empfinden würde und spricht aus, was sie zu ihrer Stiefmutter sagen würde, wenn diese jetzt da wäre. Während dieser spielerischen Exploration entsteht bei Lydia ein Gefühl von Rührung als ihr bewusst wird, wie sehr das Bild die warmherzige und liebevolle Beziehung zwischen ihr und ihrer Stiefmutter widerspiegelt.

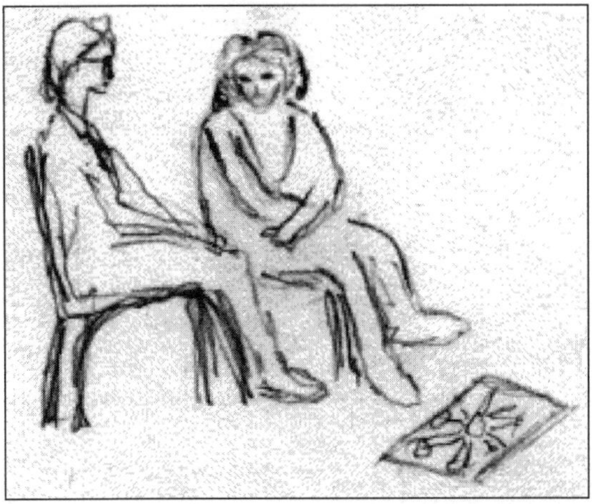

Abbildung 3: Lydia, Violet und das Bild vom sicheren Ort

Doch all das geschieht, während Lydia sich eigentlich mit ihrem und über ihr Bild unterhält, und weniger mit Violet direkt. Die meiste Zeit verbringen Lydia und Violet damit, auf das Bild zu schauen und darüber zu reden, und sie verbringen nur sehr wenig Zeit damit, sich gegenseitig direkt anzusprechen. Auf diese Weise bekommt der „Gesprächsgegenstand" den größten Teil von Lydias und Violets Aufmerksamkeit. Doch das Resultat dieses indirekten Fokus ist, dass Lydia sich persönlich öffnet und eine für ihr Leben sehr wichtige Erkenntnis gewinnt.

Es überrascht mich nicht mehr, wenn ich sehe, dass ein gelbes Bett mit Schokoladenkeksen darauf für einen Menschen zum Inbegriff von Liebe und Geborgenheit wird. Es überrascht mich auch nicht mehr, wenn ich sehe, wie Violet einen Menschen, mit dem sie noch niemals ein persönliches Gespräch geführt hat, zu dieser Art von persönlicher Offenheit ermutigt. Mir erscheint es inzwischen geradezu natürlich, dass wenn die Gelegenheit zu einem derartigen Gespräch gegeben ist, bei dem es nicht um den direkten Austausch, sondern eben um einen anderen Gegenstand geht, Erwachsene wie Kinder sich auf erstaunliche Weise öffnen. Es scheint, dass Violet ein sehr ausgeprägtes Bewusstsein davon hat, wie wichtig es ist, dem anderen die Möglichkeit zu geben, auf indirekte Weise über sich selbst zu sprechen. So wird der „Gesprächsgegenstand" zu einem vermittelnden Instrument oder „Gerüst" (Vygotsky, 1978), durch das der Klient Unterstützung und Stärkung erfährt. Dadurch, dass Violet ihr Gegenüber nicht direkt konfrontiert, erzeugt sie die Sicherheit, die der andere braucht, um seinen Kopf ein wenig hervorzustrecken und das eine oder andere Risiko der Selbstoffenbarung einzugehen.

Als Violet und ich im Jahr 2000 Südafrika besuchten und dort in drei Städten Workshops veranstalteten, machten wir eine wichtige Erfahrung im Bereich der interkulturellen Arbeit, die auf die Wichtigkeit eines solchen Gesprächs auch in diesem Kontext hinweist. Ein Workshopteilnehmer erzählte uns, dass die meisten schwarzen südafrikanischen Kinder schon sehr früh lernen, dass es respektlos sei, einen Erwachsenen direkt anzuschauen, wenn er mit dem Kind spricht. Hier hilft der „Gesprächsgegenstand", den der Beziehung zwischen Erwachsenem und Kind innewohnenden Machtunterschied zu entschärfen, indem der Fokus auf ein unbelebtes Objekt gelenkt und dieses gewissermaßen zum Gegenstand des Gesprächs wird. Das Kind braucht nicht auf die imposante Erscheinung des Therapeuten zu schauen, und der Therapeut braucht nicht auf das Kind herabzuschauen. Sattdessen betrachten beide einen dritten Gegenstand, den das Kind hergestellt hat und der das Interesse des Therapeuten findet.

Darüber hinaus ist es wichtig, sich die besondere Art und Weise anzuschauen, auf die Violet Erwachsene wie Kinder ermutigt, „durch" den Gesprächsgegenstand zu sprechen. Zunächst hilft sie ihnen, einen solchen überhaupt herzustellen (etwa durch die Einladung, ein Bild zu malen oder – wie wir später sehen werden – mit Ton, Musik, Sand oder Puppen zu arbeiten). Danach führt sie ihr Gegenüber „in" das Bild oder das Objekt hinein. Indem der Klient „als" sein Gegenstand oder als ein Teil davon spricht, vertieft er die Verbindung zwischen sich und dem Gegenstand. Dann geschieht das Paradoxe: Während der Fokus von der Person abgelenkt und auf den Gesprächsgegenstand gerichtet wird, entwickelt der Klient eine zunehmende Bereitschaft, sich zu öffnen und sich auf eine Weise zu zeigen, wie er oder sie das in einem direkten Gespräch wahrscheinlich kaum tun würde.

Im nächsten Kapitel werden wir sehen, dass der „Gesprächsgegenstand" es den Kindern ermöglicht, sich aus einer Position von Geborgenheit und Zuversicht heraus auf die therapeutische Beziehung einzulassen, denn dass er überhaupt entstanden ist, verdanken sie ihrem eigenen Entwicklungspotential. Mit anderen Worten: Kinder nutzen ihre nonverbalen, imaginativen und senso-motorischen Fähigkeiten, um einen Gegenstand von visuellem und taktilem Interesse herzustellen. Im dritten Kapitel werden wir sehen, wie Violet ein weiteres sinnliches Medium, den Ton, einsetzt, um auf dieselbe spielerische Weise eine therapeutische Erfahrung zu ermöglichen.

3

Dritter Tag: Mittwoch

Das Selbst erfahren

„Selbstarbeit"

Zum Ende der Sitzung am Dienstagnachmittag hatte Violet den Teilnehmern Beispiele von Kindern zum Thema „Sicherer Ort" aus ihrer eigenen Praxis gezeigt. Bevor sie an diesem Morgen mit der „Selbstarbeit" beginnt, bittet ein Teilnehmer darum, dass sie noch einmal auf den Unterschied zwischen der Arbeit mit Kindern und der mit Erwachsenen eingeht. Violet antwortet:

> Die Arbeit mit Kindern unterscheidet sich von der mit Erwachsenen. Die Kinder sagen beispielsweise nicht: „Ich weiß woran ich arbeiten muss." Manchmal führe ich, und manchmal sie. Es ist immer ein Geben und Nehmen. Du kannst einem Kind nicht sagen: „Okay, drück deine Gefühle aus." Häufig sage ich sogar „Was denkst du gerade?", anstatt „Was fühlst du gerade?" Kinder erzählen oft mehr über ihre Gefühle, wenn ich sie nicht direkt danach frage.

Nach einer kurzen Diskussion über die Unterschiede in der Therapie von Erwachsenen und von Kindern, schreibt Violet „Selbstarbeit" auf das Flipchart und sagt: „Wir werden nun über die Arbeit mit dem Selbst sprechen." Während der nächsten fünf Minuten spricht Violet über die Konzepte Kontakt und Selbstgefühl, die ja am Montag und Dienstag bereits Thema waren. Jetzt erläutert sie, was es eigentlich bedeutet, eine therapeutische Arbeit zu machen, die „das Selbstgefühl steigert." Sie sagt, dies werde durch Erfahrungen erreicht, die die Sinne, den Körper, Beherrschung, Wahlmöglichkeit, Selbstaussagen und die Themen Macht und Kontrolle mit einbeziehen. Diese Stichworte schreibt sie unter der Überschrift „Selbstarbeit" auf das Flipchart (Abbildung 4).

Violet erläutert weiter, dass ihre Ideen zur „Selbstarbeit" eng mit denen verbunden sind, die sie im Zusammenhang mit den kindlichen Fähigkeiten, Kontakt aufzubauen und ein gestärktes Selbstgefühl zu entwickeln, bereits beschrieben hat. Sie erinnert daran, dass sie gestern das Selbst als die Gesamtheit der verschiedenen Aspekte des Organismus definiert hat: den Körper, die Sinne, die Fähigkeit, Gefühle zu haben und auszudrücken und die komplexen Vorgänge des Denkens. Demnach ist das Selbst definiert als Ökologie des Organismus, die diesen befähigt, sich selbst zu regulieren, zu wachsen und sich auf gesunde Weise zu entwickeln. So betrachtet, sagt Violet, bedeutet therapeutische Arbeit mit einem Kind, all jene Aspekte zu stärken, die das Selbst ausmachen und so das Kind in seinem Prozess der organismischen Selbstregulation zu unterstützen. Indem wir diese Selbst-Aspekte direkt ansprechen, entwickeln die Kinder eine größere Bewusstheit von sich und dem Zusammenpiel all der unterschiedlichen Aspekte ihres Selbst als Ganzem. Diese Bewusstheit führt zu einem verstärkten Gefühl von Integration und dadurch zu einer Stärkung des Selbst.

Um nun einige Beispiele für die „Selbstarbeit" zu geben, zieht Violet einen großen schwarzen Koffer in die Mitte des Raumes und fängt an, verschiedene Gegenstände aus dem Koffer zu holen. Jeder dieser Gegenstände hat in irgendeiner Weise damit zu tun, wie man Kindern helfen kann, sich ihrer sinnlichen Erfahrungen bewusster zu werden. Da gibt es kleine Stoffkissen und weiche Bürsten für den Tastsinn (sie sagt, dass sie die Kinder normalerweise nicht berührt, sondern die Kinder einfach mit den Gegenständen spielen lässt) und Packmaterial aus Plastik, das beim Zerdrücken ein „Plopp-Geräusch" macht. Da sind Periskope, Kaleidoskope und Bücher aus der Reihe „Where's Waldo" (Handford, 1997),[3] um das Sehen anzuregen. Da gibt es Wattebällchen, die man über den Tisch pusten kann, Luftballons zum Aufblasen und Mundharmonikas für Kinder mit sehr flachem oder zurückgehaltenem Atem. Da sind duftende Textmarker und ein Spiel namens „Errate diesen Duft", um den Geruchssinn zu schärfen. Und es gibt Gongs und kleine, mit unterschiedlichen Materialien (Sand, Kieselsteine, Münzen ...) gefüllte Plastikflaschen zum Schütteln, um den Hörsinn der

Selbstarbeit

Sinne
Körper
Beherrschung
Wahlmöglichkeit
Selbstaussagen
Macht / Kontrolle

Abbildung 4: Selbstarbeit

Kinder anzuregen. Außerdem zieht Violet ein echtes Stethoskop aus dem Koffer und meint, das sei ein echter Hit bei den Kindern. Während sie die verschiedenen Gegenstände hervorholt und einige davon herumreicht, reagieren die Teilnehmer mit „Ohhh"- und Ahhh"-Rufen. Die ganze Gruppe lacht, als Violet in dem Koffer herumwühlt und plötzlich ein Spielzeughammer „losgeht" und ein paarmal das Geräusch von scheppernden Glas ertönt.

Nachdem sich die Stimmung wieder etwas beruhigt hat, sagt Violet: „Ich habe hier ein Buch, das ich euch gerne vorlesen möchte. Es behandelt sämtliche Sinne." Dann liest sie aus dem Buch mit dem Titel *„Everybody Needs a Rock"* (Baylor, 1974). In diesem Buch beschreibt ein kleines Mädchen, warum es für jeden Menschen wichtig ist, einen Stein zu besitzen, der „genau in die Hand passt" und was man tun kann, um so einen Stein zu finden. Violet beendet die Lesung mit einer Hausaufgabe. „Ich möchte, dass jeder von euch in den nächsten Tagen über seine Steinfindungsversuche berichtet."

Dann kommt sie zu Fragen bezüglich des Körpers, des Atems und der Stimme und sagt: „Eine der besten Möglichkeiten, den Körper zu betonen, ist die Pantomime, denn sie bezieht sämtliche Sinne mit ein." Dann leitet sie ein Pantomimenspiel an, bei dem die Teilnehmer kleine Handbewegungen machen müssen, die die anderen dann erraten sollen. Schon bald sind die Teilnehmer vollauf damit beschäftigt, ihre Bewegungen zu machen: eine Katze streicheln, eine Wassermelone essen, einen Knopf annähen, eine Sprudelflasche öffnen – um nur einige zu nennen. Violet, offensichtlich Expertin auf diesem Gebiet, spielt, dass sie an ihrer Schuhsohle riecht und feststellt, dass Hundescheiße dran ist. „Auch ein echter Hit bei den Kindern", sagt sie.

„Ein weiterer wichtiger Aspekt der Selbstarbeit ist die Fähigkeit, Selbstaussagen zu machen", sagt Violet und zeigt eine Sammlung verschiedener therapeutischer Hilfsmittel, die dazu eingesetzt werden können. Selbstaussagen, führt sie weiter aus, sind Aussagen, die das Kind oder der Erwachsene darüber machen, was sie mögen und was sie nicht mögen. Selbstaussagen können sich aber auch darauf beziehen, womit sich das Kind identifiziert und womit es sich nicht identifiziert. Solche Aussagen helfen den Kindern, durch verbalen Ausdruck ihr Gefühl für sich selbst und ihre Identität zu stärken: „Ja, ich bin jemand, der gerne schwimmt" oder „Nein, ich treibe nicht gerne Sport." Violet erzählt, dass Jugendliche sich ihrer Erfahrung nach leichter tun, eine Frage aus einem Buch zu beantworten als eine, die man ihnen direkt stellt. Deshalb findet sie das *„Buch der Fragen"* (Stock, 1987) sehr hilfreich, wenn sie Kinder und Jugendliche animieren will, Aussagen über sich selbst zu machen und solche Fragen zu beantworten wie „Hättest du lieber mehr Zeit oder mehr Geld?"

Auf dieselbe kreative Weise, auf die sie die Haus-Baum-Mensch-Zeichnung adaptiert hat, nutzt Violet auch andere bekannte psychologische Tests, um den Kindern zu helfen, affirmative Selbstaussagen zu machen. Beim Thematischen Apperzeptionstest (Murray, 1943) bekommen die Kinder normalerweise verschiedene Bilder gezeigt, zu denen sie dann „eine Geschichte erzählen" sollen. Auch Violet lässt die Kinder eine Geschichte erzählen, liest ihnen aber dann die entsprechende Interpretation aus dem Manual vor und bittet sie, diese „offiziellen" Aussagen zu bestätigen oder zu verwerfen. Violet beschreibt auch, wie sie den Lüscher-Farbtest (Lüscher, 1980), Linda Goodman's Sun Signs (Goodman, 1985) und den Hand-Test (Young und Wagner, 1999) einsetzt, um den Kindern und Jugendlichen zu helfen, Selbstaussagen zu machen, die ihre Sicht von sich selbst deutlich machen (z. B. „In dem Buch steht, Jungfrauen sind korrekt und ordentlich. Ist das bei dir so?").

Violet erklärt, dass es bei der Selbstarbeit im Wesentlichen darum geht, dass Kinder mehr über sich selbst erfahren, diese Erfahrungen integrieren und in diesem Prozess ihr Selbstgefühl steigern. Das führt dazu, dass die Kinder einen besseren Kontakt zu anderen Personen und ihrer Umwelt herstellen können. „Ein erweitertes Selbstgefühl hilft den Kindern dabei, ihre Grenzen zu erweitern", sagt sie. Man kann das Selbstbewusstsein der Kinder auch dadurch stärken, dass man ihnen hilft, Dinge zu benennen, die sie bereits beherrschen (z. B. Bücher lesen, Volleyball spielen oder Freundschaften schließen) oder welche Wahlmöglichkeiten ihnen zur Verfügung stehen (z. B. mit wem sie befreundet sind, an welchen Gruppen sie teilnehmen etc.).

Der Therapeut kann darüber hinaus das Selbstbewusstsein des Kindes auch verbessern helfen, indem er ihm während der Sitzung das Gefühl von Macht und Kontrolle vermittelt. Kinder fühlen sich häufig machtlos, und wenn der Therapeut ihnen während der Sitzung verschiedene Wahlmöglichkeiten gibt, erläutert Violet, kann er dem Kind helfen, ein Gefühl von Kontrolle zu erleben. Ein Beispiel hierfür wäre, dass das Kind wählt, ob es mit Ton arbeiten, ein Bild malen oder sich ein Puppenspiel ausdenken will, in dem auch der Therapeut eine Rolle übernimmt. Die Ziele der Selbstarbeit, erläutert Violet, bestehen darin, „bei den Kindern das Gefühl ihrer eigenen Wirksamkeit zu stärken und ihre Fähigkeit zu fördern, den eigenen Bedürfnissen nachzukommen."

Kurz vor der Mittagspause am Mittwoch ist der Boden mit Spielen, Spielzeugen, Büchern und Tests übersät. Diese therapeutischen Utensilien nehmen nun den zentralen Platz ein, den gestern noch die Mal- und Zeichenmaterialien hatten. Bevor die Teilnehmer in die Pause gehen, kündigt Violet an, dass sie am Nachmittag mit Ton arbeiten werden, „auch ein spielerisches Medium, das den Kindern hilft, ein stärkeres Selbstgefühl zu entwickeln, das sich aber auch für den Ausdruck von Gefühlen eignet." Dann erläutert sie noch, dass die Arbeitsschritte, die sie bisher kennengelernt haben, weitgehend mit denen ihres therapeutischen Prozesses übereinstimmen (Oaklander, 1978) und weist die Teilnehmer auf ein Arbeitsblatt in ihren Unterlagen hin (Abbildung 5), auf dem ein Modell des therapeutischen Prozesses dargestellt ist, das Violet im Laufe ihrer langjährigen Arbeit mit Kindern und Jugendlichen entwickelt hat.

Der therapeutische Prozess
Aufbau der Beziehung Arbeit mit Kontakt Stärkung des Selbst (Selbstarbeit) Aggressive Energiearbeit Ausdruck von Gefühlen Selbstversorgungsarbeit Hartnäckige Probleme ansprechen Abschluss und Lösung

Abbildung 5: Oaklanders therapeutischer Prozess

Violet beschreibt, wie sie im bisherigen Verlauf des Trainings die ersten drei Schritte des therapeutischen Prozesses behandelt und mit Beispielen belegt hat und wie das Training im weiteren Verlauf darauf aufbauen wird. So werden insbesondere der Rest des heutigen Tages und der morgige Tag unter dem nicht einfachen, aber sehr wichtigen Aspekt des emotionalen Ausdrucks, der aggressiven Energie und der Arbeit mit Wut stehen.

„Arbeit mit Ton"

Nach der Mittagspause versammeln sich die Teilnehmer – teilweise lachend – wieder im Seminarraum. Stella, eine Kindertherapeutin aus Brasilien, erzählt Violet, dass einige von ihnen „an sich selbst gearbeitet" haben, indem sie schwimmen gegangen wären und ein Sonnenbad genommen hätten. Violet lacht mit Stella und verteilt dabei Brocken aus grauem und rotem Ton, ungefähr so groß wie ein kleiner Brotlaib. Außerdem bekommt jeder Teilnehmer ein Brett von ungefähr 50 cm Durchmesser, auf dem der Ton abgelegt werden kann. Bald darauf verstummt das Gemurmel in der Gruppe, und die meisten Teilnehmer sitzen ruhig da, berühren und streicheln den Ton, der vor ihnen liegt, und Violet fängt an zu sprechen. In dem nun folgenden Transkript beschreibt sie die vielen therapeutischen Einsatzmöglichkeiten und die Vorzüge der Arbeit mit Ton:

> Okay, alle haben ihren Ton vor sich. Macht euch keine Sorgen darüber, dass es eine Sauerei geben könnte. Ton ist das sauberste Material nach Wasser. Es wäscht sich ganz leicht heraus. Ich trage bei dieser Arbeit sogar öfter schwarze Kleidung, nur um euch zu zeigen, dass sich der Ton am Ende des Tages in Staub verwandelt hat und ganz einfach von mir abfällt. Auch auf dem Teppich ist Ton kein Problem; wenn er getrocknet ist, saugt ihr ihn einfach weg. Ein Problem gibt es nur dann, wenn man ihn im nassen Zustand mit dem Schwamm wegwischen will. Ich hatte über zwei Jahre eine Gruppe von Kindern, mit denen ich in meinem Wohnzimmer immer mit rotem Ton gearbeitet habe, und es hat nie eine Sauerei gegeben.
> Ton ist viel sauberer als Playdoh™, das am Stoff kleben bleibt. Selbst Plastizin™ klebt an den Händen. Ich stelle immer einen Eimer Wasser hin, für die Kinder, die ein bisschen unsicher sind was die Sauberkeit angeht. Sie sehen dann, dass sie ihre Hände mit klarem Wasser ganz schnell wieder sauber machen können. Ich ziehe noch nicht einmal meinen Schmuck aus. Ihr könnt euch den Ton auch ins Gesicht schmieren und euch eine Gesichtsmassage geben. Es ist ein ganz natürliches Material, das aus der Erde kommt. Und Ton ist das vielseitigste Material, das wir benutzen. Mit Ton kann man mehr machen als mit jedem anderen Material. Ich gebe euch ein paar Beispiele.
> Ton ist gut für Kinder, wenn sie sehr aufgedreht sind, denn er hat etwas Besänftigendes. Er fokussiert und beruhigt. Ton ist gut für Kinder, die unsicher sind: mit Ton kann man keinen Fehler machen. Es geht einfach nicht. Ich kann ein kleines Tierchen formen [Violet formt eine grobe Tierfigur und hält sie hoch] ... und genau so etwas seht ihr auch im Museum [Lachen]. Du

kannst es reparieren und verändern. Und Ton ist gut für Kinder, die wütend sind. Man kann wirklich sehr viele Gefühle in den Ton hineinbringen [sie macht eine Grimasse und schlägt mit der Faust auf den Tonklumpen]. Ton ist auch nicht teuer. Ich bewahre ihn in einer Plastiktüte auf, und wenn er anfängt trocken zu werden, gieße ich Wasser drüber. Man kann ihn fast unbegrenzt weiterverwenden.

In meiner Arbeit dient der Ton nicht dazu, etwas über Kunst zu lernen. Er ist ein therapeutisches Hilfsmittel. Deshalb legen die Kinder den Ton meistens wieder zurück, wenn sie fertig sind. Ab und zu kommt es vor, dass die Kinder etwas machen, das sie unbedingt behalten müssen, und dann gebe ich es ihnen mit. Normalerweise dauert es ungefähr eine Woche, bis die Sachen getrocknet sind, aber auch dann sind sie sehr zerbrechlich.

Mal sehen ... Ton ist auch gut für Kinder, die sexuell neugierig sind, denn es ist ein sehr sinnliches Material. Achtjährige Jungs kneten natürlich Fäkalien [Lachen]. Es eignet sich für die Einzelarbeit, für Gruppenarbeit und für Familienarbeit. Auch für Paare. Es gibt so vieles, was man mit Ton machen kann. In jedem Alter ... der Ton kennt kein Alter ...

Wenn Geschwister oder Familien in die Praxis kommen, lege ich manchmal Ton auf den Tisch. Dann sitzen wir da und machen gar nichts Bestimmtes mit dem Ton, sondern tun genau das, was wir hier auch gerade tun: den Ton in die Hand nehmen und ein bisschen damit spielen. Das hilft den Leuten, sich zu entspannen, zu öffnen und zu erzählen. Es ist einfach das entspannendste Material und hilft Erwachsenen und Kindern gleichermaßen, sich zu öffnen.

Was ich noch vergessen habe zu erwähnen ist, dass Ton eine unglaubliche Kontakterfahrung ermöglicht, denn Ton hat so etwas wie ein Eigenleben. Wenn er hier oder dorthin gehen soll, musst du ihn schieben [sie schiebt ihren Ton auf dem Brett herum]. Ton ist anders als Wasser; es ist ein echtes Geben und Nehmen. Das ist eine großartige Erfahrung, eine sehr taktile Erfahrung. Und es eröffnet eine kinästhetische Erfahrung. Um so mit Ton arbeiten zu können, muss man die Arme, die Schultern und den ganzen Körper mitbewegen.

Wenn ich mit Kindern arbeite, stelle ich normalerweise Wasser dazu, so dass sie den Ton mit Wasser befeuchten können. Oder wir nehmen eine Sprühflasche, und wenn der Ton anfängt hart zu werden, können die Kinder sehen, wie sich das anfühlt. Hier haben wir auch zwei Eimer mit Wasser, auf jeder Seite des Raumes einen. Und es gibt Handtücher, mit denen ihr euch abtrocknen könnt. Ton hat also unterschiedliche Konsistenzen. Manchmal ist er etwas härter, und wenn man ihn nass macht, wird er etwas klebrig. Aber er ist immer interessant!

Während der zehn Minuten, die Violet jetzt gesprochen hat, waren alle 24 Teilnehmer fast durchgängig still. Die meisten sitzen auf dem Boden, den Ton vor sich auf dem Brett, die Hände beschäftigt, aber insgesamt sehr entspannt, während sie den kühlen Tonklumpen kneten und bearbeiten. Viele schauen auf den Ton, während Violet spricht, manche schauen auch schon mal auf, wenn sie etwas besonders betont oder zeigt.

Nach dieser kurzen Erläuterung zu den Einsatzmöglichkeiten von Ton, beginnt Violet mit der Einführung in die erste von zwei Übungen: „Mit Ton experimentieren." In dieser Übung geht es darum, dass die Teilnehmer ausprobieren, was sie mit dem Ton anfangen können, und zwar nicht als künstlerisches, sondern als Ausdrucksmedium.

Okay, jetzt werden wir also zwei Übungen machen. Sie stehen übrigens in meinem Buch, ihr braucht euch also keine Notizen zu machen. In der ersten Übung werden wir den Ton auf unterschiedliche Art bearbeiten, d. h. wir stoßen, quetschen und kneifen ihn und achten darauf, wie sich das jeweils anfühlt. Die meisten Kinder denken, man müsse Schalen formen oder bestimmte Techniken anwenden wie die Platten- oder Wickeltechnik. Dabei verstehen sie nicht, was man mit Ton alles machen kann. Das ist einer der Gründe, warum wir all das machen, denn dann erleben sie die Vielseitigkeit dieses Materials.
Okay, mich interessiert also, wie ihr euch bei dem, was ihr tun werdet, fühlt. Vielleicht gibt es da etwas, das ihr nicht so schön findet, aber ich bitte euch, es auszuprobieren und weiterzumachen. Ich werde ebenfalls alles mitmachen – mit meinem Tonklumpen hier. Okay, lasst uns den Ton quetschen. Quetscht ihn und quetscht ihn wieder und wieder. Gut, und nun kneifen wir den Ton. Kneifen und noch ein paarmal kneifen. Okay, jetzt sto-

chern wir in dem Ton. Stochert in dem Ton herum! Benutzt beide Hände, dann könnt ihr ein Loch hineinbohren. Nehmt einen Finger und dreht ihn immer wieder hin und her; dann könnt ihr sogar durchgucken [sie hält ihren Klumpen hoch und schaut ein paar Teilnehmer an, Lachen] ... Und dann erfühlt das innere dieses Loches. Es fängt an, sich anders anzufühlen, weil es so feucht darin ist [Pause] ...
Okay, jetzt reißen wir den Ton! Reißt den Ton auseinander! Zerpflückt ihn! Gut. – Es gibt große Risse und kleine Risse ... reißt ihn auseinander! [Sie tut das mit Genuss und einem entsprechenden Gesichtsausdruck.] Okay, das Gute an Ton ist, dass man ihn wieder zusammenkneten kann – anders als Humpty Dumpty.[4] Also, klopft den Ton wieder zusammen [ein großes Klopfen im ganzen Raum]. Jetzt schlagen wir den Ton. Schlagt ihn mit beiden Händen, dann abwechselnd, und mit den Knöcheln [Das Geräusch von Schlagen ist im Raum, einige Teilnehmer lachen]. Und jetzt möchte ich, dass ihr den Ton WERFT! [Sie steht auf und schleudert den Ton auf ihr Brett]. SCHMEISST den Ton! [Ein lautes Knallen und Schlagen, auch Lachen und Bemerkungen: „Oh, das fühlt sich gut an!" „Toll, den Ton so zu schmeißen!" Tiefes Atmen, und noch mehr Lachen]. Ihr könnt beim Werfen auch Grimassen schneiden und Töne machen! Arrrrgghh! [Jetzt kommt zu dem Knallen und Schlagen noch ein Knurren und Grunzen. Das klingt, als ob ein ganzer Bücherschrank die Treppe runterfällt – begleitet von schallendem Lachen] ...
Jetzt nehmt euren Ton von dem Brett und dreht ihn um. Ihr werden feststellen, dass ihr durch das Werfen eine weiche Seite erzeugt habt; das ist die flache Seite. Befühlt diese Seite [spricht sehr weich und streichelt den Ton] ... Ihr könnt den Ton streicheln oder auch eine Furche hineinziehen [sie spricht mit einer sanften, beruhigenden Stimme. Es ist jetzt sehr still im Raum]. Und jetzt patscht ihr den Ton [sie patscht leicht auf den Ton] ... und klatscht darauf! [Sie klatscht etwas härter, und einige Teilnehmer tun es ihr nach ... KLATSCH! KLATSCH! KLATSCH! KLATSCH! KLATSCH! ... ein Geräusch wie der Applaus eines großen Publikums ... dann das Geräusch einer Trommel ... und nach etwa 30 Sekunden ebbt das Geräusch ab.]

Ein Gefühl von „Ruhe nach dem Sturm“ breitet sich im Raum aus, während diese erste Übung mit dem Ton langsam zu Ende geht. Einige Teilnehmer atmen spontan ein paarmal tief ein und aus, fast als hätte die Gruppe eine Gymnastikstunde hinter sich. Schultern und Gesichter entspannen sich, als Violet mit der nächsten Übung beginnt, die sie „Etwas mit dem Ton machen“ nennt:

> Okay, jetzt möchte ich euch bitten, einen Klumpen zu formen; einfach einen Klumpen, den ihr dann vor euch hinlegt ... Nun legt eure Hände darüber. Jetzt möchte ich dich bitten, die Augen zu schließen und mit der Handfläche die Temperatur des Tonklumpens zu erspüren. Nimm einen tiefen Atemzug, und wenn du ausatmest, stell dir vor, wie die Luft durch deinen Arm strömt, durch die Finger und in den Ton. Mach das ein paarmal [tiefes Atmen und Geräusche von Ausatmen füllen den Raum].
> Ich möchte dich zu einem Experiment einladen. Fühle den Ton mit den Handflächen und halte dabei die Augen geschlossen. Jetzt öffne die Augen und spüre den Ton mit den Handflächen. Dann schließ die Augen wieder. Hat jemand einen Unterschied bemerkt? [Ein paar Teilnehmer nicken zustimmend mit dem Kopf.] Ich nehme an, dass ihr den Ton mit geschlossenen Augen besser spüren könnt. Es ist ein bisschen so, als ob eure Augen einen Teil eurer Energie von dem Ton wegnehmen.
> Okay, nun schließ deine Augen wieder und lass deine Hände auf dem Ton liegen. Der Ton hat jetzt viel Energie von dir aufgenommen, und da, wo du ihn berührt hast, ist er sogar warm geworden. Ich möchte dich bitten, langsam etwas zu formen. Lass den Ton einfach dahin gehen, wo er hin will, und zwischendurch lass deine Finger dem Ton sagen, wohin er gehen soll. Vielleicht entsteht so eine abstrakte Form. Vielleicht möchtest du auch einen Gegenstand formen, ein Tier oder eine Figur. Probiere es aus, mit geschlossenen Augen, forme etwas, aber schau es noch nicht an. Mach dir keine Gedanken darüber, was du da machst, arbeite einfach weiter ... [45 Sekunden Pause]...
> Und wenn du das Gefühl hast, dass du deine Augen wieder öffnen möchtest, dann öffne sie und schau dir deine Arbeit an, aber arbeite weiter. Irgendwann wirst du deine Augen aufmachen und dein Werk von allen Seiten betrachten und nachsehen

wollen, ob etwas verändert werden sollte. Verändere es nicht ... [63 Sekunden Pause]. Jetzt solltet ihr alle die Augen öffnen, wenn ihr es noch nicht getan habt und eurem Werk den letzten Schliff geben ... [30 Sekunden Pause]. Schau, ob du von dem, was du gemacht hast, überrascht bist ... [14 Sekunden Pause]. Tatsächlich gibt es hier kein wirkliches Ende. Ihr könntet immer weiter und weiterarbeiten, deshalb müsst ihr irgendwann sagen „Okay, ich höre jetzt auf" ...

Demonstration mit Erwachsenen: Ton-Arbeit mit Sabina

Während die Teilnehmer ihre Tonarbeiten fertigstellen, kündigt Violet an, dass sie im Anschluss gerne mit jemandem arbeiten würde. Von den vielen Freiwilligen, die sich melden, wählt Violet Sabina aus. Sabina arbeitet in der Leitung einer psychiatrischen Klinik in Texas. Sie ist groß, hat ein warmes Lächeln, ist sehr eloquent und hat sich bisher mit vielen Fragen und Anmerkungen am Training beteiligt. Sabina rückt ihren Stuhl zu Violet und setzt sich – auf dem Schoß das Brett mit ihrer Tonarbeit. Zu Beginn der Arbeit folgt sie Violets Aufforderung, so zu sprechen, als sei sie das Stück Ton, das sie bearbeitet hat und beschreibt sich selbst als eine Art Baseballhandschuh mit einer nicht ganz perfekten Einkerbung:

Ich bin dieses Stück Ton. Ich habe einen Riss. Schwer und massiv. Und hier an dieser Stelle bin ich nicht perfekt. Hier ist so eine Art Bruchstelle. Aber ich habe ein starkes Grundgefüge. Und ich habe Ähnlichkeit mit einem Baseballhandschuh.

Nachdem der Dialog weitergegangen ist und Sabina noch mehr von sich „als" diesem Stück Ton erzählt hat, fragt sie Violet, ob sie ein anderes Stück Ton nehmen und schlagen kann. Violet ermutigt sie, ihrem Impuls zu folgen, und während sie den zweiten Tonklumpen schlägt, sagt Sabina: „Das macht Spaß. Ich kann mich nicht erinnern, jemals in meinem Leben auf etwas eingeschlagen zu haben." Kurz nach diesem Austausch bittet Violet Sabina noch einmal „der Baseballhandschuh zu sein", und für Sabina ergibt sich eine weitere Gelegenheit, den Ton zu schlagen:

Violet: Also, dann sei der Baseballhandschuh. Sag das noch einmal ... „Ich bin ein Baseballhandschuh ..."
Sabina: Ich bin ein Baseballhandschuh. Ich fange etwas auf,

und ich bin groß ... Das passt gerade [sie klopft auf ihre Hüften], ich bin groß, und ich hasse es ...

Violet: Das ist etwas, worauf du jetzt einschlagen könntest ... Sag „Ich hasse es!" und schlage dabei auf den Ton ein ...

Sabina: Ich hasse es! [sanftes Schlagen]

Violet: Schlag noch fester auf den Ton, während du das sagst ...

Sabina: [schlägt fester und lauter] Ich hasse es! [schlägt!] Ich hasse es, so zu sein! [schlägt! schlägt! schlägt!] Ich will, dass du verschwindest ... [Pause]

Schließlich wird der „schwere, massive" Baseballhandschuh zu einer sinnvollen Metapher für Sabinas Kampf mit ihrem Körpergewicht, den sie seit ihrer Jugend führt, so dass sie auch einige der problematischen und konfliktvollen Gefühle ausdrücken kann, die für sie mit diesem Thema verbunden sind. Während der 34 Minuten, die Violet mit ihr arbeitet, sind die übrigen Teilnehmer sehr still; sie beobachten, einige machen sich Notizen, und alle konzentrieren sich auf diese gewissermaßen öffentliche Demonstration sehr persönlicher Themen. Als die Arbeit beendet ist, bittet Violet Sabina, noch bei ihr sitzen zu bleiben – genau wie vorher in der Arbeit mit Lydia –, während die Teilnehmer nun die Möglichkeit haben, mitzuteilen, was sie beobachtet haben.

Eine Teilnehmerin erzählt, wie es für sie war, eine so intime Arbeit mitzuerleben:

> Ihr habt in dieser Arbeit viel darüber gesprochen, einen sicheren Ort zu schaffen. Am Anfang hatte ich ein etwas unangenehmes Gefühl und dachte: „Oh je, eigentlich sollten wir gar nicht dabei sein!" Aber irgendwie habt ihr beide es geschafft, den Raum so weit zu öffnen, dass es sich in Ordnung anfühlte. Ich habe mich sehr involviert gefühlt und war froh, Teil dieser Arbeit sein zu können.

Viele Rückmeldungen der Teilnehmer enthalten sowohl Fragen und Anmerkungen zu Methode und Technik als auch Wertschätzung dafür, dass Sabina sich in der Arbeit mit Violet so bereitwillig geöffnet hat. Nachdem Sabina wieder an ihren Platz zurückgekehrt ist, gibt Violet die Anweisung, nun Paare zu bilden und zu zweit miteinander zu arbeiten. Mit Blick auf ihre eigene Arbeit mit Sabina bittet sie nicht nur darum, in der nun folgenden

Übung sowohl vorsichtig miteinander umzugehen, sondern benennt auch einen klaren Fokus – wie immer mit einem kleinen Schuss Humor:

> Ich erwarte nicht, dass ihr so tief arbeitet. Vor allem geht es darum, sich mit dem Ton zu identifizieren und darüber zu sprechen. Und euer Partner unterstützt euch, die Projektionen, die dabei auftauchen, zu euch zu nehmen. Habt nicht die Erwartung, ganz, ganz tief zu kommen. Sollte allerdings jemand einen Holzhammer brauchen, um auf den Ton einzuschlagen – ich habe welche dabei [lacht]. Du sitzt schon in den Startlöchern, oder? [sagt sie zu einem Teilnehmer, der sehr erwartungsvoll aussieht]. Manchmal macht einer die Arbeit ganz allein! [Alle lachen.] Also machen wir jetzt eine Pause, und dann könnt ihr euch einen Partner suchen. Jeder hat 15 Minuten für die Arbeit.

Nach der Pause arbeitet jedes Paar zwei mal 15 Minuten miteinander – die meisten sitzen dabei auf dem Boden, draußen auf der Terrasse oder auch am Pool des Hotels –, und schließlich versammeln sich alle wieder im Gruppenraum. Violet fragt: „Gibt es Feedback? Möchte jemand über seine Erfahrung berichten?" Viele Teilnehmer möchten ihre Erfahrungen mitteilen, und in beiden Rollen – als Therapeut und als Klient – sind einige überraschende Dinge aufgetaucht. Die folgenden drei Rückmeldungen spiegeln vieles von dem wider, was die Teilnehmer insgesamt erlebt haben:

> Ich bin wirklich erstaunt, was der Ton alles zu Tage fördert und was er bei mir persönlich deutlich gemacht hat. Das waren auch Dinge, die ich jetzt ganz deutlich spüre, von denen ich aber keine Ahnung hatte, dass ich sie in mir trage! Es ist jetzt in mir lebendig geworden. Ich war überhaupt nicht in meinem Kopf. Es war eine sehr intensive Erfahrung.
>
> Als wir anfingen, hatte ich die Befürchtung, zu direktiv zu sein. Doch dann wurde ich langsamer, hörte einfach zu und vertraute auf das, was kam. Und es war absolut erstaunlich, wie es sich dann entwickelte.
>
> Mir war auch sehr bewusst, dass ich das, was ich aus dem Ton geformt habe, niemals hätte machen können, wenn meine Augen nicht geschlossen gewesen wären.

Violet beantwortet diese letzte Aussage mit der Bemerkung, dass im Laufe der Jahre viele Teilnehmer ganz ähnliche Rückmeldungen gegeben hätten und fügt noch hinzu, dass die Arbeit für heute getan sei. Morgen wolle sie ein Video zeigen, das die Arbeit mit Ton mit Kindern und Jugendlichen am Beispiel eines dreizehnjährigen Jungen demonstriert.

Reflexion des dritten Tages

In der Reflexion dieses Kapitels möchte ich einige Besonderheiten in Violets Arbeitsweise beschreiben, die ich im Laufe der Jahre entdecken konnte. Ich habe bereits einige Parallelen zwischen ihrer Arbeit in der Therapie mit Kindern und dem Training von Erwachsenen dargestellt: beide basieren auf der Beziehung, beide sind erfahrungs- bzw. erlebnisorientiert, beide sind spielerisch, beide beinhalten ein Gespräch, und beide bedienen sich derselben Übungen wie Malen und Zeichnen, Tonarbeit etc.

In den folgenden Abschnitten werde ich die Form einer Schale als visuelle Metapher benutzen, um eine weitere Parallele zwischen therapeutischem Prozess und Trainingsprozess zu beschreiben. Darüber hinaus werde ich eine in beiden Arbeitsbereichen auftretende Form ihrer Arbeit beschreiben. Um diese Gedanken klarer darstellen zu können, werde ich auf bestimmte Beispiele aus Violets Demonstrationen eingehen, u. a. auch auf das Bild vom sicheren Ort und die „Ton-Erfahrung“ vom zweiten und dritten Trainingstag.

Die Form von Training und Therapie

In den zehn Jahren, die ich nun Gelegenheit hatte, Violet in der therapeutischen Arbeit mit Kindern und im Training von Erwachsenen zu begleiten und zu beobachten, wurde für mich eine durchgängige Form erkennbar, die ihre Arbeit in diesen beiden unterschiedlichen Settings annimmt. Man kann sich diese Form bildhaft vor Augen führen, wenn man sich eine Schale mit einem weiten, ausladenden Rand vorstellt. Während der ersten Tage des Trainingsworkshops, in denen Violet daran arbeitet, mit den Teilnehmern eine vertrauensvolle „Ich-Du-Beziehung“ aufzubauen, lädt sie die Erwachsenen zu Übungen ein, die keinen bedrohlichen Charakter haben und nur wenig Bereitschaft zum Risiko und zu persönlicher Offenbarung erfordern. Anders ausgedrückt: die ersten beiden Tage des Trainings bleiben – metaphorisch gesprochen – am Rande der Schale angesiedelt.

Die Malübungen des ersten Tages sind dafür ein gutes Beispiel. Die erste Übung bestand darin, dass die Teilnehmer „sich selbst als Kind“ malen und sich dann in Fünfergruppen austauschen sollten. Die zweite Malübung war die Haus-Baum-Mensch-Zeichnung, wobei Violet zu erraten versuchte, was das Bild über denjenigen, der es gemalt hatte, aussagen könnte, und was der andere dann wiederum entweder bejahen oder verneinen konnte. Beides waren sozusagen Aufwärmübungen, die für die Erwachsenen im Training ebenso dienlich sind wie für die Kinder in der Therapie, die ja auch erst eine Beziehung zu dem erwachsenen Therapeuten aufbauen müssen.

Am zweiten und dritten Tag hingegen nehmen die Übungen, die Violet vorschlägt, schon einen etwas herausfordernderen Charakter an. Am zweiten Tag sollen die Teilnehmer einen sicheren Ort malen und sich kurz mit anderen darüber austauschen. Später arbeitet Violet mit einer einzelnen Teilnehmerin und deren Bild vor der ganzen Gruppe. Diese Erfahrung mit dem sicheren Ort ist zwar eingebettet in die Reflexion von Themen wie Sicherheit und Geborgenheit, gleichzeitig fordert sie aber auch von jedem Einzelnen, vor der gesamten Gruppe etwas mehr von sich selbst und den eigenen Erfahrungen zu zeigen. Diese Offenheit zeigt sich sehr deutlich in Lydias Arbeit mit Violet vor der Gruppe, als es um ihr Bild vom sicheren Ort geht.

Genau so, wie Violet ein Kind nur dann auffordern würde, in der Therapie einen Schritt weiterzugehen, wenn vorher eine starke und tragende Beziehung aufgebaut werden konnte, wartet sie auch im Trainingsworkshop bis zum dritten Tag, bevor sie die Teilnehmer in die „tieferen“ Erfahrungen einführt, die die Arbeit mit Ton möglich macht. Und obwohl Violet darauf hinweist, dass Ton an jedem Punkt innerhalb des therapeutischen Prozesses eingesetzt werden kann, zeigt doch ihre Arbeit mit Sabina vor der Gruppe die mögliche Tiefe, die mit dieser Methode und diesem Material erreichbar ist.

Auf diese Weise entsprechen sowohl der therapeutische Prozess als auch die Entwicklung des zweiwöchigen Trainings der Form einer Schale: die tiefsten und subjektiv riskantesten Anteile der Arbeit finden in der Mitte der Gesamterfahrung statt, während die „Enden“ – also der Anfang und das Ende – weniger tief und weniger herausfordernd sind.

Aber die Metapher der Schalenform passt auch noch in anderer Hinsicht zu der Art und Weise, wie Violet Ausbildung und therapeutische Arbeit strukturiert. Die Form der Schale, mit dem tiefsten Punkt in der Mitte, kann wichtige Dinge in sich aufnehmen und halten. Für Violets Arbeit sehe ich das ganz ähnlich: sie arbeitet zuerst an einer starken Beziehung, die dann – in der Mitte des Trainings und der Therapie – die riskantere, persönlich herausforderndere Arbeit „beinhaltet."

Als Violet sich mit Sabina hinsetzt, um an deren Tonskulptur zu arbeiten, beginnt sie ganz vorsichtig und spielerisch, so dass Sabina kaum ein persönliches Risiko einzugehen braucht. Sie bittet Sabina beispielsweise so zu tun, „als ob" sie der Ton wäre und ihm eine Stimme zu geben. Gemeinsam explorieren die beiden all die verschiedenen Metaphern, die Sabina während dieses Prozesses in den Sinn kommen: ein Baseballhandschuh, ein Wasserfall, ein Riss etc. In diesem Prozess des beginnenden Gesprächs mit dem Ton als „Gesprächsgegenstand", wirkt Sabinas Erzählfluss sehr leicht. Noch sprechen sie nicht über die schwierigen Themen wie Gewichtsabnahme und die problematischen Gefühle, die für Sabina damit verbunden sind.

Doch die Momente, in denen die Arbeit mehr in die Tiefe geht, werden noch kommen. Es sind die Momente, in denen Sabina mehr riskiert und sich auf eine tiefere Ebene einlässt. Dies ist in erster Linie deshalb möglich, weil Violet immer einen sicheren Raum kreiert, bevor sie mit anderen in diese Tiefe geht. Gegen Ende der Arbeit vergewissert Violet sich, wie es Sabina geht; das tut sie während ihrer Sitzungen immer wieder: Sie hält einen Augenblick inne, konzentriert sich ganz auf den Kontakt und auf die Beziehung. Schließlich beenden sie ihre gemeinsame Arbeit mit einem hoffnungsvollen und zuversichtlichen Ausblick. Vor diesem Hintergrund ist es nicht besonders erstaunlich, dass die erste Rückmeldung zu dieser Arbeit sich auf die Schaffung eines sicheren Ortes bezieht, der diese Arbeit vor der gesamten Gruppe erst möglich gemacht hat.

Während des gesamten Trainings weist Violet immer wieder darauf hin, wie wichtig es ist, die Klienten aus den tieferen Erfahrungsebenen auch wieder herauszuführen, wenn die Arbeit abgeschlossen wird, und zwar sowohl am Ende einer einzelnen Sitzung als auch am Ende der therapeutischen Beziehung insgesamt. Das heißt nicht, dass jede einzelne Sitzung fein säuberlich abgeschlossen und rund werden muss, sondern einfach, dass Violet ihren Klienten hilft, sich gegen Ende einer Arbeitseinheit leichteren und unbeschwerteren Themen zuzuwenden. Hierzu bedient sie sich ganz einfacher Techniken, wie etwa der Frage, was der Klient nach der Sitzung vorhat, wie er den Abend gestalten wird, oder einfach durch ein bisschen Smalltalk. Oder sie bittet die Klientin, sich umzuschauen und zu beschreiben, was sie gerade wahrnimmt, um ihre Aufmerksamkeit wieder in die Realität des „Hier-und-Jetzt" zu holen.

Jedesmal, wenn Violet mit einem Kind oder einem Erwachsenen arbeitet, hat die Form der Arbeit also eine Ähnlichkeit mit der bewahrenden Form einer Schale. Ob in einer einzelnen Sitzung mit einem Kind, oder in den zwei Wochen Training mit Erwachsenen, Violet ist immer darauf bedacht, den anderen den Zugang zur Arbeit zu erleichtern, bevor sie sie ermutigt, sich auf tiefere Erfahrungen und Herausforderungen einzulassen. Ebenso hilft sie den anderen, zum Ende der Arbeit aus dem tieferen Bereich der Schale auch wieder herauszukommen und sozusagen am anderen Ende anzukommen.

Nachdem ich Violets Arbeit über mehrere Jahre hinweg beobachten konnte, ist mir noch ein weiterer Aspekt aufgefallen, der ihre Arbeit auszeichnet. Obwohl sie von der Ölkreide bis zu Stoffpuppen eine ganze Reihe unterschiedlicher expressiver Materialien einsetzt, ist die Art und Weise, wie sie damit arbeitet, immer mehr oder weniger dieselbe. Mit anderen Worten: Violet hat eine Reihe von – wie ich es nenne – „therapeutischen Erfahrungen" entwickelt, die eine ähnliche Form haben, unabhängig davon, ob sie mit Ton, mit Sandspielfiguren oder einem anderen expressiven Medium arbeitet. Im folgenden Abschnitt werde ich zunächst diese therapeutischen Erfahrungen benennen, in die Violet ihre Klienten einführt. Danach werde ich die einheitliche Form beschreiben, die all diese unterschiedlichen Erfahrungen annehmen.

Die therapeutische Erfahrung nach Oaklander

In den meisten Sommerworkshops entsteht immer wieder eine interessante Diskussion über die Frage, ob Violet denn nun als „direktive" oder „nicht-direktive" Therapeutin zu bezeichnen sei. Es gibt viele Gründe dafür, Violets Arbeit in Training und Therapie als nicht-direktiv, ergebnisoffen, ja manchmal sogar als unstrukturiert zu betrachten. Sabina beispielsweise entwirft das Bild von einem Baseballhandschuh. Und Lydias Bild von „einem gelben Bett mit Keksen drauf", war ebenfalls ihre eigene Erfindung. In beiden Fällen greift Violet das Bild bzw. die Metapher auf, die von den Klientinnen präsentiert werden und hilft ihnen dabei, diese Bilder auf eine augenscheinlich nicht-direktive und ergebnisoffene Weise besser zu verstehen.

Nach jahrelanger Beobachtung ihrer Arbeit habe ich in Violets Ansatz jedoch ein durchgängiges Muster entdeckt, dass deutlich direktiver ist, als es auf den ersten Blick erscheinen mag und das dem scheinbar nicht-direktiven Arbeitsstil zugrundeliegt. Und wenn ich hier die zugrundeliegenden Strukturen aufzeige, dann nicht, um die nicht-direktiven Anteile in Violets Arbeit zu minimieren, sondern um ein vollständigeres Bild ihres Ansatzes zu zeichnen und dadurch ein besseres Verständnis ihrer Arbeit zu ermöglichen. Meine Hoffnung ist, dass eine klare Beschreibung der strukturellen Qualitäten in Violets Arbeit es anderen leichter macht, ihren Ansatz besser zu verstehen und in ihren eigenen Arbeitsstil zu integrieren.

Violet selbst bedient sich der Metapher des „Tanzes“, um zu beschreiben, wie sie manchmal führt, sich manchmal aber auch von den Klienten führen lässt. Durch diesen Tanz erschafft sie eine aufgelockerte Struktur mit großem Bewegungsspielraum. Am besten erschließt sich einem dieser Tanz von Struktur und Offenheit, von direktivem und nicht-direktivem Vorgehen, wenn man auf die von mir als therapeutische Erfahrungen bezeichneten Aspekte achtet, die Violet in ihre therapeutische Arbeit mit Kindern und Jugendlichen ebenso einbringt wie in die Arbeit mit den erwachsenen Teilnehmern des Sommertrainings.

In den ersten drei Tagen des Workshops hat Violet die Teilnehmer an drei solcher therapeutischer Erfahrungen herangeführt, die auch in der Therapie mit Kindern und Jugendlichen eine Rolle spielen: die Haus-Baum-Mensch-Zeichnung, das Bild vom sicheren Ort und die Arbeit mit Ton. Außerdem forderte sie die Teilnehmer am ersten Tag auf, sich selbst als Kind zu malen; da sie diese Übung aber nicht regelmäßig in der Arbeit mit Kindern und Erwachsenen macht, lasse ich sie hier außen vor. Im Laufe des Trainingsworkshops wird sie noch sieben weitere therapeutische Erfahrungen aufnehmen und dazu verschiedene expressive Materialien einsetzen.

Tabelle 1 enthält eine Liste mit all den therapeutischen Erfahrungen, die im gesamten Training vorkommen. Außerdem werden hier die Medien und Materialien aufgeführt, die bei den einzelnen therapeutischen Erfahrungen zum Einsatz kommen, sowie der Tag, an dem sie präsentiert werden und ihre therapeutische Funktion.

Violet hat mir erzählt, dass sie unterschiedliche Ziele verfolgt, wenn sie die verschiedenen therapeutischen Erfahrungen zu unterschiedlichen Zeiten im therapeutischen Prozess mit Kindern und Jugendlichen einsetzt. So benutzt sie beispielsweise die Haus-Baum-Mensch-Zeichnung, um zu Beginn der gemeinsamen Arbeit die Beziehung zum Kind aufzubauen und den Kontakt zu ihm zu stärken. Parallel dazu gebraucht sie die Haus-Baum-Mensch-Zeichnung auch im Training ganz zu Anfang, wenn die Teilnehmer sie und sich gegenseitig kennenlernen. Violet hat auch erzählt, dass der Sinn der Arbeit mit Ton mit den Zielen der Selbstarbeit zusammenhängt, die sie am Mittwoch beschrieben hat, also am dritten Trainingstag. Die therapeutische Erfahrung der Arbeit mit Ton dient außerdem der Förderung eines tieferen emotionalen Ausdrucks, wenn die Beziehung und der Kontakt zueinander eine gewisse Stabilität erreicht haben. Im Laufe des Trainings werden die Methoden und Ziele jeder der in der Tabelle aufgeführten therapeutischen Erfahrungen noch näher erläutert werden. Im nächsten Abschnitt werde ich beschreiben, dass diese therapeutischen Erfahrungen eine durchgängige und wiedererkennbare Form annehmen, auch wenn die Ausdrucksmedien und therapeutischen Funktionen sich unterscheiden.

Die Form der therapeutischen Erfahrung nach Oaklander

Den ersten Hinweis darauf, dass Violets Zugang zu Therapie und Training einen strukturellen Aspekt aufweist, lieferte mir die Erkenntnis, dass sie in der Arbeit mit Kindern und Erwachsenen eine Reihe von wiedererkennbaren therapeutischen Erfahrungen einsetzt. Als ich mir diese therapeutischen Erfahrungen daraufhin näher anschaute, trat das strukturelle Element ihrer Arbeit noch deutlicher hervor. Das heißt, meine Analyse der therapeutischen Erfahrungen zeigte, dass sie alle eine einheitliche Form aufwiesen, obwohl sie verschiedene Namen hatten und sich unterschiedlicher Ausdrucks-

Tag	Therapeutische Erfahrung	Ausdrucksmedium	Therapeutische Funktion
1 Mo	Haus-Baum-Mensch-Zeichnung	Malen	Beziehungsaufbau, Stärkung des Kontakts
2 Di	Bild vom sicheren Ort	Malen	Beziehungsaufbau, Stärkung des Kontakts
3 Mi	Arbeit mit Ton	Ton	Selbstarbeit, Emotionaler Ausdruck
4 Do	Wutbild	Malen	Emotionaler Ausdruck
5 Fr	Musikerfahrung	Musikinstrumente	Stärkung des Kontakts, Selbstarbeit, Emotionaler Ausdruck
6 Mo	Sandspiel-Erfahrung	Sand und Spielzeug	Selbstarbeit, Emotionaler Ausdruck
7 Di	Dämonenbild	Malen	Selbst-nährende Arbeit
8 Mi	Arbeit mit Puppen	Puppen	Selbstarbeit, Emotionaler Ausdruck
9 Do	Medizinkarten	Bildkarten	Selbstarbeit, Emotionaler Ausdruck
10 Fr	Abschlussbild	Malen	Schließung

Tabelle 1: Therapeutische Erfahrungen innerhalb des Trainingsworkshops

medien bedienten. Die therapeutischen Erfahrungen haben insofern ein gemeinsame Form, als sie alle vier voneinander unterscheidbare Teile, Aspekte oder Schritte beinhalten, auf die Violet normalerweise durch mündliche Anweisungen hinweist. Dieses Vier-Stufen-Modell der therapeutischen Erfahrung gilt gleichermaßen für die Arbeit mit Kindern wie mit Erwachsenen, in der Therapie ebenso wie im Training. In Tabelle 2 beschreibe ich, was jeder dieser 4 Schritte der therapeutischen Erfahrung beinhaltet und nenne ein Beispiel für die Art von Anweisung, die Violet üblicherweise gibt, um auf die vier Schritte hinzuweisen. Die Beispiele orientieren sich an der Übung zum Bild vom sicheren Ort.

Tabelle 2: Vier-Stufen-Modell der therapeutischen Erfahrung

1. Eine Erfahrung auf der Grundlage von Imagination oder Phantasie
   Anweisung: „Ich möchte dich bitten, dir einen sicheren Ort vorzustellen ..."
2. Ein sinnlicher Ausdruck dieser Erfahrung
   Anweisung: „Ich möchte dich bitten, diesen sicheren Ort zu malen ..."
3. Eine metaphorische und / oder narrative Beschreibung dieser Erfahrung
   Anweisung: „Ich möchte dich bitten, dieser sichere Ort zu sein ..."
4. Eine Art „Bedeutungssuche" für die drei ersten Schritte
   Anweisung: „Ergibt etwas von dem für dich einen Sinn, wenn du es auf dein eigenes Leben überträgst?"

In jeder der therapeutischen Erfahrungen hilft Violet ihrem Gegenüber durch klare Anweisungen, vier wiedererkennbare Schritte zu gehen. Bei jedem Schritt hat der Klient die Wahl, in welche Richtung er seine Erfahrung lenken will; ich werde aber noch zeigen, dass diese Wahl innerhalb eines klar umrissenen und gleichzeitig offenen Rahmens stattfindet, den Violet dem Klienten zur Verfügung stellt. In den folgenden Abschnitten werde ich diese vier Schritte der therapeutischen Erfahrung noch ausführlicher beschreiben. Obwohl jede einzelne dieser therapeutischen Erfahrungen eine ähnliche Struktur aufweist, und zwar ungeachtet dessen, ob Violet sie in der Therapie mit Kindern oder im Training von Erwachsenen einbringt, werde ich zur Veranschaulichung ausschließlich Beispiele ihrer Arbeit mit Erwachsenen anführen. In späteren Kapiteln werde ich diese Arbeit auch anhand von Beispielen aus der Therapie mit Kindern und Jugendlichen illustrieren.

1. Schritt: Imaginationserfahrung – „Stell dir vor“

Der erste Teil jeder therapeutischen Erfahrung nach Violet Oaklander betrifft die Vorbereitung der Erfahrung durch Imagination oder Phantasie. Innerhalb des Trainings bedeutet das meistens, dass die Teilnehmer die Augen schließen und ihre Phantasie bemühen, um ein inneres Bild aufsteigen zu lassen. Dieses Bild wird dann mit Hilfe eines expressiven Mediums festgehalten, aber zunächst entsteht es lediglich vor dem inneren Auge.

In Tabelle 3 zeige ich zwei vollständige Beispiele von Violets Anweisungen für die Teilnehmer aus der Arbeit von Dienstag mit dem Bild vom sicheren Ort und der Arbeit mit Ton am Mittwoch der ersten Woche.

Es gibt zwei wesentliche Ideen, die bei der Betrachtung, wie Violet ihre therapeutischen Erfahrungen mit Hilfe von Imaginationsanweisungen initiiert, besonders berücksichtigt werden sollten. Erstens, und parallel zur Metapher der „Form einer Schale“, initiiert Violet diese therapeutischen Erfahrungen mit einer für die Teilnehmer relativ simplen Aufgabe. So können sich die Teilnehmer für einen Augenblick in die Vertraulichkeit „ihres eigenen Raumes“ zurückziehen, indem sie ihre Augen schließen und es sich bequem machen. Zweitens gibt es – obwohl Violet die Teilnehmer auffordert, ein inneres Vorstellungsbild oder eine Form zu erzeugen – die angenehme Situation, dass es hier nicht die „richtige Antwort oder Reaktion“ gibt. Von daher ist die Freiheit, ein Bild zu wählen bzw. zu erzeugen, ein verführerisches Element in Violets Einladung, sich aus einer Position von Geborgenheit, Wahlfreiheit und persönlicher Stärke auf die therapeutische Erfahrung einzulassen.

Tabelle 3: Violets Anweisungen zur Imaginationserfahrung

Bild vom sicheren Ort „Ich möchte dich bitten dir vorzustellen, dass du an einen sicheren Ort gehen kannst, was immer „sicher“ für dich bedeutet. Das kann ein Ort aus deiner Kindheit sein, an den du dich erinnerst, oder ein Ort aus deinem heutigen Leben, oder ein Ort, den du selbst erfindest. Auch das geht, dass du dir selbst einen solchen Ort erschaffst. Er kann sogar auf dem Mond sein.“

Arbeit mit Ton „Jetzt möchte ich dich bitten, die Augen zu schließen und mit der Handfläche die Temperatur des Tonklumpens zu erspüren. Nimm einen tiefen Atemzug, und wenn du ausatmest, stell dir vor, wie die Luft durch deinen Arm strömt, durch die Finger und in den Ton. ... Ich möchte dich bitten, langsam etwas zu formen.“

Sehr wichtig ist, dass in Violets erster Imaginationsanweisung ein tiefer Respekt vor Kindern und der Entwicklungskraft der Kindheit zum Ausdruck kommt. Das heißt, indem sie die therapeutische Erfahrung mit einer Imaginationsanweisung beginnt, ermöglicht Violet den Kindern, mit einer ihrer höchstentwickelten Fähigkeiten in die therapeutische Arbeit einzusteigen, nämlich der Fähigkeit imaginativ zu denken. Es hat Bedeutung, dass Violet nicht mit einer Anweisung beginnt, die den Kindern abverlangt, etwas aufzuschreiben oder irgendeine Erfahrung zu beschreiben, die sie vielleicht einmal gemacht haben. Stattdessen baut sie auf etwas auf, das Entwicklungspsychologen als eine intrinsische Fähigkeit des Kindes beschrieben haben, nämlich die Fähigkeit, „Als-ob-Räume" der Erfahrung auf vielfältige, komplexe und bedeutungsvolle Weise zu phantasieren, darin einzutreten und sie zu bewohnen.

2. Schritt: Sensorischer Ausdruck – „Mach es"

Der zweite durchgängige Teil der therapeutischen Erfahrung nach Oaklander baut ebenfalls auf einem Entwicklungspotential der Kindheit auf: die Bedeutung von taktilen, senso-motorischen Erfahrungen für das kindliche Bemühen, die Welt zu begreifen und zu verstehen. Nachdem Violet grundsätzlich darauf hingewiesen hat, Imagination und Phantasie in jeder therapeutischen Erfahrung einzusetzen, gibt sie folgerichtig eine weitere Anweisung, bei der es um den kreativen und sinnlichen Ausdruck dessen geht, was bei der Imagination zu Tage getreten ist. Egal, ob dabei mit Mal- und Zeichenmaterial, mit Ton oder mit einem der vielen anderen kreativen Medien gearbeitet wird, die im Laufe des Workshops zum Einsatz kommen, der nächste Schritt ist, dass die Kinder bzw. die Erwachsenen das, was sie vor ihrem inneren Auge bereits wahrgenommen haben, nun in eine körperliche und sinnliche Form bringen.

In Tabelle 4 habe ich einige Beispiele für die Anweisung zum sinnlichen Ausdruck zusammengestellt – wiederum für das Bild vom sicheren Ort und die Arbeit mit Ton.

Tabelle 4: Violets Anweisungen zum sinnlichen Ausdruck

Bild vom sicheren Ort „Gleich werde ich dich bitten, diesen Ort zu malen. Ich möchte dich noch einmal daran erinnern, dass ich dein Bild nicht verstehen muss; niemand braucht es zu verstehen. Es ist dein Bild, und es kann so sein, wie du es haben möchtest. Wenn du etwas malen oder zeichnen musst, was du nicht zeichnen kannst, reicht auch eine Andeutung, und du weißt, was sich dahinter verbirgt. Dein Bild kann abstrakt sein, oder auch sehr konkret. Male es so, wie du es willst. Beides ist völlig in Ordnung. Es kann auch eine Mischung aus beidem sein. Vielleicht hast du auch ein Gefühl für diesen Ort um die Farben, Linien und Formen herum. Nimm dir die Freiheit, so zu malen, wie du es möchtest ..."

Arbeit mit Ton „Okay, nun schließ deine Augen wieder und lass deine Hände auf dem Ton liegen. Der Ton hat jetzt viel Energie von dir in sich, und da, wo du ihn berührt hast, ist er sogar warm geworden. Ich möchte dich bitten, langsam etwas zu formen. Lass den Ton einfach dahin gehen, wo er hin will, und zwischendurch lass deine Finger dem Ton sagen, wohin er gehen soll. Vielleicht entsteht so eine abstrakte Form. Vielleicht möchtest du auch einen Gegenstand formen, ein Tier oder eine Figur. Probiere es aus, mit geschlossenen Augen, forme etwas, aber schau es noch nicht an. Mach dir keine Gedanken darüber, was du da machst, arbeite einfach weiter ..."

In diesen Anweisungen lässt sich die Balance zwischen direktiven und nichtdirektiven Aussagen sehr schön beobachten. Obwohl ihre Anweisungen zum sinnlichen Ausdruck sehr klar und direktiv sind, ist Violet in Bezug auf ihre Erwartung, wie diese Anweisung ausgeführt werden soll, eindeutig nichtdirektiv. Das heißt, sie überlässt es den Teilnehmern, auf welche Weise sie die Erwartung, etwas zu malen oder herzustellen, er- bzw. ausfüllen wollen.

Durch diese Anweisung, die erlebte Imagination mit Hilfe der zur Verfügung stehenden Materialien auszudrücken, fordert Violet die Erwachsenen im Training bzw. die Kinder in der Therapie auf, den „Gesprächsgegenstand" herzustellen, der später im Fokus ihrer gemeinsamen Arbeit stehen wird. Diese taktile und visuelle Repräsentation von Ideen, inneren Bildern und Projektionen dient gewissermaßen als reicher, bildhafter „Text", der dann von Violet und ihrem Gegenüber „gelesen" und mit Sinn gefüllt wird. Es ist jedoch wichtig sich klarzumachen, dass Violet diese körperliche Repräsentation des inneren Bildes des Klienten nicht „interpretiert." Vielmehr – der nächste Schritt wird das deutlich zeigen – muss der Klient, der das Bild kreiert hat, für es sprechen, es erläutern, ihm eine Stimme geben und mit ihm in Dialog treten. Violet fungiert dabei als Begleiterin, die manches in Worte fasst, auf Bedeutungsmöglichkeiten der projektiven Übung hinweist und dadurch auch zeitweilig die Führung übernimmt, aber sie wird diese Rolle nicht verlassen, um zur allwissenden „Interpretin der Bilder" zu werden –

eine Rolle, die uns in der Psychologie seit den Anfängen der Psychoanalyse immer wieder begegnet.

Wie bereits im ersten Teil der therapeutischen Erfahrung, wo Violet auf die kindliche Fähigkeit zur Imagination aufbaute, knüpft sie auch in ihrem zweiten Teil an eine universale Kindheitserfahrung an: die Fähigkeit zu sinnlich-künstlerischem Ausdruck. In beiden eben beschriebenen Beispielen fällt auf, dass der sinnliche Ausdruck mit Hilfe von Farben bzw. Ton in einer Atmosphäre der Stille stattfindet. Auch in diesem zweiten Schritt ihrer Arbeit betont Violet also das nonverbale, aber sehr ausdrucksstarke Kindheitspotential. Die Worte kommen später; zunächst einmal ist Raum für eine stille, verträumte, phantasievolle und sinnliche Erfahrung mit dem Medium.

3. Schritt: Metaphorische und narrative Beschreibung – „Sei es"

Piaget (1962) vertrat die Auffassung, dass wir uns in der Bildungsarbeit mit Kindern abstrakten Konzepten (wie z.B. Addition und Subtraktion) am besten annähern können, wenn wir zunächst taktile Hilfsmittel benutzen, die von den Kindern mit ihren eigenen Händen sortiert und bewegt werden können und die die Kinder mit ihren eigenen Augen sehen können. Genau dieses Prinzip macht Violet sich in ihrer Arbeit mit Kindern und Jugendlichen im therapeutischen Setting zunutze. Zunächst hält sie die Kinder an, ihrer Phantasie einen künstlerischen und taktilen Ausdruck zu geben, und erst dann arbeitet sie mit den Kindern daran, ihrem plastischen Werk Worte hinzuzufügen und es in einen konzeptionellen Zusammenhang zu stellen.

Es ist allerdings auch wichtig zu erkennen, welche Art von Worten und Begriffen sie in dieser Phase der Arbeit mit Kindern und Jugendlichen gebraucht bzw. nicht gebraucht; denn sie leitet ihre Klienten ja nicht an, sofort mit abstrakten Begriffen und Konzepten zu arbeiten. Vielmehr hilft sie den Kindern bzw. Erwachsenen, mit denen sie arbeitet, eine Metapher oder eine Geschichte zu erfinden, die das, was sie erzeugt haben und was nun vor ihnen liegt, noch genauer beschreibt. Diese sehr detailreiche und bildhafte Sprache entsteht durch ihre immer wiederkehrende Aufforderung, so zu sprechen, „als sei" der Klient der Gegenstand, den er hergestellt hat. Dabei wiederholt Violet die Aufforderung, all den unterschiedlichen Aspekten des hergestellten Gegenstandes eine Stimme zu geben und sie in ihren verschiedenen Aspekten zu beschreiben, oft viele Male. Einige Beispiele für diese Art von Aufforderung zum metaphorischen oder narrativen Ausdruck von Lydias Bild vom sicheren Ort und Sabinas Tonarbeit habe ich in Tabelle 5 zusammengestellt.

Tabelle 5:
Violets Anweisungen zur metaphorischen und narrativen Beschreibung

Bild vom sicheren Ort (Lydia) „Okay, ich möchte dich nun bitten dir vorzustellen, dass du auf dem Bett bist und einfach sagst ‚Ich bin auf diesem Bett ...' Und dann schau einfach, was passiert ..."
„Sprich zu ihr. Sag ihr, was du ihr darüber sagen möchtest wie es ist, auf diesem Bett zu sein ..."
„Worum ich dich nun bitten möchte ist, das Bett zu sein. Sag ‚Ich bin dieses Bett ...'" „Sprich mit dem Bett und sag ihm ‚Ich habe wirklich nicht erwartet, dass du ...'"
Arbeit mit Ton (Sabina) „Ich möchte dich bitten dieses Stück Ton zu sein. Sag ‚Ich bin dieser Ton' ...und dann beschreib dich selbst ..." „Okay, jetzt möchte ich dich bitten, dieser nicht ganz perfekte Teil zu sein. Sei einfach dieser Teil."
„Wie fühlt der Rest des Stücks sich dabei? Wenn dieser Teil sprechen könnte, was würde er dazu sagen?"
„Also, dann sei der Baseballhandschuh. Sag das noch einmal ...
„Ich bin ein Baseballhandschuh ..."

Während des Trainings spricht Violet immer wieder über die Unterschiede in der Arbeit mit Erwachsenen und mit Kindern. Ein Hauptunterschied besteht darin, dass Kinder, wenn man sie bittet, das, was sie gemalt oder hergestellt haben, zu beschreiben, meistens nur sehr kurze Antworten geben. Das hat zum Teil damit zu tun, dass sie mit Worten noch nicht so geübt sind und ihr Sprachvermögen mit dem eines Erwachsenen nicht vergleichbar ist.

Wie also unterstützt Violet die Kinder in der Arbeit dabei, auch mit Hilfe von Sprache zu beschreiben? Es gibt da eine ganze Reihe von Möglichkeiten. Als erstes hilft sie den Kindern, einen „Gesprächsgegenstand" herzustellen, der das Gespräch überhaupt in Gang bringt. Dann bedient sie sich verschiedener Anweisungen, um die Metaphern und Geschichten auf spielerische Weise aus diesem „Gesprächsgegenstand" herauszukristallisieren. Durch solche Anweisungen werden Kinder, Jugendliche und Erwachsene auf sanfte Weise dahin geführt, im Detail zu beschreiben, was sie zuvor hergestellt haben.

Violets theoretische Grundauffassung ist, dass jeder von dem Klienten hergestellte „Gesprächsgegenstand", sei es ein Bild vom sicheren Ort, eine

Tonskulptur oder ein anderer Gegenstand, immer auch einen Aspekt dieses Klienten widerspiegelt. Es ist auch Violets Überzeugung, dass, wann immer sie den Klienten motivieren kann, über das, was er erzeugt hat, zu sprechen, er dadurch gleichzeitig und notwendigerweise auch eigene Ideen, Gefühle, Gedanken und Erfahrungen beschreibt. Hier wirkt das Konzept der „Projektion" (Freud, 1957, 1959). Was Violet mit diesen therapeutischen Erfahrungen also erreicht ist, dass die Teilnehmer einen Behälter erzeugen, in den sie dann Teile ihrer eigenen Erfahrungen hineinprojizieren können; zunächst in visueller Form, und dann fügen sie Sprache bzw. Worte hinzu. Wenn es im nächsten Abschnitt um den vierten Teil der therapeutischen Erfahrung geht, werde ich zeigen, wie Violet dem Klienten hilft, sich diese Projektionen „wieder anzueignen" und ihnen „Sinn zu verleihen" und ihn dadurch unterstützt, ein stärkeres und integreres Selbstbewusstsein zu entwickeln.

4. Schritt: Ausdruck von Sinn und Bedeutung – „Passt das?"

In der Beschreibung des dritten Schrittes der therapeutischen Erfahrung habe ich gezeigt, wie Violet ihre Klienten unterstützt, das in den ersten beiden Schritten visualisierte und dann manifestierte Bild auch sprachlich und metaphorisch zu beschreiben. Ich habe auch darauf hingewiesen, dass sowohl Imagination und Phantasie als auch die sinnliche Erfahrung grundlegende Aspekte der kindlichen Entwicklung darstellen, auf die Violet in ihrer Arbeit aufbaut. Auch einige Entwicklungstheoretiker (Bruner, 1990; Bruner und Lucariello, 1989; MacCormac, 1990) betrachten Narrativ und Metapher als kognitive Werkzeuge, die Kinder bereits sehr früh einsetzen, um ihren Erfahrungen Sinn zu verleihen. Schon sehr junge Kinder können einen Holzklotz metaphorisch nutzen, um damit einen Hasen zu repräsentieren, der in ihrer Phantasie über ein Feld hoppelt. Kleine Kinder entwickeln ein Verständnis abstrakter Begriffe wie „Gefahr" oder „Gut-sein" am besten, wenn sie ihnen eingebettet in erzählten und erzählenden Darstellungen begegnen. In beiden Fällen gebrauchen kleine Kinder Metaphern oder Geschichten über ein Erlebnis, das sich irgendwo in der Welt ereignet, um dadurch ihre eigenen Erfahrungen zu reflektieren bzw. ihnen Sinn zu verleihen. An dieses grundlegende Bedürfnis und die Fähigkeit des Menschen, Sinn zu schaffen, knüpft Violet im letzten Teil ihrer therapeutischen Erfahrung an.

Nachdem sie ihren Klienten durch die imaginative, die sinnliche und die metaphorisch-narrative Ebene der therapeutischen Erfahrung geführt hat, ermutigt Violet ihn, seiner Erfahrung einen Sinn beizumessen und noch stärker mit seiner persönlichen Situation zu verbinden. Die Frage, die sie in diesem Kontext am häufigsten stellt, lautet: „Ergibt irgendetwas von dem, was du jetzt gesagt hast, für dich – in deinem eigenen Leben – einen Sinn?" Eine Variante dieser Frage, die sie ebenfalls benutzt, lautet: „Passt irgendetwas davon zu dir – zu deinem eigenen Leben?" (Ein schönes Beispiel dieser Frage taucht in dem Video auf, das am vierten Tag des Workshops gezeigt wird und in dem Violet mit einem Jugendlichen mit Ton arbeitet.)

Manchmal stellen die Klienten allerdings auch spontan einen Bezug zwischen dem „Gesprächsgegenstand" und ihrer persönlichen Lebenserfahrung her. In beiden Beispielen, die wir hier besprochen haben – Lydias Bild vom sicheren Ort und Sabinas Tonarbeit – erfolgte der Schritt, aus den Metaphern und Geschichten auch einen persönlich bedeutsamen Sinn zu ziehen, spontan. Mit Violets Worten ausgedrückt, konnten beide Teilnehmer sich die Projektionen, die sie zuvor in ihre Arbeit hineingelegt hatten, spontan „wieder aneignen." In Lydias Fall verbindet sie die Metapher eines gelben Bettes mit der Erfahrung, von ihrer Stiefmutter unterstützt worden zu sein. In Sabinas Fall verbindet sie die Tonfigur eines „großen" Baseballhandschuhs mit ihren langjährigen Gewichtsproblemen. Lydias und Sabinas Ausdruck der eigenen „Sinngebung" habe ich in Tabelle 6 zusammengefasst.

Interessanterweise stellen Lydia und Sabina nicht nur eine konzeptionelle Verbindung zu ihrem „Gesprächsgegenstand" her, sondern beschreiben auch, was diese Verbindung emotional für sie bedeutet. Gestalttheoretiker (Perls et al., 1951) argumentieren dahingehend, dass der Mensch sich permanent in einem Prozess der Suche nach Mustern, Strukturen und Sinn befindet. So wie unsere Vorfahren am Himmel Anhäufungen von Sternen entdeckten, sie nach mythologischen Figuren benannten und dann von „Konstellationen" sprachen, ist jeder von uns in seinem Leben permanent damit beschäftigt, Sinn zu finden, Ordnung zu schaffen und das, was wir sehen, fühlen, denken und erleben, abzurunden. Wenn daher in unserem Leben etwas auftaucht, das uns Sorgen macht und sich nicht in unser vertrautes Lebensmuster einfügen lässt (eine Scheidung, ein Unfall, eine Missbrauchserfahrung etc.), versuchen wir, diese Erfahrung abzuschließen, indem wir ihr Sinn und Bedeutung beimessen.

Tabelle 6: Beispiele des Ausdrucks von Sinn und Bedeutung

Bild vom sicheren Ort (Lydia) „Vielleicht ist es Sonia und dass sie immer für mich da ist ... Es bedeutet mir alles, dass du immer für mich da bist ... und immer da warst ... und das ist so bedingungslos"

Arbeit mit Ton (Sabina) „Ich bin ein Baseballhandschuh. Ich fange etwas auf, und ich bin groß ... Das passt gerade [sie klopft auf ihre Hüften], ich bin groß, und ich hasse es ..."

Man kann also sagen, dass Violet in den therapeutischen Erfahrungen den Prozess der Gestaltbildung und -schließung insofern unterstützt, als Erwachsene wie Kinder gleichermaßen ihre unerledigten Geschäfte aus ihrer Vorstellung in die „Gesprächsgegenstände", die sie hergestellt haben, hineinprojizieren können. Im letzten Teil der therapeutischen Erfahrung fragt sie den Klienten, ob irgendetwas von dem bisher Gesagten zu seinem Leben „passt" und hilft ihm so, die Gestalt zu schließen oder dem aufgetauchten Thema einen Sinn zu verleihen.

In den nun folgenden Kapiteln werde ich jeden einzelnen dieser vier Stufen der therapeutischen Erfahrung noch genauer erläutern. In der Reflexion dieses Kapitels habe ich zunächst das Konzept der therapeutischen Erfahrung vorgestellt, das Violet in der Therapie mit Kindern und im Training mit Erwachsenen anwendet. Danach habe ich versucht zu zeigen, dass diese therapeutischen Erfahrungen alle nach demselben vierstufigen Muster aufgebaut sind. Das heißt, jede therapeutische Erfahrung enthält Anweisungen für die imaginative Erfahrung („Stell dir vor"), für den sinnlichen Ausdruck („Mach es"), für die metaphorische und narrative Beschreibung („Sei es") und normalerweise auch für die den Ausdruck von Sinn und Bedeutung („Passt das?").

Eine andere Möglichkeit des Verständnisses dieser therapeutischen Erfahrung besteht darin, dass Violet innerhalb des sicheren Raumes, den sie gemeinsam mit ihren Klienten erzeugt, einfach deren „organismische Selbstregulation" (Perls, 1947, Piaget, 1971, 1977) unterstützt. Mit anderen Worten: sie hilft ihnen, genau das zu tun, wonach sie ohnehin schon streben. In dieser unterstützenden Umgebung gewinnen ihre Klienten die Fremd- und Selbstunterstützung, die sie brauchen, um darauf hinzuarbeiten, ihrer komplexen Lebenserfahrung einen Sinn zu verleihen. So kommen wir zurück zur Ausgangsfrage dieses Abschnitts: Führt Violet, oder lässt sie geschehen? Ist sie bestimmend und direktiv, oder ist sie unterstützend und nicht-direktiv? Diese Frage wird weiter erläutert werden, wenn wir in den folgenden Beispielen beobachten, wie Violet im Verlauf des Trainings die strukturierte, aber ergebnisoffene therapeutische Erfahrung in der Arbeit mit Kindern und mit Erwachsenen einsetzt.

4

Vierter Tag: Donnerstag

Arbeit mit aggressiver Energie und Wut

Demonstration mit Kind: Ton-Arbeit mit Ben

An diesem Donnerstagmorgen haben die meisten Teilnehmer es sich auf dem Boden oder den Sesseln bequem gemacht und plaudern mit ihren Nachbarn. Seit Beginn des Workshops – als die Teilnehmer noch gerade und sozusagen brav auf ihren Stühlen saßen – ist die Atmosphäre im Raum zunehmend gelöster geworden. Es wird deutlich mehr gelacht und auch zwischendurch miteinander geredet. Nicht nur von dem Angebot an Tee und Kaffee machen die Teilnehmer regen Gebrauch, sondern auch von den Büchern, die Violet zu den jeweiligen Themen mitgebracht hat. All diese Bücher, es sind um die 50, behandeln die Arbeit mit Kindern: da geht es zum Beispiel um die künstlerische Arbeit in der Therapie, um therapeutische Techniken oder auch um verschiedene theoretische Ansätze zu Beratung und Therapie. Die Teilnehmer können die Bücher abends mitnehmen und bis zum nächsten Tag ausleihen, und einige haben diese Möglichkeit bereits in Anspruch genommen.

Nachdem Violet die Teilnehmer begrüßt hat, fragt sie, ob es Themen oder Fragen gibt, die den einen oder anderen beschäftigen und zu denen sie etwas sagen könnte. Sehr schnell kommt eine ganze Liste an Themen zusammen, wie etwa die Arbeit mit Eltern, mit Heranwachsenden, mit Gruppen, Sexualerziehung in der Schule und der Umgang mit Aggressionen während der Beratung. Violet kündigt an, dass es an diesem Nachmittag insbesondere um den Umgang mit aggressiver Energie gehen wird und dass sie versuchen wird, die genannten Themen in den nächsten Tagen mit anzusprechen.

Dann zeigt sie auf eine Videoanlage, die in der Ecke aufgebaut steht und sagt, dass sie nach der gestrigen „erwachsenen" Erfahrung der Arbeit mit Ton heute gerne ein 30-minütiges Video zeigen möchte, das ihre Tonarbeit mit einem dreizehnjährigen afroamerikanischen Jungen namens Ben zeigt. Dieses Video ist Teil der bereits veröffentlichten Serie *„Child Therapy with the Experts"* (Carlson et al., 2002). Bevor sie das Band anschaltet, macht sie noch zwei Anmerkungen zur Entstehung der Aufnahme. Erstens wurde die Sitzung nur wenige Tage nach einer intensiven (und schließlich erfolgreichen) Brustkrebs-Behandlung in Chicago aufgenommen. Zweitens lernten Ben und sie sich erst in dem Moment kennen, als die Kamera lief, und sie wusste nicht mehr über ihn, als dass er bei seiner Mutter lebte. Trotz dieser schwierigen Umstände der Demonstration ihres therapeutischen Ansatzes, sagt Violet, werden die wesentlichen Grundzüge ihrer Arbeit in der Sitzung mit Ben doch deutlich. Dann verdunkelt sie den Raum und schaltet das Band an. Das Video beginnt damit, dass Violet und Ben in einem 45-Grad-Winkel zusammensitzen. Auf dem Tisch vor ihnen liegen Tonklumpen, und auf dem Regal hinter Violet liegen Stifte, Kreiden, Papier und Spiele.

Violet lächelt Ben freundlich an, begrüßt ihn und lädt ihn gleich ein, den Ton auf dem Tisch anzufassen. Er macht sich einen Brocken ab und nimmt ihn in die Hand; Violet tut dasselbe. Sie sagt ihm, sie möchte gerne, dass er verschiedene Dinge mit dem Ton ausprobiert. Vorher würde sie allerdings gerne wissen, welche Erfahrungen er bisher mit Ton schon gemacht hat. Ben lächelt etwas schüchtern und erzählt, dass er als kleiner Junge manchmal Figuren und Tiere aus Ton geformt hat. Violet antwortet: „Ja, das macht Spaß. Als erstes möchte ich, dass du siehst, was du mit dem Ton alles anstellen kannst." Und dann zeigt sie Ben all die Übungen, die sie gestern auch mit den Teilnehmern gemacht hat: den Ton kneifen, darin herumstochern, ihn auseinanderreißen und wieder zusammenkneten usw. Außerdem zeigt sie ihm noch, wie man mit den entsprechenden Rollbewegungen der Hände Schlangen und Kugeln formt. Bens liebenswürdige Art, der Übung zu folgen, verrät seine spielerische Bereitschaft, sich auf diese etwas merkwürdige, aber nette Frau einzulassen.

Nachdem sie den Ton nun auf spielerische Weise kennengelernt haben, fordert Violet Ben auf, dieselbe Art von „Selbstaussagen" zu machen, die sie am Vortag im Training erläutert hat. Als erstes fragt sie Ben: „Was hat dir am besten gefallen?" Und Ben antwortet: „Die Schnecke zu machen. Das habe ich in der Grundschule auch manchmal gemacht." Dann fragt Violet: „Und gab es etwas, das du nicht so gerne mochtest?" Zuerst sagt Ben nein, aber als Violet vor sich hin gluckst und meint, dass sie manchmal nicht so gerne darin herumstochert, weil er dann immer unter den Fingernägeln klebt, sagt Ben, dass er es nicht so mag, „ein Loch in den Ton zu bohren" und dass seine Finger wohl zu schwach dafür wären.

Wie so oft in Violets Arbeit mit Kindern und Erwachsenen, entsteht auch hier eine leichte Atmosphäre von Geben und Nehmen – sowohl im Hinblick auf die Zeit, die die beiden miteinander verbringen als auch auf den Verlauf ihrer Unterhaltung, in die sich immer wieder ein Lächeln und manchmal auch ein Lachen einfädeln. Als Ben beispielsweise seinen Tonball versehentlich fallen lässt, sagt Violet ganz trocken: „Du kannst den Ton auch fallen lassen und sehen, ob er hochspringt", was Ben zum Lachen bringt. Die außergewöhnlich helle Beleuchtung und das Laufen der Kameras scheinen die beiden inzwischen gar nicht mehr zu bemerken; sie tauchen ganz ein in das Spiel mit dem Ton und den Kontakt miteinander.

Nachdem sie ungefähr acht Minuten miteinander gearbeitet haben, lädt Violet Ben zu einer zweiten Übung ein:

Violet: Ich möchte gerne, dass du einfach deinen Ton nimmst – lass mich mal sehen, wie er sich anfühlt, oh, das ist gut, er ist nicht zu hart – und beide Hände darauf legst. Nun schließ die Augen und nimm einen tiefen Atemzug. Und wenn du ausatmest, dann stell dir vor, wie die Luft durch deine Arme in den Ton fließt. Versuch es noch einmal [Ben nimmt einen zweiten tiefen Atemzug und lächelt mit geschlossenen Augen.] Jetzt hat dieser Ton eine Menge von deiner Energie in sich, weil du sie raus gelassen hast.

Ben: Hm-mm [Ben lugt zu Violet herüber, die ihre Augen geschlossen hat, und schließt dann auch wieder die Augen.]

Violet: Also, ich möchte, dass du zunächst mit geschlossenen Augen anfängst, etwas mit dem Ton zu machen. Irgendeine Form zum Beispiel, oder du stellst dir vor, du machst ein Tier oder einen Menschen. Es kann sein, dass du dir etwas bestimmtes vorstellst, und nachher ist es etwas ganz anderes, weil deine Augen ja zu sind …

Ben: Hm-mm …

Violet: … es kann auch nur irgendeine Form sein oder ein Gegenstand, egal was. Lass deine Finger einfach mit dem Ton spielen. Manchmal sagt dir der Ton, wo er hin will, und manchmal musst du ihn etwas drücken, damit er weiß, wo er hin will. Erlaube dir einfach, mit geschlossenen Augen etwas zu formen. Du wirst überrascht sein, weil deine Augen ja geschlossen sind …

Ben: Hm-mm

Violet: Ja …

Während Violet diese Anweisungen gegeben hat, war Ben ganz still damit beschäftigt, den Ton auf dem Tisch zwischen seinen Händen zu formen. Sein unförmiger Tonklumpen nimmt langsam die Form eines Fisches an, oder eines Wals – mit einem langen, schmaler werdenden Körper und zwei Fluken als Schwanz. Nach etwa 30 Sekunden der Stille sagt Violet:

> … und wenn du möchtest, kannst du irgendwann die Augen wieder aufmachen und deine Arbeit zu Ende bringen. Nimm deine Form, dreh' sie herum, schau sie dir an und mach sie fertig, aber verändere sie nicht. Bring sie zu einem Abschluss, wenn du willst …

Ben öffnet die Augen und betrachtet sein Werk. Er lächelt, gluckst und schaut dann zu Violet auf. In dem nun folgenden Dialog ermutigt Violet Ben so zu sprechen, als wäre er der Ton, und sie hilft ihm, die Geschichte oder die Metapher, die sein Werk enthalten könnte, zu finden und zu vertiefen.

Violet: Okay, Ben. Jetzt ist ja eine Menge von deiner Energie in dem Ton, so dass er wirklich ein Teil von dir ist. Also möchte ich, dass du dieses Stück Ton bist und mir etwas von dir erzählst: „Ich bin dieses Stück Ton." Du kannst einfach beschreiben wie du aussiehst, oder was auch immer. Erzähle mir einfach etwas über dich als dieses Stück Ton …

Ben: Em. Ich weiß nicht so ganz, wie ich mich selbst beschreiben soll. Also, em, das hier soll ein Wal sein …

Violet: Gut. „Ich bin ein Wal" …

Ben: … und Wale, em schwimmen …

Violet: … Oh, okay. Ich sage dir nochmal, wie du das machen sollst. Du bist der Ton, also musst du sagen: „Ich bin ein Wal, und ich schwimme …", verstehst du?

Ben: Ja, ich, ich bin ein Wal und ich schwimme gerne.

Violet: Hm-mm

Ben: Ich bin gerne unter Wasser [Hm-mm] und gehe richtig tief [Hm-mm]. Em. Ich fresse gerne Fische [Hm-mm]. Ja, das ist es, glaube ich.

Violet: Ja [lächelt]. Und, bekommst du viele Fische zu fressen, Wal?

Ben: Ja.

Violet: Und bist du ein junger Wal, oder ein älterer?

Ben: Em, ein älterer Wal.

Violet: Woher weißt du das? Hast du schon so viele Schrammen und so was, dass du schon älter bist? Bist du schon viel herumgekommen?

Ben: Ja, er ist schon ziemlich behindert, weißt du ...

Violet: Ziemlich was?

Ben: Behindert

Violet: Ah, er ist behindert. Und gibt es Dinge, die du nicht mehr kannst, Wal?

Ben: Wahrscheinlich nicht mehr so schnell schwimmen.

Violet: Hmm. Ist das ein Problem?

Ben: Nein.

Violet: Nein. Ist schon mal jemand hinter dir her?

Ben: Nein.

Violet: Bist du im Wasser ziemlich sicher?

Ben: Ja, da geht es mir gut.

Violet: Es geht dir gut. Hm-mm. Und, Wal, lebst du allein, oder hast du eine Familie?

Ben: Em, ich habe eine Familie.

Violet: Ja? Wer gehört zu deiner Familie?

Ben: Meine Mutter, meine Spiel-Oma und meine Schwester.

Violet: Hm-mm. Das ist eine Menge Familie ... Walfamilie [sie lächelt].

Ben: Ja.

Violet: Schwimmen die anderen mit dir, oder bist du ganz unabhängig? Oder wärst du vielleicht lieber etwas unabhängiger? Ich weiß es nicht.

Ben: Eigentlich schwimmen sie mit mir.

Violet: Eigentlich schwimmen sie mit dir.

Ben: Ja.

Violet: Stören sie dich?

Ben: Nein.

Violet: Nein. Sie lassen dir manchmal auch deine Ruhe, oder?

Ben: Ja.

Violet: Wirklich? Das ist gut. Das ist gut, Wal [sie lacht]. Gut. Du bist echt ein toller Wal.

Ben: Danke.

An diesem Punkt verlagert Violet den Akzent der Arbeit. Während dieses Dialoges, in dem sie Ben ermutigte, „als Wal" zu sprechen, nannte sie ihn nicht „Ben", sondern „Wal." Im nun folgenden Abschnitt leitet Violet ganz vorsichtig, fast schon zögerlich, in die „sinnstiftende" Phase der Arbeit über und benutzt wieder Bens realen Namen:

Violet: Okay, also. Em, ich frage mich, ob es an deinem Wal etwas gibt, das auch zu dir passt, Ben. Wo du sagen könntest: „Ja, so bin ich auch!", oder „Das ist in meinem Leben genau so." Oder ...
Ben: [Kurze Pause] Also, im Sommer bin ich auch meistens im Wasser.
Violet: Wirklich?
Ben: Ja.
Violet: Ich nehme an, das gehört zu deinen Lieblingsbeschäftigungen. Schwimmen, he?
Ben: Ja.
Violet: Hm-mm
Ben: Schwimmen und, eh, ich bin ziemlich aktiv. Wale sind auch sehr aktiv ...
Violet: Aha
Ben: Ja, das ist es wohl.
Violet: Das ist es wohl. Nun ja, das ist auch eine Menge. Fühlst du dich in deinem Leben sicher? Ich meine, der Wal fühlt sich im Wasser sicher. Fühlst du dich sicher?
Ben: Ja, sehr sicher.
Violet: Hm-mm. Sehr sicher. Und es klingt, als wäre die Walfamilie ein bisschen so wie deine eigene Familie. Ich nehme an ... ich weiß nicht. Hast du eine Schwester?
Ben: Ja.
Violet: Und eine Mutter, und eine Spiel-Oma. Was ist das, eine Spiel-Oma?
Ben: Sie ist nicht meine echte Großmutter, aber sie benimmt sich so.
Violet: Aha, ich verstehe. Ich wette, das ist auch sehr schön.
Ben: Ja.
Violet: Und was ist mit deinem Vater?
Ben: Em, der lebt in Indiana. Wir sehen uns nicht sehr oft.
Violet: Ah. Sind deine Eltern geschieden?
Ben: Ja.

Violet: Ja. Würdest du ihn gerne öfter sehen?
Ben: Manchmal ja, kommt drauf an.
Violet: Wie meinst du das?
Ben: Ich spiele gerne Basketball. Und dann wünsche ich mir, ich könnte ihn öfter sehen und mit ihm Basketball spielen.
Violet: Hm-mm. Hm-mm. [Ernst] Ja. Das ist schwer, wenn dein Dad so weit weg lebt ...

Vor dieser Sitzung wusste Violet lediglich, dass Ben bei seiner Mutter lebt. Durch das Sprechen „als ob" in der Rolle des Wals hat Ben langsam eine Beziehung zu Violet aufgebaut und bereits einiges über sich und seine Familie offenbart – das alles in weniger als 15 Minuten. Die nächsten zehn Minuten ihrer Arbeit sind davon geprägt, dass Violet Ben noch einmal bittet, sich in der Vorstellung und mit seinen Händen mit dem Ton zu beschäftigen und für jedes seiner Familienmitglieder – einschließlich seinen Vater – eine kleine Tonfigur zu formen. Violet hilft ihm dabei, und schon bald spricht er mit jeder der Figuren (seiner Mutter, seiner Schwester, seiner Spiel-Oma und seinem Vater), „als ob" sie leibhaftig anwesend wären. „Stell dir vor, du könntest mit ihnen sprechen und ihnen eine Sache sagen, die du an ihnen magst, und eine, die du nicht magst."

Als Ben sich der Tonfigur zuwendet, die seinen Vater repräsentiert, beschreibt er das, was er an ihm mag so: „Wenn du Zeit für mich hast, dann nutzt du sie gut." Er fügt hinzu, dass er nicht mag, dass sein Vater so wenig Zeit mit ihm verbringt. Violet versteht, dass wenn Ben nach einem Besuch bei seinem Vater frustriert ist, er diesen Frust oft an seiner Mutter auslässt.

Ben: Ich glaube, manchmal lasse ich Sachen an meiner Mutter aus.
Violet: Du lässt es an ihr aus, so als ob es eigentlich zu jemand anderem gehört?
Ben: Ja. Wenn ich zum Beispiel bei meinem Vater war und wieder nach Hause komme und irgendwas nicht gut gelaufen ist. Er hat ja sowieso nicht so viel Zeit für mich. Also kann ich es kaum noch schlimmer machen. Und ich weiß, dass meine Mutter immer für mich da ist, also halte ich mich an sie.

Während der letzten 15 Minuten ihrer Sitzung hilft Violet Ben dabei, Strategien zu finden, wie er seine „wütenden Gefühle" ausdrücken kann, ohne sie an seiner Mutter auszulassen. Gemeinsam erstellen sie eine Liste von Ideen, die Violet auf ein Blatt schreibt. Die Liste enthält Dinge wie: aggressiv Basketball spielen, während Ben seine Wut spürt, alte Zeitungen zerreißen oder einfach seine Gefühle aufschreiben. Kleinlaut gibt Ben zu, dass er „manchmal seinen Teddy verhaut." Auch das schreibt Violet auf die Liste und sagt dazu: „Wenn du wütend bist, kannst du eines von diesen Dingen tun, dann brauchst du deine Wut nicht an deiner Mutter auszulassen." Ben lächelt und bedankt sich bei ihr. Violet bittet ihn, ihr noch zu sagen, was er an diesem Abend noch vorhat, und Ben antwortet, dass er Basketballtraining hat. Dann dankt sie ihm dafür, dass er gekommen ist und sagt: „Wir müssen hier aufhören, denn ich will, dass du noch zu deinem Training kommst."

Sie geben sich noch die Hand, und dann endet die Aufzeichnung. Das Licht im Gruppenraum wird wieder hell, die Workshopteilnehmer folgen Violets Aufforderung und tauschen sich fünf Minuten lang darüber aus, wie Violets Arbeit mit Ben auf sie gewirkt hat. Eine Teilnehmerin merkt an, dass sie es hilfreich fand zu sehen, wie Violet Ben geholfen hat, die Geschichte und Metapher vom Wal aufzubauen: „Er fing mit so knappen und wenigen Sätzen an, und du hast ihm geholfen, noch viel mehr zu erzählen." Dazu sagt Violet, genau das habe sie gemeint, als sie über den Unterschied zwischen der Arbeit mit Kindern und der mit Erwachsenen gesprochen hat: „Du musst bereit sein, ein bisschen verrückt zu sein, dich darauf einzulassen, zu spielen und sie ein bisschen zu ermutigen." Im Anschluss an die Diskussion läutet Violet die Mittagspause ein und kündigt an, dass die Teilnehmer Gelegenheit haben werden das Spielen und Verrücktsein selbst etwas mehr zu üben, wenn sie nach der Pause ihre Arbeit mit aggressiver Energie vorstellen wird.

Arbeit mit aggressiver Energie

Als sich die 24 Teilnehmer um halb zwei wieder im Gruppenraum versammelt haben, fragt Violet, wo sie die Mittagspause verbracht haben, bekommt auf ihre Frage ein paar Rückmeldungen und gebraucht eine Metapher aus dem Nahrungsbereich als Einführung in das Thema „aggressive Energie." Sie tut so, als halte sie ein Stück Obst in der Hand, dann beißt sie anscheinend ein großes Stück ab und sagt: Wir gebrauchen ständig aggressive Energie, zum Beispiel wenn ich in einen Apfel beiße. Denn sonst könnten wir unsere Bedürfnisse niemals befriedigen." Humorvoll tut sie so, als versuche sie mit schlappem Kiefer und ein paar mümmelnden Bewegungen ihres Mundes, in den Apfel zu beißen. Dann definiert sie aggressive Energie auf positive Weise als eine natürliche Form von Energie, die jeder Organismus braucht, um in seiner jeweiligen Umwelt seine Bedürfnisse befriedigen zu können. Sie sagt, dass Kinder auf zweierlei Art Schwierigkeiten mit aggressiver Energie bekommen können: „Entweder halten sie ihre natürliche aggressive Energie zu stark zurück, oder sie agieren sie in grenzenloser Weise aus." In beiden Fällen ist der natürliche Prozess, auf gesunde und produktive Weise für die Befriedigung der eigenen Bedürfnisse zu sorgen, unterbrochen.

Um einen therapeutischen „Raum" zu schaffen, in dem der gesunde Ausdruck aggressiver Energie erlernt und geübt werden kann, müssen vier Voraussetzungen erfüllt sein:

1. Die Arbeit mit aggressiver Energie muss in engem Kontakt zum Therapeuten stattfinden.
2. Die Arbeit muss in einem sicheren Raum stattfinden, in dem das Kind die Sicherheit hat, dass der Therapeut sie oder ihn nicht außer Kontrolle geraten lässt.
3. Der Ausdruck von aggressiver Energie muss übertrieben werden, und
4. Die Arbeit mit aggressiver Energie soll Freude machen und nicht bedrohlich wirken.

Violet weist darauf hin, dass all diese Voraussetzungen dazu beitragen, die Sorgen und Ängste des Kindes aufzugreifen, entweder von aggressiven Impulsen überwältigt zu werden, oder sich dafür zu schämen, sie überhaupt zum Ausdruck zu bringen.

„Im Laufe dieses Nachmittags", erläutert Violet, „werden wir eine Wut-Zeichnung machen; allerdings gibt es einen Unterschied zwischen der Arbeit mit Wut und der mit aggressiver Energie." Der Unterschied, so erklärt sie weiter, besteht darin, dass die Arbeit mit aggressiver Energie eine Körpererfahrung ist, die nicht unbedingt mit dem Gefühl von Wut verbunden sein muss. So könnte sie beispielsweise einem Kind vorschlagen, dass beide ihren Tonklumpen so feste schlagen, wie sie können. Auf diese Weise kann das Kind aggressive Energie spüren und ausdrücken. Dadurch kann das Kind mehr von sich spüren und ein besseres Gefühl von sich selbst und seiner eigenen Kraft entwickeln. Dieses verbesserte Selbstgefühl ermöglicht dem Kind die „Selbstunterstützung", die es braucht, um andere, schwierige Gefühle wie Trauer und Wut zu spüren und ausdrücken zu können. Auf diese Weise bildet die Arbeit mit aggressiver Energie die Basis für eine tiefergehende emotionale Arbeit, ist aber in sich nicht auf bestimmte Themen oder Inhalte festgelegt. Violet sagt, dass „Gefühle von Trauer und Wut vielen Problemen, die in der Therapie thematisiert werden, zugrundeliegen."

Daher ist die Kombination aus der Arbeit mit aggressiver Energie und der Arbeit mit Wut sehr geeignet, um diese grundlegenden Themen anzusprechen.

Nach diesem theoretischen Überblick über das Thema sagt Violet: „Um euch einfach mal die Erfahrung etwas näher zu bringen, brauche ich einen Freiwilligen." Eine der Teilnehmerinnen, Carrie, meldet sich und geht nach vorne, wo Violet nun steht. Violet hat zwei rote Schaumstoffschläger mit schwarzen Griffen in der Hand und lächelt, als sie Carrie einen davon gibt. Diese Schläger, „Batacas™ genannt, sind ungefähr 60 cm lang und 20 cm dick. Violet erklärt der Gruppe, dass sie und Carrie mit diesen Battacas nun auf lustvolle, aber auch begrenzte Weise aggressive Energie ausdrücken können, indem sie einen Battaca-Kampf vorführen. Als das nervöse Kichern der Teilnehmer verklingt, sagt Violet: „Aber es gibt Regeln: man darf weder auf den Kopf noch auf die Vorderseite des anderen schlagen; wir fangen beim Klingelton an und hören beim Klingelton wieder auf. Okay?" Nachdem Carrie den Regeln zugestimmt hat, beginnt der Battaca-Kampf damit, dass Violet eine Klingel nachmacht und zum Angriff übergeht, indem sie hinter die völlig überraschte Carrie huscht und einen ersten, kräftigen Schlag auf Carries Hintern platziert. Sofort greift Carrie die Idee auf und landet ihrerseits mehrere weiche Schläge auf Violets Rücken, Hintern und Beine. Die meisten Teilnehmer nehmen lebhaft an dem Geschehen teil indem sie klatschen, die beiden anfeuern und rufen: „Du kriegst sie!" und „Gibs' ihr!"

Zehn Minuten später haben alle Anwesenden – außer zwei körperlich angeschlagenen Teilnehmerinnen – einen kurzen Battaca-Kampf hinter sich, und alle mit demselben Ergebnis: alle sind ausgelassen, stark energetisiert, haben rote Gesichter und freuen sich darüber, dass sie in der Lage sind, jemand anderen „umzuhauen", ohne ihm ernsthaft wehzutun oder Schaden anzurichten. Violet bittet die Teilnehmer um Rückmeldungen zu dieser Übung, und einige machen Anmerkungen wie: „Das hat Spaß gemacht", „Ich konnte alles rauslassen" oder „Meine Energie ist ins Fließen gekommen." Als Violet dann noch eine Reihe von Spielen und Spielzeugen vorstellt, die sich besonders für den Ausdruck von aggressiver Energie eignen (z. B. *„Whack Attack!"™, Splat!™, The Hawaiian Punch Game™*, Steine, die mit einem Hammer zerschlagen werden können etc.), mache ich folgende Notizen, die meine eigene Überraschung angesichts Violets Vorgehen widerspiegeln:

Violet sitzt auf dem Boden und schießt mit Schaumstoffpfeilen auf Teilnehmer – ein sehr lustiges Bild. Diese reife Frau ist

> umgeben von leuchtend bunten Plastikpfeilen, Schaumstoffpistolen, Wasserpistolen, einer Pistole, aus deren Lauf beim Abdrücken eine an einem Ziehharmonika-Arm befestigte Schaumstofffaust herausgeschossen kommt, einem hohlen, Plastikrohr, aus dem man, wenn man darauf drückt, eine weiche Plastikfaust abschießen kann ... Sie sagt, sie kauft keine Spielzeugpistolen, die echt aussehen und dass „diese leuchtend bunten nur schwer zu finden sind" (17. Juli 1997, 14:47 Uhr).

Am Ende dieser amüsanten Präsentation verschiedener Zugänge zum Ausdruck aggressiver Energie, greift Violet noch einmal die Metapher vom Anfang auf und beschreibt, wie befriedigend es sein kann, „lustvoll in einen Apfel zu beißen." Das ist genau die Art von Erfahrung, die sie bei den Kindern zu fördern versucht, wenn sie in ihrer Arbeit all die Spiele und Spielzeuge verwendet, die um sie herum auf dem Boden verstreut liegen. Dabei betont sie, dass der Zweck dieser Arbeit nicht darin besteht, den Kindern zu zeigen, wie sie aggressiv sein können, sondern ihnen zu helfen, Möglichkeiten zu finden, ihre natürliche aggressive Energie auf sichere Weise zum Ausdruck zu bringen. Diese Mobilisierung seiner Energie versetzt das Kind in die Lage, so viel Selbstunterstützung und Stärke zu entwickeln, wie es braucht, um solche schwierigen Gefühle wie Wut und Verlust zu bewältigen. Wenn man also mit seiner aggressiven Energie in Berührung kommt, spürt man immer auch sich selbst und die eigene Kraft und Stärke. Violet weiter:

> Gerade diejenigen Kinder, die immer wieder in Machtkämpfe geraten, brauchen einen sicheren Raum, wo sie ihre eigene Stärke erleben und ausprobieren können. Diesen Raum müssen wir ihnen zur Verfügung stellen und sie ermutigen, sich auf diese Erfahrung einzulassen. Manchmal bin ich tatsächlich so etwas wie ein Cheerleader; ich feuere sie an. Nicht selten fungiere ich als Vorbild für die Kinder, und dann bin ich die erste, die feste auf den Tonklumpen schlägt oder ihn auf den Boden schmeißt. Wenn ich es ihnen vormache, machen sie es nach. Ich tue so, als klatsche ich die Frau, die mir letztes Jahr hinten drauf gefahren ist. Natürlich sage ich den Kindern: „In Wirklichkeit würden wir das nie machen, oder? Aber hier in der Praxis ist es nicht schlimm. Man darf ruhig so tun als ob."

Arbeit mit Wut

Nach einer viertel Stunde Pause erklärt Violet, dass sie jetzt von der Arbeit mit aggressiver Energie zur „Arbeit mit Wut" kommen will. Zur Einführung in dieses Thema sagt sie, dass Kinder den Ausdruck von Wut im allgemeinen als furchterregend erleben und daher dazu tendieren, ihre Wut zu „unterdrücken". Letztendlich ist Wut aber einfach ein Ausdruck des Selbst, sagt Violet, „und wenn wir ihnen helfen, ihre Wut auszudrücken, helfen wir ihnen, sich selbst auszudrücken." Durch Wut gibt das Selbst zu verstehen, dass eine Grenze überschritten wurde. Und dann beschreibt sie die Arbeit mit den folgenden Worten:

> Von allen Gefühlen ist Wut das am wenigsten tolerierte. Wir erwarten, dass unsere Kinder Angst haben und weinen. Wir denken, dass Kinder frei und unbeschwert sind. Aber dass sie wütend werden – niemals. Diese Haltung ist für Kinder verwirrend, denn sie drücken sich – mit ihren Gefühlen – aus, weil sie verzweifelt versuchen, ihre Bedürfnisse zu befriedigen. Dabei kann es sein, dass sich sich derbe ausdrücken und viel Kraft einsetzen, weil sie sich so hilflos fühlen. Aber die Erwachsenen betrachten diese Wut dann als etwas Schlechtes und verstehen die eigentliche Botschaft nicht. Kinder lernen nicht, wie sie mit diesen Gefühlen umgehen können. Unsere Arbeit besteht genau darin: ihnen zu zeigen, wie sie solche schwierigen Gefühle auf angemessene und sichere Weise ausdrücken können. Es gibt übrigens einen Unterschied zwischen der „alltäglichen" Wut und der Wut, die mit unerledigten Erfahrungen zu tun hat, deshalb zeige ich ihnen Möglichkeiten, mit beiden Arten von Wut umzugehen.

Um den Kindern zu helfen, ihre Wut zum Ausdruck zu bringen, erläutert Violet weiter, müssen wir als Therapeuten ihnen zunächst helfen, beim Ausdruck aggressiver Energie sicherer zu werden. Dann erklärt sie den Unterschied zwischen der „alltäglichen Wut" und der „unerledigten Wut", wie sie es nennt. Alltägliche Wut hängt zusammen mit den Ärgernissen, die sich im Prozess des täglichen Lebens immer wieder ergeben: „Wenn wir immer die Möglichkeit hätten, unseren Ärger und unsere Wut in dem Moment auszudrücken, wo sie entstehen, könnten sie nicht zu unkontrolliertem Zorn anschwellen." Im Gegensatz zur alltäglichen Wut hängt die unerledigte Wut mit nicht verarbeiteten Erfahrungen der Vergangenheit zusammen, wie

Missbrauch oder Vernachlässigung. „Wir müssen diese beiden Arten von Wut auf unterschiedliche Weise behandeln."

Es gibt einfache Möglichkeiten, den Kindern zu helfen, mit alltäglicher Wut zurechtzukommen, sagt Violet. Wir können ihnen beibringen, über die Wut zu sprechen und ihnen zeigen, wie sie ihre Wut mit Worten zum Ausdruck bringen können. Zum Beispiel könnte man mit den Kindern eine Liste darüber erstellen, was sie wütend macht, wie sie es in der Videoaufzeichnung mit Ben getan hat. Sie empfiehlt auch, dass wir den Kindern helfen zu erkennen, wann sie wütend sind, wie sich das in ihrem Körper anfühlt und dass es völlig in Ordnung ist, solche Gefühle auf gesunde und konstruktive Weise zum Ausdruck zu bringen. Und schließlich empfiehlt sie, dass der Therapeut dem Kind hilft, seine eigenen Möglichkeiten zu entwickeln, Wut auszudrücken, als z. B. mit dem Tennisschläger auf das Bett zu hauen oder alte Zeitungen zu zerreißen.

Der Grundgedanke bei diesen Überlegungen zum Thema Wut, sagt sie, ist das Gestaltprinzip der „Wiederherstellung des Gleichgewichts." Es geht darum, dem Kind zu helfen herauszufinden, was seinen Ärger ausgelöst hat und von dort aus weiterzugehen. Daraufhin bringt eine Teilnehmerin die Sorge vieler Eltern ins Gespräch, dass wenn man einem Kind beispielsweise beibringt, auf den Ton einzuschlagen, man ihm gleichzeitig „beibringt, aggressiv zu sein." Violet antwortet darauf folgendermaßen:

> Wenn man diese Arbeit richtig macht, hat sie genau die gegenteilige Wirkung. Die Kinder werden nicht noch wütender und aggressiver, sondern ruhiger. Das ist das Gleichgewicht, die Homöostase. Was diese Arbeit macht ist, dass sie dem Kind einen angemessenen Raum zur Verfügung stellt, um seine Gefühle auszudrücken.

Als Beispiel für ein Buch, das sich für die Arbeit mit alltäglicher Wut hervorragend eignet, liest Violet den Teilnehmern *„Elbert's Bad Word"* (Wood, 1988) vor. Darin geht es um einen kleinen Jungen, der auf einem Fest Ärger bekommt, weil er böse Wörter benutzt. Auf dem Anwesen seines Großvaters lernt Elbert von dem Gärtner (der glücklicherweise auch noch ein Zauberer ist) neue, kraftvolle Wörter, die man ohne weiteres in der Öffentlichkeit benutzen kann (z. B. *„Zounds and Gadzooks!"*). Beim Vorlesen imitiert Violet den Sprachduktus der feineren Gesellschaft, die sich von Elberts bösen Wörtern angegriffen fühlt. Sie liest mit viel gespielter Dramatik, und alle im

Raum lachen aus vollem Herzen: *„Snickering wickedly"*, liest sie, „das gefällt mir!", und wiederholt es noch einmal.

Violet erwähnt noch zwei weitere Bücher, in denen es um den Umgang mit Wut geht. *„The Temper Tantrum Book"* (Preston, 1969) und *„Alexander's Terrible, Horrible, Bad Day"* (Viorst, 1972). Eine der Teilnehmerinnen meint daraufhin: „Du kannst wirklich wunderbar vorlesen!" Violet dankt ihr und lacht. Sie erwähnt, dass sie im Laufe der Woche noch näher auf das Thema „Geschichten erzählen" eingehen will. „Ihr seht, in diesem Workshop hängt alles irgendwie zusammen."

Violet fährt fort, indem sie darüber spricht, wie man mit Kindern arbeitet, die mit „unerledigter Wut" aufgrund von Missbrauch oder Vernachlässigung leben. Ebenso wie „aggressive Energie" und „alltägliche Wut" kann unerledigte Wut nur dann angemessen bearbeitet werden, wenn die therapeutische Beziehung stark genug ist und das Kind sowohl genügend Selbstunterstützung als auch Unterstützung durch den Therapeuten erlebt. Um ein Beispiel für die Arbeit mit unerledigter kindlicher Wut zu geben, schlägt Violet den Teilnehmern eine Übung vor. Der folgende Abschnitt enthält Violets Anweisungen für diese vierte therapeutische Übung dieses Trainings, die „Wut-Zeichnung":

> Ich möchte, dass ihr euch so gut wie möglich entspannt. Nun gehe in dich und schau, wie du dich fühlst ... achte darauf, wie dein Kopf sich anfühlt, deine Schultern, die Arme, der Bauch, die Brust, der Rücken ... [5 Sekunden Pause] ... bewege deine Zehen – manchmal vergessen wir, den ganzen Körper durchzugehen, bis zu den Zehen ... [5 Sekunden Pause]. Spüre deinen Atem. Nimm einen tiefen Atemzug [sie atmet tief ein], halte den Atem ... und lass ihn wieder los ... [sie atmet aus]. Mach das ein paarmal [20 Sekunden Pause]. Ich mache jetzt ein Geräusch. Höre auf den Klang solange du kannst [sie schlägt dreimal eine Glocke an] ...
>
> Ich möchte dich einladen, in deine Kindheit zurückzugehen – in eine Zeit, als etwas passiert ist, das dich wütend gemacht hat. Vielleicht kannst du dich auch nicht daran erinnern, wütend gewesen zu sein, aber dafür ängstlich, gekränkt, verletzt oder beschämt, oder vielleicht hattest du einmal das Gefühl, ein schlechtes Kind zu sein. Etwas, das geschah, als du eines dieser Gefühle hattest. Es muss nichts Großes gewesen sein! Vielleicht

war es nur eine kleine Sache, aber das ist okay. Es braucht nichts Bedeutendes zu sein. Vielleicht nur ein Gedanke, der dir gekommen ist und der dich überrascht. Versuche nicht, etwas anderes oder besseres zu finden, sondern vertraue darauf, was dir in den Sinn kommt [5 Sekunden Pause].
Schau wie weit du in deine Kindheit gehen kannst. Wenn du keine Erinnerungen an deine Kindheit hast, kannst du verschiedene Altersstufen ausprobieren. Aber achte darauf, wie weit du auf diese Weise zurückgehen kannst. Und was dir in den Sinn kommt. Wenn ein Gedanke auftaucht, dann bleib' bei diesem Gedanken. Bemerke, was es ist, was um dich herum passiert, wie du aussiehst. Vielleicht hast du keine klare Erinnerung; das macht nichts. Was ist um dich herum? Wer ist bei dir? [7 Sekunden Pause] ...
Jetzt möchte ich dich bitten, diese Szene zu zeichnen. Vielleicht möchtest du auch die Gefühle, die du mit dieser Erinnerung verbindest, als Farben, Linien, Formen oder sogar Worten zeichnen, wenn du das lieber möchtest ... [4 Sekunden Pause] ... Noch einmal: es braucht nichts Schönes zu sein, es braucht auch niemand zu verstehen, einfach ein Ausdruck deiner selbst, zu dieser Zeit. Wenn du bereit bist, dann nimm dir, was du brauchst und zeichne dein Bild ...

Vom Beginn der Übung mit Violets Anweisungen bis die Teilnehmer ihre Bilder fertiggestellt haben, sind 24 Minuten vergangen. Auf dem Tonband, das ich während dieser Zeit habe weiterlaufen lassen, kann man hören, wie die Teilnehmer ihre Wuterfahrungen mit lauterem Kratzen und aggressiveren, kräftigeren Geräuschen auf's Papier gebracht haben als in den drei vorangegangenen Zeichenübungen.

Demonstration mit Erwachsenen: Wut-Zeichnung mit Candice

Um 15:30 Uhr sagt Violet, dass sie – wie schon zuvor – mit einem der Teilnehmer arbeiten möchte. Als sich drei Teilnehmer melden, bittet Violet Candice nach vorne. Candice arbeitet in einer psychiatrischen Klinik-Ambulanz in Kanada. Als Violet Candice bittet, etwas über ihr Bild zu sagen, wird die ganze Schwere dessen, was das Bild aussagt, sehr schnell deutlich. Candice beschreibt:

Das bin ich, und das sind mein älterer Bruder und meine Schwester. Ich bin ungefähr acht Jahre alt, sie sind 11 und 14; ich weiß es nicht mehr genau. Sie haben sich zusammengetan, mich ausgezogen, auf's Bett gelegt, mich fotografiert und mir das Foto gezeigt. Sie sagten, das Foto sei magisch und sie würden es behalten, und jedesmal, wenn sie es ins Wasser tauchen, würde es wieder nach oben kommen, das Foto, auf dem ich nackt war. Und sie würden es mir nicht geben ... es gab so viele Szenen ...

Während der folgenden 35 Minuten arbeitet Violet mit Candice an dieser Geschichte. Dabei spricht Candice „an Stelle" der verschiedenen Personen in ihrem Bild. Vor allem versucht Violet Candice darin zu unterstützen, Sätze wie „Ich bin so wütend" zu sagen, wenn sie von sich selbst als dem kleinen Kind auf dem Bild spricht. Das fällt Candice auffallend schwer, und obwohl das Thema emotional hoch geladen ist, bleibt Candice im Dialog mit Violet sehr gedämpft: „Ich fühle mich richtig blockiert", sagt sie.

Nach einem längeren Gespräch zwischen Violet und Candice, das so leise ist, dass man es selbst auf dem Tonband nachher nicht verstehen kann, spricht Candice einen noch viel schwierigeren Punkt dieser Geschichte an. Sie beschreibt, wie alle diese drei Kinder auf dem Bild auf verschiedene Weise Opfer von Missbrauch durch ihren Onkel waren, der Alkoholiker war und in der wohlhabenden Familie die Rolle des strengen „kapitalistischen Patriarchen" hatte. An dieser Stelle sagt Violet: „Vielleicht kannst du jetzt zu ihm sprechen. Was würdest du ihm sagen?" Candice' Stimme wird etwas lauter und intensiver als sie sagt: „Du Hurensohn!"

Violet fragt Candice: „Wärst du bereit, etwas auszuprobieren?" Dann gibt sie Candice einen Bataca-Schläger, bittet sie, aufzustehen, klopft auf den jetzt leeren Stuhl hinter Candice und sagt: „Hier ist er. Ich halte den Stuhl fest, damit er nicht umkippt. Was könntest du ihm sagen?"

In diesem Augenblick nimmt Candice ihre Aufmerksamkeit von der Zeichnung weg, wendet ihr buchstäblich den Rücken zu und explodiert in einem verbalen und körperlichen Wutausbruch gegen den imaginierten „Onkel-auf-dem-Stuhl." Das Transkript enthält ein „KRACH!" für jedesmal, bei dem Candice unter Tränen mit dem Bataca-Schläger kraftvoll auf den leeren Stuhl einschlägt. An manchen Stellen sprach Candice sehr schnell, und Wörter, die sie besonders laut ausgesprochen oder geschrien hat, habe ich in Großbuchstaben gesetzt:

Candice: Okay, du HURENsohn! [KRACH!] Du hast eine Familie ruiniert [KRACH!], eine Familie voller [KRACH!], voller [KRACH!], Leben und FREUDE [KRACH!] und Humor! Aber du hast uns alle [KRACH!] ruiniert und uns zu [KRACH!] Trinkern und Tätern gemacht. [KRACH! Pause.] Du Scheißkerl! [KRACH! seufzt und schnieft] Und hast uns mit deinem Geld eingewickelt [KRACH!]; wir waren von deinem Geld abhängig [KRACH!], so dass wir ein wunderbares, krankes Leben hatten [KRACH!], und du hast uns so beschissen behandelt [Stimme versagt KRACH! atmet tief]. Du hast uns Mädchen gehasst! [KRACH!]. Ich weiß noch, dass du [KRACH!] uns gehasst hast und [KRACH! stockt] ...

Violet: [sanft] Ja! ZEIG es ihm ...

Candice: Oh, Gott! Du hast alles KAPUTT gemacht! [sehr laut, jammernd und klagend]

Violet: Ja!

Candice: GOTT! Du warst so furchtbar [KRACH!], und keiner konnte NEIN [KRACH!] sagen. [KRACH!] Du hast nur dagesessen und ... Schau dich doch an [KRACH!] mit deinem gottverdammten [KRACH!]
[KRACH!] ...

Violet: Hm-mm

Candice: [KRACH!] BESCHISSENEN silbernen [KRACH!] Cocktailmixer. Du SASST einfach da – am Feuer ... [KRACH!] OH! Wir waren [würgt] ruhig [KRACH!], ganz ruhige [KRACH!] ... nette kleine Mädchen, während du da STANDST [KRACH!] und DOZIERTEST [KRACH! schnieft]

Violet: Ja!

Candice: Und deine Kinder waren ein Sauhaufen [KRACH!], und du warst ein eine Sau ... Du Bastard! [KRACH! ... Pause ...holt Luft]

Violet: Hm-mm

Candice: [KRACH!] Wir waren alle still und BESOFFEN! [KRACH!] GOTT! [KRACH! seufzt KRACH!]

Violet: [murmelnd] Ohhh ...hmm

Candice: [pausiert einen Moment, holt sich tief Luft und lässt wieder los]

Violet: Er verdient mit Sicherheit noch viel mehr davon, meinst du nicht?

Candice: Er hat so viele Leben ruiniert! [schnappt nach Luft, schnieft]

Violet: Ja ...

Candice: [weint leiser ... atmet dann tief]

Violet: [10 Sekunden Pause] ... Junge ...

An diesem Punkt sprechen Violet und Candice ganz leise über diese Arbeit und machen einen Scherz, der auf dem Tonband nicht zu hören ist. Ihr Gespräch hat nun wieder den ruhigen Ton vom Anfang der Sitzung. Es gibt lange Pausen, dann geht das Gespräch weiter, zwischendurch weint Candice noch manchmal und atmet tief durch. Schließlich gibt es noch ein befreiendes Lachen als Violet meint, Candice könne ja an dem Thema weiterarbeiten und sich dazu einen silbernen Martini-Mixer kaufen, den sie dann so bearbeitet, wie heute den Stuhl. Candice antwortet: „Eine tolle Idee! Ich vertrimme diesen scheiß Martini-Mixer!“ Inzwischen ist die Atmosphäre im Raum wieder relativ ausgeglichen. Die angestrengte, zurückhaltende Ruhe in Candice‘ Stimme zu Beginn der Arbeit, und die gewaltige Wut, die dann aus ihr herausbrach, sind nun – durch ein paar kleine scherzhafte Bemerkungen zwischen den beiden – wieder ins Lot gebracht.

Violet wendet sich noch ein letztes Mal Candice zu und öffnet dann den Raum für Fragen und Rückmeldungen, von denen die meisten sich zunächst bestärkend an Candice wenden. Eine Teilnehmerin aus Schweden zitiert ein Gedicht aus ihrer Heimat. Sie übersetzt: „Kein Kind hat eine schwerere Arbeit geleistet als aufzuwachsen, während all die Erwachsenen schwatzen.“ Ein anderer Teilnehmer erzählt, dass diese Demonstration „mich dem näher gebracht hat, was ich meinen eigenen Klienten auch manchmal abverlange.“ Darauf antwortet Candice: „wenn ich mich damit bei dir nicht sicher gefühlt hätte, könnte ich von keinem Kind verlangen, sich auf etwas Ähnliches einzulassen.“ Und dann fügt sie noch hinzu: „Ich wäre froh gewesen, wenn ich eine solche Arbeit als Kind hätte machen können.“

Auf die Frage einer anderen Teilnehmerin, wie es ihr nach dieser kraftvollen Arbeit geht, antwortet Candice: „Wir haben ja über den Behälter gesprochen, und genau so hat es sich für mich angefühlt. Es hat ein paar Minuten gebraucht, um nach der Sitzung wieder zurückzukommen und euch hier wieder anschauen zu können. Aber dann war die Wut vorbei. Das ist etwas anderes, als den ganzen Tag zickig durch die Gegend zu laufen. Ich nehme an, es hat damit zu tun, dass die Wut ein Ziel hatte, ich habe sie zusammengehalten, und ich habe sie ausgedrückt."

Im Anschluss an diese Rückmelderunde bittet Violet die Teilnehmer, sich zu zweit zusammenzutun und kurz über ihre Zeichnungen auszutauschen – „ohne so in die Tiefe zu gehen." Nachdem alle wieder in der Runde sitzen, sagt Violet, dass sie uns zum Abschluss des Tages noch ein Beispiel aus der Praxis geben möchte, um zu zeigen, wie sie diese Art der „Arbeit mit unerledigter Wut" mit Kindern umsetzt. Dann erzählt sie eine Geschichte von Gina, einem zwölfjährigen Mädchen, das von seinem Stiefvater wiederholt sexuell missbraucht worden war. In den Therapiesitzungen mit Violet verhielt Gina sich immer absolut höflich, entgegenkommend und sehr schüchtern. So trat Gina auch zu Hause und in der Schule auf, und Violet merkte, dass es Gina schwerfiel, für sich selbst einzutreten und für ihre eigenen Bedürfnisse zu sorgen – sowohl in der Schule als auch zu Hause bei ihren Geschwistern. Außerdem war Gina sehr zurückhaltend was ihre Gefühle gegenüber ihrem Stiefvater und die Tatsache des Missbrauchs betraf. In einer Sitzung hatte Violet Gina aufgefordert, einen Kopf aus Ton zu machen, der ihren Stiefvater darstellen sollte.

Violet beschreibt weiter:

> Sie formte also den Kopf ihres Stiefvaters aus Ton, und es fiel ihr nicht leicht. Sie formte die Augenlider und Augenbrauen und vermied es, irgendetwas anderes zu machen, so dass ich schließlich sagen musste: „Ich möchte, dass du jetzt zum Ende kommst." Normalerweise unterbreche ich die Kinder nicht, wenn sie gerade an etwas arbeiten. In diesem Fall musste ich aber auf die Zeit achten, und ich wollte, dass wir noch etwas Zeit hatten, um an ihrer Skulptur zu arbeiten.
>
> Also kam sie zum Ende und ich sagte: „Hier ist dein Stiefvater. Hier ist er. Jetzt kannst du ihm sagen, was du willst. Er ist nicht wirklich hier, es ist nur Ton. Er erfährt nichts davon. Aber da ist er. Was möchtest du ihm sagen?" Und sie sagte: „Ich kann nicht mit ihm sprechen. Ich kann nicht mit ihm sprechen." Ich sah, dass sie wirklich beunruhigt war, deshalb sagte ich: „Okay, hast du etwas dagegen, wenn ich mit ihm spreche?", und sie sagte: „Klar kannst du mit ihm sprechen." Dann begann ich, ihn anzuschreien: „Ich mag dich nicht! Ich mag nicht, was du meiner Freundin angetan hast, du machst mich total sauer!"

Daraufhin fing Gina an zu lachen; irgendwie fand sie das lustig. Dann nahm ich den Holzhammer und sagte: „Ich glaube, wir müssen ihm eins verpassen", und sie antwortete: „Mach du das, mach du das." Ich sagte: „Nein, das musst du machen." Gina nimmt den Hammer und macht so [Violet mimt Ginas Zögern, indem sie den Stuhl zurecht rückt, dann den Hammer justiert, dann wieder den Stuhl zurecht rückt]. Plötzlich legte sie den Hammer hin, stand auf und sagte: „Ich wusste gar nicht, dass du auch eine von diesen hast!" Dabei nahm sie eine der Sandspielfiguren aus dem Regal und setzte sich wieder hin. Schließlich war sie in der Lage, den Hammer zu nehmen und der Tonskulptur ein paar kleine Schläge zu geben. Dann sagte sie: „Später gibt's noch mehr davon."

Nachdem sie die Geschichte zu Ende erzählt hat, beschreibt Violet noch einmal, wie die Arbeit mit Kindern in kleinen Schritten erfolgt. Sie sagt, dass die meisten Klienten am Ende einer einzelnen Sitzung mit ihrer unerledigten Wut bei weitem noch nicht fertig sind. Manchmal brauchen sie Hilfe, sich wieder zu zentrieren oder zu erden, z. B. durch kleine Atemübungen oder indem sie nach vorne schauen und sich auf etwas Positives freuen, damit sie die Sitzung mit einem relativ ruhigen Gefühl beenden können. Viele Kinder unterbrechen die Arbeit am Thema Wut innerhalb einer Sitzung (z. B. wenn es um einen Missbrauch innerhalb der Familie geht), knüpfen dann aber in späteren Sitzungen wieder daran an.

Unterstützt durch Violets Übung und die Geschichte von Gina, erzählt eine Teilnehmerin namens Andrea davon, wie sie in der Arbeit mit einem Jungen, dessen Vater ermordet worden war, einen aufblasbaren Clown eingesetzt hat. Der Junge hatte – mit Hilfe seiner Mutter – ein Bild vom Gesicht des Mörders gezeichnet und auf den Clown geklebt. Andrea sagt, dies habe sowohl der Mutter als auch dem Jungen die Möglichkeit gegeben, sich auf sichere Weise mit ihrer Wut auseinanderzusetzen. Violet greift das Stichwort „sichere Weise" auf und bestätigt:

Dadurch entsteht ein spielerischer Rahmen, und das macht den Kontakt und die Sicherheit aus; genau das ist der Behälter. Sie wissen, dass ich da bin und dass ich auch weiterhin für sie da sein werde. Und ich habe mit ihnen darüber gesprochen, dass es klare Grenzen gibt. Es gibt Dinge, die sie in meiner Praxis tun können und andere, die sie nicht tun können. Deshalb bin ich für sehr klar, und nicht schwammig.

Um 16:50 Uhr kündigt Violet den müde wirkenden Teilnehmern an, dass der morgige Freitag nicht so intensiv sein wird. So wie Violet Candice am Ende ihrer Arbeit mit Humor und Smalltalk geholfen hat, sich wieder zu stabilisieren und zu beruhigen, wird auch am Ende dieser Arbeitswoche etwas mehr Leichtigkeit einkehren. „Wir werden einen schönen musikalischen Vormittag haben", sagt sie zum Abschluss.

Reflexion des vierten Tages

In der Reflexion des dritten Kapitels habe ich das Vier-Stufen-Modell dargestellt, das Violet in verschiedenen therapeutischen Situationen anwendet. Ich habe beschrieben, wie Violet sowohl Erwachsene als auch Kinder durch Erfahrungen begleitet, in denen 1. die Imagination, 2. die Sinne, 3. die Bildersprache von Geschichten und Metaphern und 4. die sinnstiftende Frage „Passt davon etwas zu dir?" eine wichtige Rolle spielen.

In der Reflexion dieses Kapitels möchte ich die Betrachtung der strukturellen Dimension in Violets Ansatz erweitern, indem ich aufzeige, dass ihre Arbeit nicht immer in einer linearen Bewegung durch diese vier Schritte besteht, sondern manchmal auch durch zirkuläre und rekursive Strukturen gekennzeichnet ist. Mit anderen Worten: häufig wiederholt sie diese vier Schritte der therapeutischen Erfahrung mehrfach innerhalb einer Sitzung. Violet nutzt diese „Schleifen", um sich in der Arbeit mit ihren Klienten neuen Aspekten oder tieferen Ebenen anzunähern. Man kann diese Bewegung daher auch als Tiefungsspirale verstehen, durch die sie den Klienten auf die Ebene der Arbeit begleitet, die er in einem jeweiligen Moment gerade zulassen kann (Abbildung 6).

Bevor ich näher auf diesen rekursiven Aspekt in Violets Arbeit eingehe, möchte ich beschreiben, wie sich das Vier-Stufen-Modell der therapeutischen Erfahrung in den Arbeiten mit Ben und Candice widerspiegelt.

Das Vier-Stufen-Modell bei Ben und Candice

Das in der Reflexion des dritten Kapitels dargestellte Vier-Stufen-Modell lässt sich in der Videosequenz von Bens Arbeit mit Ton relativ leicht nachvollziehen. Die folgende Tabelle enthält alle Anweisungen, die Violet Ben zu Beginn der jeweiligen Stufe gab und aus denen sich die Ton-Arbeit in ihrer Gesamtheit entwickelte.

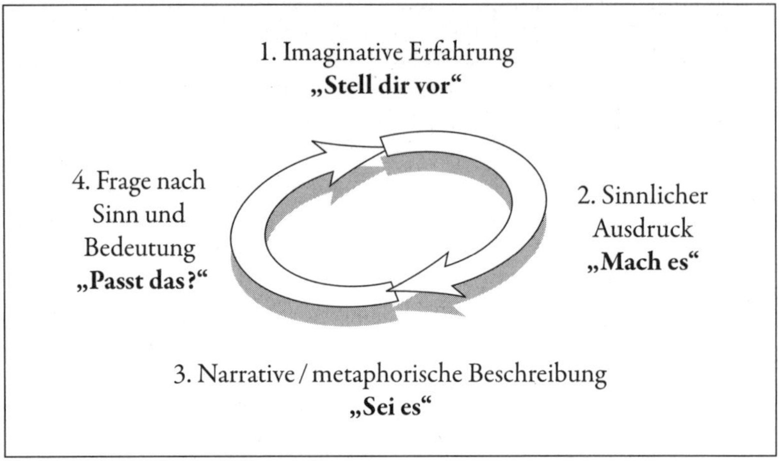

Abbildung 6: Rekursiver Aspekt der therapeutischen Erfahrung

Auch als Violet später an diesem Tag mit Candice an ihrer Wut-Zeichnung arbeitete, war das Vier-Stufen-Modell deutlich erkennbar. Zunächst hatte Violet die Teilnehmer mit einer kurzen Entspannungsübung eingestimmt, die mit den Worten begann: „Ich möchte, dass ihr euch so gut wie möglich entspannt. Nun gehe in dich und schau, wie du dich fühlst ...“ Danach bat Violet die Teilnehmer:

> Ich möchte dich einladen, in deine Kindheit zurückzugehen – in eine Zeit, als etwas passiert ist, das dich wütend gemacht hat. Vielleicht kannst du dich auch nicht daran erinnern, wütend gewesen zu sein, aber dafür ängstlich, gekränkt, verletzt oder beschämt, oder vielleicht hattest du einmal das Gefühl, ein schlechtes Kind zu sein.

Diese Vorbereitung auf eine imaginative Erfahrung wurde kurze Zeit später ergänzt durch die Einladung, diesen inneren Bildern einen sinnlichen Ausdruck zu geben. Violet bat die Teilnehmer, ihre Erinnerungen zu zeichnen:

> Noch einmal: es braucht nichts Schönes zu sein, es braucht auch niemand zu verstehen, einfach ein Ausdruck deiner selbst, zu dieser Zeit. Wenn du bereit bist, dann nimm dir, was du brauchst und zeichne dein Bild ...

Stufen	Violets Anweisungen
(1) Imaginative Erfahrung „Stell dir vor“	„Ich möchte gerne, dass du einfach deinen Ton nimmst [...] und beide Hände darauf legst. Nun schließ die Augen und nimm einen tiefen Atemzug. Und wenn du ausatmest, dann stell dir vor, wie die Luft durch deine Arme in den Ton fließt. Versuch es noch einmal.
(2) Sinnlicher Ausdruck „Mach es“	„Also, ich möchte, dass du zunächst mit geschlossenen Augen anfängst, etwas mit dem Ton zu machen. Irgendeine Form zum Beispiel, oder du stellst dir vor, du machst ein Tier oder einen Menschen.“
(3) Narrative / metaphorische Beschreibung „Sei es“	„Also möchte ich, dass du dieses Stück Ton bist und mir etwas von dir erzählst: „Ich bin dieses Stück Ton.“ Du kannst einfach beschreiben wie du aussiehst, oder was auch immer.“
(4) Sinn und Bedeutung „Passt das?“	„Ich frage mich, ob es an deinem Wal etwas gibt, das auch zu dir passt, Ben. Wo du sagen könntest: ‚Ja, so bin ich auch!‘, oder ‚Das ist in meinem Leben genau so.‘“

Tabelle 7: Violet und Ben bei der Ton-Arbeit – Die vier Stufen

Als Violet anfing, vor der Gruppe mit Candice zu arbeiten, forderte sie sie zunächst auf, etwas über ihr Bild zu erzählen. Dies war der Einstieg in die narrative und metaphorische Beschreibung. Die Geschichte, die sich im ersten Teil dieser emotional sehr intensiven Arbeit entwickelte (von ihren Geschwistern ans Bett gefesselt zu sein) bezog sich offenbar auf Candice ganz persönliches Erleben. Daher brauchte Violet Candice nicht danach zu fragen, ob etwas von dieser Geschichte zu ihrem eigenen Leben passte – als sinngebendes Element der Arbeit.

Was dann geschah, war, dass Candice‘ Erfahrung des Gefesselt-Seins unmittelbar in einen tieferen und noch problematischeren Teil ihres jungen Lebens hineinführte. Was zunächst als Beschreibung eines Missbrauchs durch ihre Geschwister anfing, entwickelte sich zu der Beschreibung des Missbrauchs sämtlicher Geschwister durch ihren Onkel. Daher können wir den zweiten Teil der Arbeit (in dem Candice ihre Wut gegenüber dem Onkel dadurch ausdrückt, dass sie mit dem Bataca-Schläger auf den Stuhl eindrischt) als sinnstiftendes Element in Bezug auf die ursprüngliche Geschichte verstehen. Mit anderen Worten: indem Candice den größeren Zusammenhang ihres ursprünglichen Bildes und der damit verbundenen Geschichte verstand und sich ihm zuwandte, kam sie zu einem tieferen emotionalen Ausdruck und der teilweisen Lösung des diesem Bild zugrundeliegenden Themas.

Als Candice die Einzelheiten der Geschichte hinter dem Bild erzählte, wirkte sie nur mäßig betroffen, und sie sprach in gedämpftem Ton. Bereits während der ersten Minuten ihrer Arbeit erwähnte Candice gegenüber Violet, dass sie sich „richtig blockiert" fühle. Was aber war es, das Candice befähigte, sich emotional wieder einzulassen? Was war es, das sie befähigte, etwas von der nur zu gut nachvollziehbaren Wut herauszulassen, die sie gegenüber ihrem Onkel empfunden haben musste und immer noch empfand?

Was ihr half, die Gefühle wieder zuzulassen, war, dass Violet die vier Stufen der therapeutischen Erfahrung zum zweiten Mal mit ihr durchging. Hier liegt ein Schlüssel zum Verständnis von Violets Ansatz: Das Vier-Stufen-Modell der therapeutischen Erfahrung wird innerhalb eines bestimmten Abschnitts der Arbeit häufig wiederholt. Dieses „rekursive" Element in Violets Arbeit ermöglicht die weitergehende Exploration neuer Themen oder ähnlicher Themen auf einer tieferen Ebene. So betrachtet, repräsentiert die Tiefungsspirale, die in Abbildung 6 dargestellt ist, Violets Ansatz der Arbeit mit therapeutischen Erfahrungen noch genauer als die lineare Darstellung in der Reflexion des dritten Kapitels.

Der rekursive Aspekt der therapeutischen Erfahrung nach Oaklander

Als Violet, während Candice ihre Geschichte erzählt, realisiert, dass alle Kinder auf dem Bild durch ihren Onkel missbraucht worden sind, fragt sie Candice: „Wärst du bereit, etwas auszuprobieren?" Als Candice zustimmt, führt Violet Candice durch eine weitere Schleife des Vier-Stufen-Modells. Diesmal bittet sie Candice, sich auf eine zweite imaginative Erfahrung einzulassen und sich vorzustellen, ihr Onkel säße auf dem leeren Stuhl. Danach führt Violet Candice zu einer weiteren sinnlichen Erfahrung, indem sie ihr den Bataca-Schläger in die Hand gibt (sicherlich nicht dasselbe wie Pastellkreiden oder Ton, aber ebenfalls eine sinnliche Art des Ausdrucks). Als nächstes geht sie recht schnell zur narrativen und metaphorischen Beschreibung über und fragt Candice: „Was würdest du ihm sagen?“ Nun braucht Candice keine weiteren Anleitungen mehr und geht körperlich und verbal in den explosionsartigen Ausdruck all ihrer imaginativen, sensorischen, narrativen und metaphorischen Möglichkeiten, um ihren tiefen Gefühlen über diese schreckliche Erfahrung Luft zu machen.

Diese rekursive Aspekt des „Noch-einmal-Hindurchgehens“, der für Violets Ansatz kennzeichnend ist, findet sich auch in der Videoaufzeichnung der Arbeit mit dem dreizehnjährigen Ben, die die Teilnehmer am Vormittag gemeinsam anschauten. In den ersten 15 Minuten der Arbeit mit Violet hatte Ben bereits die erste Runde des Vier-Stufen-Modells der therapeutischen Erfahrung durchlaufen. Er arbeitete mit dem Ton, sprach, „als sei“ er der Ton-Wal und erzählte schließlich, welche Übereinstimmungen und Ähnlichkeiten es zwischen der „Walfamilie“ und seiner eigenen gab.

Unmittelbar im Anschluss daran führte Violet Ben noch einmal durch die vierstufige Sequenz und bediente sich wiederum des Tons, diesmal jedoch in anderer Weise. Sie bat Ben, mit Hilfe seiner Phantasie und seiner Hände „jedes Mitglied seiner Familie aus Ton zu formen.“ Dann ließ sie ihn zu den Tonfiguren sprechen, „als ob“ es echte Familienmitglieder wären: etwas, das er an ihnen mag und etwas, das er nicht mag. Durch diese zweite Runde durch die vierstufige Sequenz gelang es Ben, seine Beziehung zu Vater und Mutter noch tiefer zu begreifen und zu „verstehen“, sprich: ihre Bedeutung zu erfassen. Außerdem beschäftige er sich damit, wie er seine Gefühle von Frust und Wut innerhalb dieser Beziehungen besser handhaben konnte.

Diese Beispiele mit Candice und Ben machen deutlich, dass Violet das Vier-Stufen-Modell der therapeutischen Beziehung unabhängig davon anwendet, ob sie mit erwachsenen Klienten oder mit Kindern arbeitet. Sie zeigen außerdem, dass Violet diesem Modell unabhängig davon folgt, ob sie mit Farben oder mit Ton arbeitet (oder, wie die folgenden Kapitel zeigen werden, mit Musikinstrumenten, Sandspiel oder Puppen). Violets Arbeit mit Ben und Candice macht deutlich, dass sie die „erste Runde“ des Vier-Stufen-Modells der therapeutischen Erfahrung häufig dazu nutzt, herauszuarbeiten, welche Themen für ihr Gegenüber relevant sein könnten – in Gestaltbegriffen: welche Themen auftauchen und zur Figur werden – bevor sie in weiteren, wiederholten Runden dieses Modells diese Themen tiefer erarbeitet und anspricht.

In diesem rekursiven Prozess der Bewegung durch verschiedene Stufen, ist der vierte Schritt, die Frage nach Sinn und Bedeutung, vielleicht noch der unklarste. In verschiedenen Interviews hat Violet darauf hingewiesen, dass sie ihre Klienten (Erwachsene wie Kinder) keineswegs immer fragt, ob das, was sie in den ersten drei Schritten erarbeitet haben, in ihr sonstiges Leben hineinpasst. Manchmal hat sie den Eindruck, sagt sie, als habe im Inneren eine Art von Integration stattgefunden, ein „Aha-Erlebnis", das nicht unbedingt artikuliert werden muss. Diese Haltung stimmt mit Violets theoretischer gestalttherapeutischer Orientierung überein, wonach die Erfahrung des „Schließens" nicht unbedingt eine verbale sein muss, sondern durchaus auf einer tieferen, nicht-sprachlichen Ebene der Erfahrung stattfinden kann.

Auch besteht nach der ersten Runde der therapeutischen Erfahrung i. d. R. bereits eine Verbindung zum Leben des Klienten, wodurch die Frage nach dem Bezug zum eigenen Leben in zusätzlichen „Runden" sich manchmal erübrigt. Nehmen wir beispielsweise Lydias Bild vom sicheren Ort, auf dem ein großes, gelbes Bett mit Keksen darauf zu sehen war. Nachdem Lydia in der ersten Runde entdeckt hatte, dass das Bett ihre Beziehung zu ihrer Stiefmutter repräsentierte, forderte Violet sie auf, in einer zweiten Runde ihren Gefühle gegenüber der Stiefmutter nachzugehen (indem sie sich vorstellte, ihre Stiefmutter säße auf dem Bett und so zu ihr sprach, „als ob" sie zusammen da wären). Im zweiten Durchlauf brauchte Violet nicht mehr danach zu fragen, ob das, worüber Lydia sprach, einen sinnvollen Bezug zu ihrem Leben hätte. Dasselbe gilt für die Arbeit mit Ben. Nachdem er den Zusammenhang zwischen der „Walfamilie" und seiner eigenen hergestellt hatte und nun einmal angefangen hatte, über seine Familie und die Beziehung zu seinem Vater zu reden, erübrigte es sich für Violet, ihn zu fragen, ob das, was er da erzählte, auch für sein eigenes Leben einen Sinn ergab. Er sprach ja bereits über sein eigenes Leben.

In Gestaltbegriffen ausgedrückt, hilft Violet in der ersten Sequenz durch die therapeutischen Erfahrungen dem Klienten, eine Figur entstehen zu lassen, die für dessen eigenen Lebenskontext relevant ist. In weiteren Runden arbeitet sie dann an der Schärfung der Figur, damit der Klient sich ihr zuwenden und ihr Bedeutung beimessen bzw. abgewinnen kann.

In der Reflexion des dritten Kapitels habe ich davon gesprochen, dass Violets Arbeit mit den verschiedenen therapeutischen Erfahrungen als Komposition aus vier aufeinander aufbauenden Schritten oder Stufen verstanden werden kann (also imaginative Erfahrung, sinnlicher Ausdruck, narrative / metaphorische Beschreibung und Frage nach Sinn und Bedeutung). In der Reflexion dieses Kapitels habe ich nun zwei weitere Überlegungen angestellt, die dazu beitragen können, die Komplexität der Arbeit mit diesen therapeutischen Erfahrungen noch genauer zu erfassen und zu beschreiben: 1. Violets Arbeit mit therapeutischen Erfahrungen ist häufig rekursiv, und 2. diese „Runden" oder Durchläufe sind nicht immer symmetrisch. Zusammengefasst: normalerweise gibt es in der Arbeit mit therapeutischen Erfahrungen mehr als einen Durchlauf, und der vierte Schritt ist nach dem ersten Durchlauf meistens weniger stark ausgeprägt.

In den Reflexionen der nun folgenden Tage werde ich jeden einzelnen dieser vier Schritte noch einmal genauer betrachten und dabei zeigen, dass sie in ihrer Gesamtheit zwar durchgängig, aber – abhängig von Kontext und Medium – auch unterschiedlich stark ausgeprägt vorkommen können. Es geht mir darum, zwischen diesen vier Schritten zu differenzieren, um sowohl den individuellen Wert und die besondere Funktion jedes einzelnen Schrittes deutlich zu machen als auch zu zeigen, dass sie in ihrer Gesamtheit einen starken, integrierten und der Entwicklung angemessenen therapeutischen Ansatz darstellen. Anders ausgedrückt: ich werde zeigen, dass diese therapeutischen Erfahrungen das Kernstück von Violets einzigartigem Beitrag zur Therapie von Kindern und dem Training von Erwachsenen bilden.

5

Fünfter Tag: Freitag

Musik-Erfahrung

Gegen Ende des Donnerstagnachmittags hatte Violet der Gruppe angekündigt, dass der Freitag ein „emotional weniger intensiver" Tag werden würde. Dafür hat sie verschiedene Vorkehrungen getroffen. Zum einen ist heute nur ein halber Arbeitstag, von 09:00 bis 12:00 Uhr. Dadurch können die Teilnehmer früher ins Wochenende gehen und Santa Barbara, eine vor allem im Juli sehr reizvolle Küstenstadt, und die Umgebung erkunden. Zum anderen geht es an diesem Freitag um die „Musik-Erfahrung"; dabei steht für die Teilnehmer die positive Gruppenerfahrung im Vordergrund, und nicht die schwierigen, persönlichen Themen.

Als die Teilnehmer an diesem Morgen den Gruppenraum betreten, sehen sie als erstes eine große Menge an Musikinstrumenten, die auf dem Boden verteilt liegen: Mini-Xylophone, Tamburine, Rain-Sticks, Klanghölzer, Glocken und Flöten, Bongos, Kürbisrasseln usw. Die Teilnehmer stürzen sich auf die Instrumente und probieren aus, was Xylophon, Rasseln und andere Instrumente so hergeben. Von einem Band im Hintergrund ertönt ruhige Musik. Als noch mehr Teilnehmer hereinkommen, entsteht ein lebendiges und immer lauter werdendes Geplapper, und eine Teilnehmerin sagt mit lauter Stimme: „Das ist ja wie im Mickey Mouse Club für Erwachsene hier! Jeden Tag gibt's ein neues Thema! Zuerst Zeichnen, dann Ton, und jetzt Musik!"

Um 09:02 Uhr sagt Violet mit warmer Stimme: „Freunde, wir fangen an." Als erstes müssen ein paar organisatorische Dinge geregelt werden. Gegen Mittag wird ein Freund von Violet vorbeikommen und die großen Bären mitbringen, die einige Teilnehmer bestellt haben, nachdem sie Violet damit haben arbeiten sehen. Violets Bär hat jeden Tag die Runde gemacht und es sich mal hier, mal dort für längere Zeit gutgehen lassen. Dann muss noch einiges für Montag besprochen werden; dann ist „Sandspiel-Tag", und der soll in Violets Praxis hier in der Nähe stattfinden.

Nach diesen Vorbereitungen sagt Violet, dass sie gerne in paar einführende Worte sagen möchte, bevor es mit der Musik-Erfahrung losgeht. Zunächst erzählt sie, wie diese Einheit aus Workshops bei Paul Winter entstanden ist, an denen sie im Rahmen seines „Music-Village-Projektes" auf einer Farm in Connecticut teilgenommen hat. Winter spielt Alt-Saxophon und hatte eine Reihe von erfolgreichen Platten aufgenommen – eine

Mischung zwischen Jazz und brasilianischer Musik. Am bekanntesten ist er wahrscheinlich durch seine faszinierenden Kompositionen aus Musik und den Gesängen von Walen oder Wölfen und anderen Wildtieren.

Dann berichtet Violet von ihren Erfahrungen mit Paul Winter und seinen Musikworkshops. Obwohl an den meisten Workshops vorwiegend professionelle Musiker teilnahmen, ging es Winter darum zu betonen, dass es „so etwas wie eine falsche Note nicht gibt." Wie bei den Geräuschen der Natur, die Winter in seine Musik mit einfließen lässt, ging es in diesen Workshops darum, zu erleben, „welche Klänge wir in der Gemeinschaft erzeugen können." Violet merkt an, dass die Erfahrung dieser überaus kreativen und ausdrucksstarken Atmosphäre in ihr eine Frage offen ließ: „Ich fühle mich hier so sehr bei mir angekommen – wie kann ich diese Erfahrung in meine Arbeit mit Kindern integrieren und übertragen?" Sie erzählt, dass sie den Prozess, den sie bei Winter erlebt und gelernt hat, schließlich verändert und ihren eigenen Bedürfnissen angepasst hat; und diesen veränderten Prozess möchte sie nun mit einem der Teilnehmer demonstrieren.

Demonstration mit Erwachsenen: Musik mit Isabel

Aus den sechs Teilnehmern, die sich melden, wählt Violet Isabel aus, um mit ihr zu arbeiten. Die beiden sitzen auf dem Boden zwischen all den Instrumenten. Violet erzählt Isabel, dass wenn sie mit Kindern arbeitet, sie die Box mit den Instrumenten ganz langsam – und laut – auskippt, um bei den Kindern eine möglichst dramatische Wirkung zu erzielen. Dann bittet sie Isabel, sich als erstes all die Instrumente anzusehen und auszuprobieren, welche Geräusche sie erzeugen. Isabel nimmt sich erst einmal die Löffel, danach eine afrikanische, mit Perlen verzierte Rassel, und dann ein kleines Tamburin. Nachdem sie eine Reihe von Instrumenten ausprobiert hat, erklärt Violet den Aufbau ihrer ersten gemeinsamen Aktion:

> Okay, wir machen jetzt folgendes: Du nimmst dir ein Instrument und spielst darauf ein paar Sekunden lang allein. Dann nehme ich eins und wir spielen zusammen. Dann hörst du auf, und ich spiele eine Zeit lang allein, dann nimmst du wieder ein Instrument und begleitest mich. Also du spielst zuerst alleine, dann spielen wir zusammen, dann spiele ich alleine und dann spielen wir wieder zusammen, und so weiter …

Was nun folgt, ist ein faszinierender „Dialog ohne Worte." Violet sucht sich

Instrumente aus, die den Ton von Isabels Instrumenten ziemlich gut treffen; daraus entwickelt sich eine Mischung. Dann wieder gibt es Momente, in denen nur eine von beiden spielt und nur eine „Stimme“ zu hören ist. Als sie nach ein paar Runden dieses Spiels aufhören, geben die anderen Teilnehmer spontan Applaus. Violet und Isabel strahlen, und Isabel sagt: „Das hat richtig Spaß gemacht! Ich konnte gar nicht von all diesen Instrumenten wegsehen, es war solch eine Fülle. Ich musste einfach lachen.“ Andere Teilnehmer sagen, dass es schön war, so viel Kommunikation ohne Worte zu beobachten: „Ich konnte genau sehen, wer führt und wer folgt“, sagt eine Teilnehmerin. Und ein anderer meint: „Es war einfach, als ob man eine gute Unterhaltung verfolgt. Es gab ein Hin-und-Her und ein aktives Zuhören zwischen den Instrumenten, die ihr gespielt habt.“

Violet erzählt von einer anderen Übung, die sie mit Kindern macht: Dabei sollen die Kinder mit den Instrumenten unterschiedliche Stimmungen ausdrücken. Diese Übung hilft den Kindern nicht nur, ihre Gefühle besser zu differenzieren, sie erweitert auch ihr expressives Repertoire. Dann fragt Violet Isabel, ob sie bereit ist, mit ihr die nächste Übung zu machen. Als Isabel das bejaht, bittet Violet sie, sich ein Instrument auszusuchen, mit dem sie „freudig spielen“ kann. Isabel wählt ein Xylophon, und Violet nimmt sich eine Rassel. Als Violet das Signal gibt, fangen beide freudig an. Beim „wütenden Spiel“ haut Isabel auf eine schwere Holztrommel, und Violet traktiert ein hölzernes „Kratzinstrument.“ Beim „traurigen Spiel“ nimmt Isabel sich eine klagende Flöte, während Violet leise und halbherzig die oberen Töne des Xylophons anschlägt. Und als Isabel schließlich vorschlägt, dass sie „verrückt spielen“, nehmen beide sich laute Rasseln und machen ausladende Bewegungen dazu [Abbildung 7].

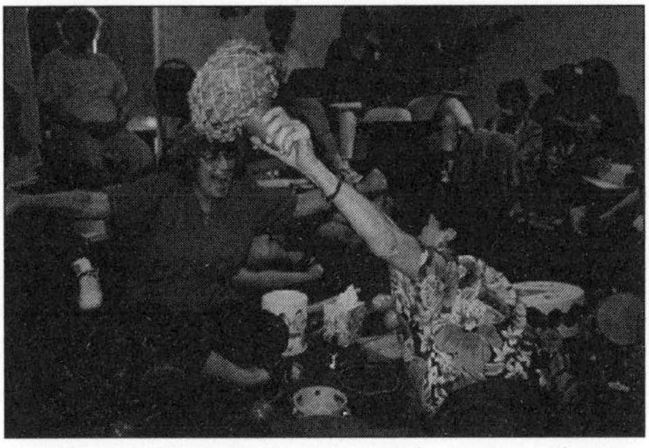

Abbildung 7: Violet und Isabel „spielen verrückt“

Als letzte, beruhigende Übung macht Violet mit Isabel eine Phantasiereise. Sie bittet Isabel, die Augen zu schließen und sich einen Drachen vorzustellen, der am Himmel schwebt, sich ein Instrument zu nehmen und dieses Bild zu begleiten. Nach einer Weile beschreibt Violet, wie der Drachen langsam auf die Erde sinkt, und Isabels sanftes Rasseln wird leiser, bis es ganz still geworden ist. Am Ende all dieser Übungen fragt Violet Isabel, wie es ihr jetzt geht. Isabel antwortet: „Ruhig und gut. Zuerst dachte ich, dass mich die vielen Geräusche völlig verrückt machen würden, aber so ist es überhaupt nicht. Ich fühle mich wohl."

Immer noch auf dem Boden sitzend, beschreibt Violet der ganzen Gruppe, wie diese strukturierte Übung auf Kinder wirkt. Auf zurückhaltende Kinder wirkt sie sehr „befreiend", und auf Kinder, die zu oft außer Kontrolle geraten oder schnell grenzenlos werden, wirkt sie „bewahrend." Violet kommt noch einmal auf das Kontaktprinzip zu sprechen:

> Ich gehe in Kontakt mit dem Kind, indem ich seinen Rhythmus aufgreife. Dann muss das Kind zuhören, warten und einstimmen, wenn es selbst an der Reihe ist. So beinhaltet diese Übung sowohl das angemessene In-Kontakt-Gehen als auch den Rückzug aus diesem Kontakt.

Übung mit der ganzen Gruppe

Als nächstes kündigt Violet an, dass nun – zum Ende dieses Workshoptages und der ersten Woche – die ganze Gruppe unterschiedliche Musikerfahrungen machen wird, und zwar in Untergruppen zu je sechs Teilnehmern. Für diese Übung gelten die folgenden Regeln:

- Sechs Teilnehmer sitzen auf dem Boden; in der Mitte liegen die verschiedenen Instrumente.
- Nachdem jeder alle Instrumente ausprobiert hat, sucht sich jeder Teilnehmer zwei Instrumente aus.
- Dann wird das Licht ausgeschaltet, und alle sitzen einen Moment lang schweigend und mit geschlossenen Augen da.
- Einer der Teilnehmer beginnt damit, Geräusche oder Klänge zu spielen, und die anderen stimmen ein, wenn sie so weit sind.
- Es können alle möglichen Arten von Geräuschen und Klängen gemacht werden, allerdings sollen keine durchgängigen Rhythmen oder Melodien gespielt werden.

- Man kann auch einfach dasitzen und den anderen zuhören.
- Und man kann musikalisch auf die Geräusche und Klänge der anderen antworten.
- Normalerweise braucht eine solche Gruppe kein besonderes Signal, um zum Ende zu kommen. Meistens ergibt sich das von selbst.
- Diejenigen, die nicht in der kleineren Gruppe sitzen, halten ihre Augen ebenfalls geschlossen, hören zu und achten darauf, welche inneren Bilder und Metaphern beim Zuhören in ihnen entstehen.

Da ich selbst Musiker bin, gefiel mir die Regel, dass man keine durchgängigen Rhythmen und Melodien spielen darf, anfangs überhaupt nicht. Im Laufe der Zeit wurde mir jedoch klar, dass diese Regel den Teilnehmern eine größere Spontaneität der Erfahrung ermöglicht, und dass sie so besser aufeinander eingehen können. Man achtet mehr darauf, was andere tun, anstatt in gleichmäßige und vorhersehbare Rhythmen oder Melodien zu fallen oder sich ungeschickt zu fühlen, weil man den Rhythmus oder die Melodie, die jemand spielt, nicht nachmachen oder halten kann!

Nach Violets Einleitung zu dieser musikalischen Gruppenerfahrung nimmt jede Sechsergruppe nacheinander in der Mitte des Raumes Platz. Interessanterweise klingt jede einzelne Gruppe völlig anders, als alle anderen. Die meisten beginnen zunächst etwas verhalten und ruhig, steigern sich dann zu einer Art Crescendo (oder Kakophonie?), um dann zu einem weichen – oder manchmal auch etwas schrulligen – Ende zu kommen. Eine Gruppe hat einen besonders klagenden Charakter, der vor allem durch den melancholischen Klang einer Tonflöte geprägt wird. Am Ende jeder Gruppensession fragt Violet die Teilnehmer, wie sie die Übung erlebt haben – gewissermaßen die Frage nach Sinn und Bedeutung der Gruppenmetaphern, die durch Imagination und sensorischen Ausdruck entstanden sind. Diese individuellen Rückmeldungen scheinen etwas von dem Erleben jedes einzelnen als Gruppenmitglied widerzuspiegeln.: „Jetzt wird mir klar, dass ich anscheinend lauter als die anderen gespielt habe." „Es war ein sehr vertrautes Gefühl, meinen Beitrag zu leisten und zu hören, wie die anderen das Ihre beitrugen." „Ich hatte das Gefühl, jeden anderen in der Gruppe genau mitzubekommen", und „Ich hatte die Augen geschlossen, und es fühlte sich eher so an, als ob zwei Menschen spielten, und nicht sechs."

Violet fragt die Teilnehmer auch, welche Bilder in ihnen entstanden sind, als sie nicht im mittleren Kreis, sondern außen gesessen haben. Hier einige Rückmeldungen: „Für mich klang es, wie wenn früh morgens ein Dorf langsam aufwacht.“ „Ich habe sehr genau das Geräusch von Zimmerleuten bei der Arbeit wahrgenommen.“ „Ich musste an einen Wald denken, und die Geräusche der Tiere in der Abenddämmerung.“

Nach einer kurzen Pause, in der viele Teilnehmer noch mit den Instrumenten spielen, sagt Violet, dass sie gerne ein Beispiel aus ihrer Arbeit mit einem Jungen erzählen möchte. Sie erklärt, dass die Arbeit mit sinnlichen Ausdrucksmitteln „die Welt und das Sosein des Kindes unterstützt, weil Kinder sich besser körperlich ausdrücken können als mit Worten.“

Dann schildert sie den Fall eines Jungen, dessen Eltern beide Alkoholiker waren. Das Leben dieses Jungen verlief ziemlich chaotisch, und in seiner Erfahrung mit der Musik versuchte er, die Situation so weit wie irgend möglich zu kontrollieren, was sich auch später noch fortsetzte. Violet beschreibt, wie dieser Junge ein ausgefeiltes System entwickelte, mit seinen Fingern zu signalisieren, wann Violet mitspielen und wann sie aufhören sollte. Während sie die Geschichte pantomimisch untermalt (durch Zeigen mit dem Finger oder dramatische Gesten, wie – als Stopzeichen – den Finger an der Kehle entlangführen usw.), müssen viele der Teilnehmer lauthals lachen. Aber sie betont auch mit einem gewissen Ernst, dass es für diesen Jungen besonders wichtig war, in dieser Übung ein verstärktes Gefühl von Kontrolle zu erfahren. Dadurch, dass er im Umgang mit den Instrumenten ein „Gefühl von Kontrolle“ erleben konnte, kam er durch die Selbstarbeit mit seiner „Macht“ in Kontakt. Dieses Thema hatte sie ja am Mittwoch bereits angesprochen. Bezogen auf die Erfahrung dieses Jungen während der Musik-Übung sagt sie: „Etwas in der Struktur dieser Übung macht es den Kindern leichter, sich einzulassen. Es ist erstaunlich, was die Kinder manchmal von sich zeigen, wenn sie das Vertrauen haben, sich einzulassen.“

Bevor die Teilnehmer ins Wochenende aufbrechen, lädt Violet sie – wie sie das bereits am ersten Tag getan hat – noch einmal ein, sich zu treffen, zusammen essen zu gehen, gemeinsam Zeit zu verbringen. Tatsächlich haben viele Teilnehmer bereits Verabredungen zum Abendessen, zum gemeinsamen Shoppen oder zu verschiedenen Ausflügen getroffen. Wenn Violet die Workshopteilnehmer ermutigt, den Kontakt zueinander auch in ihrer Freizeit zu pflegen und sich besser kennenzulernen, greift sie damit das zentrale Thema der Beziehung auf – sowohl im therapeutischen Kontext als auch in dem des gemeinsamen Lernens. Es ist wirklich erstaunlich, dass in einer Gruppe von einander völlig fremden Menschen, die aus allen Ecken der Welt hier zusammengekommen sind, innerhalb von fünf Tagen ein so starkes Gefühl für Gemeinschaft und authentische Beziehung entstanden ist.

Reflexion des fünften Kapitels

In der Reflexion dieses Kapitels möchte ich zunächst darauf schauen, wie sich die erste Woche des Trainings insgesamt entwickelt hat und wie sie zu Ende gegangen ist. Danach werde ich mich auf den ersten Teil von Violets therapeutischer Erfahrung konzentrieren, um von da aus die Rolle von Imagination und Phantasie genauer zu untersuchen.

Der Verlauf der ersten Woche: Crescendo und Diminuendo

In den Reflexionen der vorangegangenen Kapitel habe ich aufgezeigt, dass Violet zuerst an der Entwicklung des Gemeinschaftsgefühls innerhalb der Gruppe arbeitet, bevor sie sich den schwierigeren Fragen des therapeutischen Prozesses zuwendet. Dies ist vor allem deshalb wichtig, weil sie die Ausbildungsteilnehmer auffordert, sich selbst auf die Techniken einzulassen, die Violet mit Kindern und Jugendlichen in der Therapie anwendet, beispielsweise die Haus-Baum-Mensch-Zeichnung am Montag, das Bild vom sicheren Ort am Dienstag, die Arbeit mit Ton am Mittwoch, die Wut-Zeichnung am Donnerstag und die Musik-Erfahrung am Freitag. Das Training ist also so strukturiert, dass die Teilnehmer sich von Tag zu Tag ein Stück tiefer und persönlicher auf den ganzen Prozess einlassen. Wie bereits erwähnt, zeigt sich hier eine Parallele zu Violets Arbeit mit Kindern in der Therapie: bevor sie sich den problematischen Themen im Leben des Kindes zuwendet, geht sie mit dem Kind „in Kontakt" und entwickelt mit ihm eine tragfähige Beziehung. Die Selbstunterstützung, die das Kind aus dem guten Kontakt mit sich selbst und der Therapeutin gewinnt, betont Violet, bildet dann die Grundlage, um schwierigere persönliche Themen anzugehen.

Ich betone diesen Aspekt deshalb, weil dadurch deutlich wird, wie am gestrigen Nachmittag das im Training zutage geförderte Material sozusagen die Intensität eines Crescendos erreichen konnte. Am Dienstagnachmittag hatten die Teilnehmer bereits zusehen können, wie Violet mit Lydia an deren Bild vom sicheren Ort arbeitet – eine emotional sehr intensive, positive Erfahrung. Dann hatten sie beobachten können, wie Violet mit den sehr persönlichen und schwierigen Themen umging, die Sabina am Mittwochnachmittag in ihrer Ton-Arbeit offenbarte. Am Donnerstag verfolgten sie sehr aufmerksam die Aufzeichnung von Violets Arbeit mit Ben und diskutierten anschließend über ihre Beobachtungen. Am Donnerstagnachmittag erlebten die Teilnehmer ein paar humorvolle und verspielte Augenblicke in der Arbeit mit „aggressiver Energie", bevor sie dann in Violets Arbeit mit

Candice an deren Wut-Zeichnung das bis dahin vielleicht schwierigste und eindrucksvollste Beispiel ihres Arbeitsansatzes sehen konnten.

Dadurch, dass die Teilnehmer im Laufe der Woche eine ganze Reihe teils sehr intensiver Erfahrungen gemacht haben, wirken sie am Freitagmorgen in der Regel etwas erschöpft. Sie sind meistens erleichtert, dass die Übungen an diesem Tag etwas leichter ausfallen und nicht so sehr in die Tiefe gehen. Hier ist es wichtig noch einmal darauf hinzuweisen, dass Violets Aufmerksamkeit für die gesamte Struktur sowohl des therapeutischen Prozesses mit Kindern als auch für den Prozess des Trainings von Erwachsenen Ausdruck ihrer „direktiven" Art zu arbeiten betrachtet werden kann. Indem sie den Freitag leichter gestaltet – und der Einsatz von musikalischen Medien in der Arbeit mit Kindern verfolgt einen ganz ähnlichen Zweck –, zeigt sich, dass sie es nicht nur versteht, andere in zum Teil schwierige und herausfordernde Aspekte der Erfahrung zu begleiten, sondern auch, diese Herausforderungen durch Erfahrungen von Leichtigkeit und Freude auszugleichen.

Auch sollte hervorgehoben werden, dass Violet diese Balance in beiden Arbeitsbereichen sowohl auf der Mikro- als auch auf der Makroebene aktiv gestaltet. Das bedeutet, dass sie selbst innerhalb laufender Sitzungen mit Erwachsenen oder Kindern immer wieder mit ihren Klienten „eincheckt", um sich zu vergewissern, dass die Beziehung tragfähig ist und der Klient genügend Selbstunterstützung hat, um sich gegebenenfalls auf tiefere und herausforderndere Erfahrungen einlassen zu können. Als Violet beispielsweise zur Demonstration der Musik-Erfahrung mit Isabel arbeitete, fragte sie zwischendurch immer wieder: „Wie war das für dich?" – und zwar immer dann, wenn sie in der Erfahrung einen Schritt weiter gegangen waren. Und bevor sie einen weiteren Schritt machten, fragte Violet Isabel, ob sie dazu bereit sei. Auf diese Weise begleitet und unterstützt Violet den Fortgang der Arbeit auf tiefere und persönlichere Ebenen, indem sie sich immer wieder vergewissert, dass der Kontakt zwischen ihr und ihrem Gegenüber tragfähig und vertrauensvoll ist – sowohl mit einzelnen in der Therapie als auch mit der ganzen Gruppe im Rahmen des Trainings.

Während Violet also auf vielfältige Weise daran arbeitet, eine Atmosphäre ohne Erwartungsdruck zu schaffen, eröffnet sie ihrem Gegenüber auch immer wieder neue Möglichkeiten, die Intensität der Arbeit zu steigern oder zu mindern.

Der Fokus der imaginativen Erfahrung: Das Sich-Einlassen fördern
Während einer Diskussion über die Rolle von Bildhaftigkeit und Detail im gemeinsamen Gespräch, zitierte Deborah Tannen (1989) einen Satz, den ein Freund während eines Ferngespräches zu ihr gesagt hatte: „Ich wünschte du könntest hier sein und sehen, wie die süßen Erbsen sprießen." Bezogen auf diese Bemerkung fragt Tannen:

> Warum ist das viel bewegender als der einfache Satz: „Ich wünschte, du könntest hier sein"? – Wegen der jungen Erbsen, die klein, gewöhnlich und doch besonders sind. Die süßen Erbsen, die sich jetzt zeigen und sprießen, stehen für ein Detail des täglichen Lebens, das das tägliche Leben zum Leben erweckt. Die süßen Erbsen erschaffen ein Bild; ein Bild von etwas, während die Aussage „Ich wünschte du könntest hier sein" lediglich ein Ausdruck der abstrakten Vorstellung von Abwesenheit darstellt. (S. 134.)

Tannen fährt fort, indem sie beschreibt, dass wir in unseren Gesprächen Details dazu gebrauchen, Bilder zu erzeugen und dass diese Bilder wiederum eine Art von Intimität schaffen und es den Gesprächsteilnehmern ermöglichen, sich wirklich einzulassen. Sprecher und Zuhörer sind damit beschäftigt, sich etwas vorzustellen, das durch Detailbeschreibungen näher bezeichnet wird, und versuchen, ihm auf die Spur zu kommen. Tannen sagt:

> Details erzeugen Bilder, Bilder erzeugen Szenen, und Szenen bringen Emotionen hervor und ermöglichen sowohl Verständnis als auch Beteiligung ... Die Kommunikation und das Verständnis von Vorstellungen und Ideen geschieht zum großen Teil durch die Hervorbringung gemeinsamer Bilder. (S. 135.)

Tannens Vorstellungen darüber, wie die Details und Bilder alltäglicher Erfahrungen dazu beitragen, Intensität und Intimität von Kommunikation zu fördern, machen deutlich, wie wichtig Bildhaftigkeit und Vorstellungskraft für Violets Arbeit mit Kindern und mit Erwachsenen ist. Solche kraftvollen Bilder, die mit Gefühl und potentieller Bedeutung gefüllt sind, bilden das Herzstück von Violets therapeutischer Erfahrung wie etwa des Bildes vom sicheren Ort oder der Arbeit mit Ton. Zu Beginn dieser Arbeit fordert Violet ihr Gegenüber auf, ein inneres Bild entstehen zu lassen (z. B. „schließe die

Augen und stell dir einen sicheren Ort vor ...") und dieses Bild dann sozusagen körperlich auszudrücken (z. B. „und jetzt möchte ich dich bitten, diesen Ort zu malen ..."). Diese vorgestellten und zum Ausdruck gebrachten Bilder bilden den „Gesprächsgegenstand", auf den wir im zweiten Kapitel bereits näher eingegangen sind, und der in der Eröffnungsphase ihrer Arbeit mit beiden Klienten besondere Aufmerksamkeit erhält.

Lassen wir noch einmal Revue passieren, welche kleinen, gewöhnlichen und besonderen Bilder während dieser ersten Trainingswoche aufgetaucht sind und was sich im weiteren Prozess aus diesen Bildern entwickelt hat. Am Montag ging es um Bilder aus der Kindheit der Teilnehmer; Ziel war es, sie stärker mit ihrem eigenen kindlichen Erleben in Kontakt zu bringen. Später an diesem Tag wurden die Haus-Baum-Mensch-Zeichnungen jedes einzelnen Teilnehmers in der Gruppe betrachtet und besprochen. Während der Arbeit mit dem Bild vom sicheren Ort – am Dienstag – arbeitete Violet mit Lydia an deren Bild vom gelben Bett mit den Keksen darauf, was Lydia half, sich bewusst zu werden, wie viel Unterstützung sie von ihrer Stiefmutter bekommt und wie stark die emotionale Verbindung ist, die die beiden miteinander teilen. Am Mittwoch kam das einfache, aber sehr kraftvolle Bild des „Baseballhandschuhs" auf, der aus Ton entstanden war und der Sabina dazu führte, sich auf einen schwierigen Prozess einzulassen, bei dem es um ihr Thema mit Gewicht und Selbstwert ging. Der Donnerstag begann damit, dass die Teilnehmer sich die Aufzeichnung von Violets Arbeit mit Ben anschauten, der einen Wal aus Ton formte, was dann als Sprungbrett für die weitergehende Arbeit an der Beziehung zu seiner Familie, und insbesondere zu seinem Vater, diente. Am Donnerstagnachmittag schließlich brach der Damm, der Candice' Gefühle zurückgehalten hatte, als sie sich an den „silbernen Martini-Shaker" ihres Onkels erinnerte, Und heute, am Freitag, trugen die bildhaften und von der musikalischen Erfahrung inspirierten Szenen und Bilder (Tiere im Wald oder Zimmerleute bei der Arbeit zum Beispiel) dazu bei, eine ruhigere und leisere Atmosphäre zu schaffen, um diese intensive erste Trainingswoche zum Abschluss zu bringen.

Es ist klar, dass jedes dieser detailreichen Bilder bei denjenigen, die sie hervorgebracht haben, tiefe Gefühle ausgelöst hat. Ebenso wichtig ist aber die Rolle, die diese Bilder dabei gespielt haben, die Art von Verständnis und Beteiligung bei sich und anderen entstehen zu lassen, von der Tannen spricht. Das Bild von dem gelben Bett, zunächst ganz einfach und unkompliziert, eröffnete Lydia ein tieferes Verständnis für ihre tiefen Gefühle gegenüber ihrer Stiefmutter und gab ihr die Möglichkeit, sich auf diese Erfahrung einzulassen. Daneben diente das Bild vom gelben Bett als „Gesprächsgegenstand“ und Ausgangspunkt für die sich sehr schnell verdichtende Beziehung zwischen Lydia und Violet während ihrer Arbeit. Es könnte sogar sein, dass das Bild vom gelben Bett, das ja von der ganzen Gruppe bereits zu einem sehr frühen Zeitpunkt des Trainingsworkshops aufgenommen wurde, dazu beitrug, dass sich in der Gruppe ein tieferes Verständnis und eine intensivere Beteiligung an dem gesamten Prozess entwickeln konnte, in dem die Teilnehmer nicht nur von Violets Erläuterungen und Demonstrationen lernen, sondern voneinander (und von den Kindern) – indem sie persönliche Erfahrungen einbringen und miteinander teilen.

Solche einfachen Bilder entstehen in der Vorstellung des einzelnen Teilnehmers und werden auf sinnliche Weise medial zum Ausdruck gebracht, beispielsweise mit Hilfe von Papier, Ton oder Musikinstrumenten. Sie bilden die Grundlage für Violets therapeutische Erfahrungen und führen nicht selten zu aussagekräftigen Geschichten und Metaphern, die Kindern wie Erwachsenen helfen, sich selbst und ihre Umwelt besser zu verstehen.

Drei der wichtigsten Lektionen, die Violet während dieser ersten Woche vermittelt hat, drehen sich um die Arbeit mit Imagination und Ausdruck: Erstens sind solche Bilder aus sich heraus kraftvoll, wenn man ihnen Raum gibt. Zweitens sollte man vorsichtig mit ihnen umgehen und sie weder interpretieren noch bewerten; das ist dem Klienten vorbehalten. Drittens – und vielleicht am wichtigsten – müssen Erwachsene, die mit Kindern arbeiten, die manchmal verwirrende und unangenehme Erfahrung, mit solchen Bildern zu arbeiten, am eigenen Leib erlebt haben, um deren Kraft und Bedeutungspotential wirklich ermessen und verstehen zu können, wie man sie einsetzen kann, um in Kontakt mit persönlich bedeutsamen Themen zu kommen.

Wenn die Gruppe am Montagmorgen wieder zusammenkommt, werden die Teilnehmer im Rahmen der Sandspiel-Erfahrung mehr Zeit zur Verfügung haben, um in den Prozess von Imagination, Ausdruck und Arbeit mit Bildern einzutauchen.

6

Sechster Tag: Montag

Sandspiel-Tag

Beschreibung, Erfahrung und Anmerkungen

An diesem zweiten Montag des zweiwöchigen Workshops werden die 24 Teilnehmer eine völlig andere Erfahrung machen als an jedem anderen Tag des Trainings. Heute treffen sie sich nicht im Konferenzraum des Hotels, sondern sind mit mehreren Autos den Hügel hinauf zu Violets Haus gefahren. Ihre Praxis befindet sich im hinteren Teil des Hofes, so dass sie zwar mit dem Haus verbunden, aber auch separat zugänglich ist. In der Regel ist diese Praxis für die Teilnehmer eine Offenbarung: Violet hat darin so ziemlich alles, was sich irgendwie für die Spieltherapie nutzen lässt, so dass sie schließlich eine Art Musterbeispiel dafür darstellt, wie so eine Praxis aussehen und mit was sie ausgestattet sein kann. Als die Teilnehmer durch den Wartebereich in den eigentlichen Praxisraum gehen und beginnen, sich umzuschauen, drücken sie spontan ihre ersten Eindrücke aus und machen Bemerkungen wie: „Wow, was ist das denn?“ und „Oh, wie toll, so viele Stofftiere!“.

Am hinteren Ende des Raumes gibt es eine Sitzecke mit zwei Sesseln, einer Couch und einem kleinen Beistelltisch. Auf der Rückenlehne der Couch sitzen verschiedene Stofftiere: eine schwarz-weiße Kuh, ein paar Bären und ein dickes Känguru mit Jungen. In einem Regal – neben der Sitzecke – sind verschiedene Spiele gestapelt, außerdem gibt es da ein Spieltelefon, eine Registrierkasse, Legosteine, eine Schweinepuppe, einen Spielzeugclown, eine Mickey-Mouse-Figur und eine Mädchen-Puppe.

In einem großen Korb neben dem Regal liegen noch einmal ungefähr 60 verschiedene Puppen: ein streng dreinschauender Lehrer, eine Märchenprinzessin, eine Hummel, ein Ghul, eine Robbe und viele andere. Neben dem Korb stehen zwei kleine Eimer mit Deckel, in denen Violet grauen und roten Ton aufbewahrt.

Auf einem Bücherregal auf der gegenüberliegenden Seite stehen Fachbücher, -zeitschriften und Kinderbücher. Hinter der Tür stehen ein Puppentheater und ein Puppenhaus, mit dem die Kinder sehr gerne spielen, wie Violet sagt. Fast in der Mitte des Raumes steht Boppo der Clown™, eine Art aufblasbarer Punchingball mit Gesicht, das an einen Schiedsrichter erinnert.

In der Ecke gegenüber der Sitzecke befindet sich ein großes, in die Wand eingebautes Regal mit hunderten Sandspiel-Figuren – leuchtend bunt und in allen Größen und Variationen, wobei die meisten ungefähr 5 Zentimeter groß sein dürften. Interessanterweise sind sie nach Typen sortiert. Es gibt eine Abteilung mit furchteinflößenden Figuren (Hexen, Grabsteine, Skelette usw.), eine andere mit Meerestieren (Muscheln, Fische, Tintenfische usw.) und –steinen – und dann wieder eine Sammlung an Märchen-Figuren (Ritter, Drachen, Prinzessinnen usw.). Außerdem gibt es Schlangen, Löwen, Vögel, andere Tiere, Kinderfiguren in allen Größen und ganze Familien in verschiedenen Farben und Formen. Daneben Häuser, Brücken, Zäune, Soldaten, Geister, Pferde, Gorillas, einen Batman™, Dinosaurier, Bäume, Särge, Kristalle, Boote – sag, was du haben möchtest, Violet hat es.

Bevor die Teilnehmer ankamen, hat Violet im Therapieraum und auf der Veranda acht „Sandspiel-Stationen" aufgebaut. An jeder Station stehen drei Stühle um einen Sandspielkasten herum. Die Kästen selbst bestehen aus Holz oder Kunststoff und haben ein Maß von ungefähr 60 mal 100 Zentimeter in der Fläche und vielleicht 15 Zentimeter Tiefe. Jeder Kasten ist etwa 5 Zentimeter hoch mit weißem Sand gefüllt. Der Boden ist blau, so dass man sich dabei einen See, ein Meer oder einen Fluss vorstellen kann. Die Stühle sind für die Teilnehmer, die an diesem Tag in kleinen Gruppen als „Therapeut", „Klient" und „Beobachter" verschiedene Übungen zum Sandspiel machen werden. An diesem Tag wird Violet weniger erklären und demonstrieren; stattdessen sollen die Teilnehmer den größten Teil der Zeit in ihren Kleingruppen verbringen. Daher wird es der bisher intensivste Tag werden, denn heute sollen alle ihre Erfahrungen und Erkenntnisse der vergangenen Woche selbst in die Praxis umsetzen.

Nachdem die Teilnehmer auf der Couch, den Sesseln oder auf dem Boden Platz genommen haben und die erste Aufregung sich gelegt hat, kündigt Violet an, dass sie zunächst einmal etwas über ihren Ansatz des Sandspiels erzählen möchte. Sie beschreibt, dass die Arbeit mit dem Sand sehr viele Prinzipien der anderen projektiven und expressiven Methoden wie Malen, Zeichnen und die Arbeit mit Ton oder Musik aufgreift. Konkret heißt das, die Arbeit beginnt damit, dass das Kind eine imaginierte Szene im Sand darstellt, die dann zum Mittelpunkt und Ausgangspunkt des weiteren Gespräches wird. In einem Handout mit dem Titel „Anmerkungen zur Sandspiel-Arbeit", das die Teilnehmer bekommen, beschreibt Violet den Prozess so:

> Normalerweise sage ich zu einem Kind: „Ich möchte dich bitten, im Sand eine Szene aufzubauen. Du kannst dir von den Dingen, die du hier siehst, nehmen, was du willst, und wenn du etwas brauchst, was du nicht siehst, dann frag mich einfach – vielleicht

habe ich es ja. Deine Szene braucht auch keinen bestimmten Sinn zu ergeben. Du kannst dir Gegenstände aussuchen, weil sie dir gefallen und du gerne damit spielen möchtest; vielleicht möchtest du aber auch etwas Besonderes machen. Es kann etwas Wirkliches sein, oder auch etwas, das du dir vorstellst, oder so etwas wie ein Traum. Es spielt keine Rolle." Dann zeige ich dem Kind meistens ein paar Fotos von Sandspiel-Szenen, damit sie eine Vorstellung davon haben, was ich meine. Manchmal bitte ich ein Kind auch, ein bestimmtes Thema zu bearbeiten, z. B.: „Bau doch mal etwas auf, was mit der Trennung deiner Eltern und eurer Familie zu tun hat", oder „Bau doch mal etwas auf, das zeigt, wie es dir im Augenblick so geht" ...

In ihrem Handout beschreibt Violet auch, dass es beim Sandspiel mit Kindern unterschiedliche „Arbeitsebenen" gibt. Eine Ebene besteht darin, dem Kind beim Aufbauen der Szene zuzuschauen und auf den Prozess der Entstehung zu achten (z. B. ist das Kind langsam und systematisch in seiner Vorgehensweise, oder schnell und hektisch). Eine andere Ebene bezieht sich auf die allgemeine Wirkung bzw. Aussage der fertigen Szene (wirkt sie z. B. organisiert oder eher chaotisch?). Und dann gibt es die „Ebene der Bedeutung", die Violet folgendermaßen beschreibt:

Kinder versuchen immer, die Szenen mit Bedeutung zu versehen – genau wie sie versuchen, ihr Leben mit Sinn und Bedeutung zu füllen. Ich sage zu ihnen: Erzähl' mir etwas über deine Szene", und sie schauen mich an und antworten: „Also, das hier ist ..."

Genau wie bei den Mal- und Tontechniken, die in der ersten Woche vorgestellt wurden, gibt es auch hier die Ebene, auf der die Therapeutin dem Kind hilft, manche der Projektionen, die es in die Sandspiel-Szene hineingelegt hat, wieder zurückzunehmen bzw. sich anzueignen. In ihrem Hand-out schreibt Violet, dass sie manchmal fragt: „Gibt es hier irgendetwas, das dich an dich selbst oder etwas in deinem Leben erinnert?", oder z. B. „Hast du auch manchmal das Gefühl, dich verstecken zu wollen, wie der Hase hier in deiner Geschichte?"

Dann erklärt Violet, dass die Teilnehmer an diesem Tag viel Zeit und Gelegenheit haben werden, die Arbeit mit dem Sandspiel auf diesen unterschiedlichen Ebenen auszuprobieren. In der Rolle des Therapeuten sollen die Teilnehmer ihren Klienten helfen, die Szene, die diese zuvor aufgebaut haben, mit Bedeutung zu füllen, indem sie einen Dialog darüber beginnen oder den Klienten zu dem, was er vor sich sieht, eine Geschichte erzählen lassen. Als Klienten wiederum haben die Teilnehmer die Möglichkeit, diese Art der therapeutischen Erfahrung unmittelbar selbst zu erleben. Die Beobachter haben die Aufgabe darauf zu achten, wie sich die Dynamik zwischen Therapeut und Klient entwickelt und nach der Arbeit das Gespräch über das Erlebte zu moderieren. Der Therapeut kann die Arbeit auch kurz unterbrechen, um sich mit dem Beobachter zu beraten, beispielsweise, wenn er das Gefühl hat, nicht mehr weiterzukommen oder einen Hinweis braucht. Bei dieser Übung steht die Rolle des Therapeuten im Mittelpunkt, denn es geht darum diesen Ansatz in der Praxis einzuüben.

Nach diesem Überblick über die Arbeit mit dem Sandspiel kündigt Violet an, dass sie hierzu gerne eine kurze Demonstration vor der ganzen Gruppe geben möchte. Nicolas, ein Kinder- und Familientherapeut aus Montana, meldet sich als erster, und Violet reicht ihm einen kleinen, roten Plastikeimer. Sie bittet ihn, sich einen Augenblick Zeit zu nehmen, um die Figuren und Gegenstände auszusuchen, mit denen er seine Sandspiel-Szene gerne gestalten möchte. Nach ein paar Minuten, in denen Nicolas sich in Ruhe die Figürchen anschaut und einige davon aussucht, kehrt er in die Mitte des Raumes zurück. Violet und er sitzen sich auf dem Boden gegenüber, zwischen ihnen ein blauer, teilweise mit Sand gefüllter Plastikcontainer. Violet lädt Nicolas ein, in dem Sand eine Szene aufzubauen, und ohne weitere Anweisungen fängt Nicolas an.

Unmittelbar nachdem er angefangen hat, fragt Nicolas Violet, ob er etwas von dem Sand aus dem Container herausnehmen könne. Es sei zu viel Sand. Violet gibt ihm eine Schale, mit der er einen Teil des Sandes in einen anderen Sandspiel-Kasten schüttet. Während dieses Vorgangs legt Nicolas einen Teil des blauen Bodens frei und fängt an, seine Szene aufzubauen. Ganz still bewegt er den Sand mit seinen Händen und schiebt ihn zur Seite. Dann stellt er die Figuren und Gegenstände dazu, die er sich für seine Szene ausgesucht hat. Schließlich erkennt man ein Haus, das nahe am Ufer eines großen Sees steht. An einer der Ecken des Kastens steht eine Engelfigur inmitten von hellen, kristallklaren Glaskügelchen und einigen Perlen. An einer anderen Stelle des Sandkastens stehen einige Tierfigürchen: ein paar Kühe, Hunde und ein Pferd. Auf dem See, in der Nähe des Ufers, schwimmt ein kleines, weißes Boot mit einem anscheinend kaputten, flach auf dem Rumpf liegenden Segel. Als Nicolas seine Szene aufgebaut hat und sich – zufrieden mit seiner Arbeit – zurücklehnt, sagt Violet: „Okay, kannst du mir etwas darüber erzählen – einfach nur, was dir im Augenblick dazu einfällt?", und Nicolas antwortet: „Als ich anfing, es aufzubauen, wurde mir klar, was es ist." Er erzählt, dass die Szene aus Dingen besteht, die sein Leben zur Zeit angenehm machen: der Engel steht für seine spirituelle Seite, die Kuh repräsentiert die Farm seiner Großmutter, wo er ein Großteil seiner Kindheit verbracht hat, und eine Frauengestalt steht für seine Frau, durch die er viel Unterstützung erfährt.

Dann bittet Violet Nicolas, die eine oder andere Figur seiner Szene „zu sein." So zeigt sie zum Beispiel auf den Engel und sagt: „Ich möchte dich einladen, dieser Engel zu sein und als solcher zu sprechen." Kurz darauf bittet sie ihn, „eine der Kühe zu sein." Während dieses Prozesses, in dem Nicolas sich mit verschiedenen Charakteren seiner Szene identifiziert, zeigt Violet irgendwann auf das Boot am Ufer des Sees, und es entwickelt sich der folgende Dialog:

Violet: Sei das Boot.

Nicolas: Ich bin das Boot [lacht]. Neulich bei der Tonarbeit war ich auch schon das Boot. Irgendwie wurde aus dem Ton ein Boot, das repariert werden musste; jetzt fällt mir auf, dass auch dieses Boot repariert werden müsste. Ich bin das Boot; ich habe ein Segel, das repariert werden muss. Aber ich genieße es, auf dem Wasser zu sein. Es ist so ruhig, so besänftigend. Es schaukelt ein wenig. Auf dem Wasser ist es einfach friedlich. Ich bin gerne auf dem Wasser und fahre im Hafen herum, aber auch raus auf's Meer. Ja, ich fahre auch gerne raus auf's Meer und mag es, wenn Menschen dabei sind. Ich brauche eine Reparatur.

Violet: Du brauchst eine Reparatur.

Nicolas: Ich brauche eine Reparatur, ja.

Violet: Woran denkst du, wenn du das sagst? – Jetzt – woran denkst du jetzt?

Nicolas: Es ist dasselbe wie bei der Ton-Arbeit. Dass ich besser auf mich achten sollte und mir mehr Zeit für mich selbst nehmen sollte. Zum Sport gehen [lacht]. Wieder in Ordnung kommen, damit ich die Reise fortsetzen kann.

Nachdem Violet Nicolas aufgefordert hat, aus der Position der meisten Figuren seiner Szene zu sprechen, kommt sie auf etwas zurück, das Nicolas an einem früheren Punkt ihres Gespräches gesagt hatte. Er hatte gesagt, dass er – während er seine Szene aufbaute – gemerkt habe, dass er nicht in der Lage sei, sämtliche Figuren, die er sich ausgesucht hatte, in Szene zu setzen, ohne dass das Ganze zu voll werden würde. Deshalb entschied er sich dafür, einige Figuren wegzulassen, darunter auch die, die für seine vier erwachsenen Kinder und zwei ihrer Partner stehen sollten. Violet kehrt zu diesem Thema zurück und bittet Nicolas, zu den Figuren zu sprechen, die er aus der Sandspiel-Szene herausgelassen hat. Und später bittet sie ihn, eine der Figuren, die er draußen gelassen hatte, nun doch in die Sandspiel-Szene mit aufzunehmen. Dies, sagt Nicolas, sei „der arbeitende Nicolas", und beginnt einen Dialog mit ihm.

Diese 15-minütige Demonstration endet damit, dass Nicolas über Bereiche seines Lebens spricht, die ihm Halt und Kraft geben, und über andere, die ihm Sorgen bereiten und die er als Herausforderung empfindet. Für seine Sandspiel-Szene hatte er vor allem Gegenstände gewählt, die unterstützende und ruhige Aspekte seines Lebens repräsentieren (z. B. Spiritualität, sein Haus, seine Frau), während die Gegenstände, die er nicht mit einbezogen hatte, stärker die besorgniserregenden Aspekte seines Lebens repräsentierten (z. B. sein arbeitendes Selbst und eine seiner Töchter, die erst vor kurzem von zu Hause ausgezogen war).

In der anschließenden Besprechung dieser Arbeit in der Großgruppe, sagt eine Teilnehmerin: „Ich war ganz gespannt darauf, etwas von den Teilen zu erfahren, die nicht in der Szene vorkamen. Deshalb war ich froh, dass das im Laufe des Prozesses zur Sprache kam." Ein anderer Teilnehmer fragt Nicolas: „Als du dir am Anfang die Figuren angeschaut hast, um welche für deine Szene auszusuchen, hattest du da schon ein Bild vor Augen? Und wenn nicht, wann fing es an, für dich Form anzunehmen?" Nicolas antwortet, dass als er anfing, die Szene zusammenzustellen, er bemerkte, dass er die „wohltuenden" Gegenstände hereinnahm, diejenigen, die etwas Schwieriges repräsentierten, jedoch draußen ließ. Am Ende dieses kurzen Gruppengespräches erläutert Violet, dass der Prozess des Aufbauens der Szene genauso wichtig sei, wie das Resultat. Vor allem, in der Arbeit mit Kindern achtet sie darauf, wie die Kinder die Figuren aussuchen, wie sie mit dem Sand umgehen und die Gegenstände an verschiedenen Orten plazieren, und manchmal fragt sie die Kinder in dem anschließenden Gespräch auch nach solchen Aspekten.

Um 10:15 Uhr, nach der Demonstration mit Nicolas, bittet Violet die

Teilnehmer, sich in acht Dreiergruppen aufzuteilen. Nun sollen alle sich entscheiden, ob sie als erste, zweite oder dritte in die Klientenrolle gehen wollen. Und schließlich stellt sie den weiteren Ablauf des Tages vor (Abbildung 8)

Abbildung 8: Stundenplan für den Sandspiel-Tag

09:00 – 09:30	Überblick über den Tag
09:30 – 10:15	Demonstration
10:15 – 11:30	Erste Person als Therapeut
11:30 – 12:00	Kurzer Austausch in der ganzen Gruppe
12:00 – 13:00	Mittagspause
13:00 – 14:15	Zweite Person als Therapeut
14:15 – 14:45	Kurzer Austausch in der ganzen Gruppe
14:45 – 16:00	Dritte Person als Therapeut
16:00 – 16:30	Kurzer Austausch in der ganzen Gruppe und Abschluss

Bevor die Dreiergruppen sich zur Arbeit zurückziehen, beschreibt Violet die Stufen des Prozesses, die in jeder Sitzung beachtet werden sollten. Als erstes sollte sich der Klient ungefähr 20 Minuten Zeit nehmen, um Figuren und Gegenstände auszuwählen und eine Sandspiel-Szene zu erstellen. Danach arbeiten Therapeut und Klient ungefähr eine halbe Stunde über diese Szene. Im Anschluss daran hat die Gruppe 15 Minuten Zeit, in der der Beobachter ein Feedback geben kann und Therapeut und Klient sagen können, wie die Arbeit für sie gelaufen ist. Zuletzt, bevor der Klient den Sandspiel-Kasten wieder aufräumt, geht Violet herum und macht ein Polaroid-Foto von jeder Szene, das der Klient dann behalten kann. Nach jeder Runde kommt die ganze Gruppe kurz zusammen und erzählt, welche neuen Erfahrungen gemacht wurden, insbesondere aus Sicht der Therapeuten.

Der Rest des Vormittags und des frühen Nachmittags verläuft für Violet etwas ruhiger. Sie sitzt in erreichbarer Nähe zu den einzelnen Gruppen und ist für Fragen, die zwischendurch auftauchen könnten, ansprechbar. Die Teilnehmer der Dreiergruppen verbringen einige Zeit sehr konzentriert damit, Gegenstände und Figuren aus den vielen Regalen in die blauen, roten oder gelben Eimerchen zu sammeln, mit denen sie dann auf ihren Platz zurückkehren und im Sand lebendig-phantasievolle und bunte Szenen aufbauen. In einer Szene sieht man eine Farm mit Getreidefeldern, und ein Farmer schaut über offenes, blaues Wasser, in dem ein Tintenfisch und eine Nixe schwimmen. In einer anderen Ecke des Raumes kann man hören, wie eine Teilnehmerin ihre Szene beschreibt: da stecken Bäume und Federn im Sand und bilden einen friedlichen Alkoven, in dem eine Art Aphrodite aus Holz Schutz findet. So geht der Tag mit gedämpften Gesprächen, aber auch mit plötzlichen Ausrufen von Freude und Überraschung vorüber.

Am Ende jeder einzelnen Sitzung, wenn die ganze Gruppe kurz zusammenkommt, um sich auszutauschen, fragt Violet die Teilnehmer, wie die Arbeit vorangeht und was ihnen aufgefallen ist. Im Laufe des Tages äußern sich viele Teilnehmer über die „kraftvollen" Aspekte dieses therapeutischen Ansatzes. Auf eine kurze Nachfrage stellt sich heraus, dass zehn der Teilnehmer noch nie zuvor mit dem Sandspiel gearbeitet haben, aber alle fanden es auf die eine oder andere Weise persönlich bedeutsam. Daraufhin fragt sie halb scherzhaft: „Okay, wie viele von euch haben geweint?", und acht Teilnehmer heben die Hand. Eine Teilnehmerin beschreibt ihre Erfahrung mit folgenden Worten:

> Ich selbst habe nie mit dem Sandspiel gearbeitet; ich habe nur Kinder dabei beobachtet. Und ich muss sagen, es ist wirklich beeindruckend. Ich weiß nicht, warum ich mir bestimmte Figuren ausgesucht habe. Einfach nur, weil sie mich irgendwie ansprangen. Und als sich die Szene dann entwickelte, war es für mich wie eine Offenbarung. Meine eigene Arbeit war eine Offenbarung für mich. Ich bin immer wieder auf's Neue erstaunt, was bei dieser Arbeit herauskommt. Wenn man wirklich das Fahrrad ist. Vielleicht denkt man: „Das ist doch bescheuert. Warum soll ich ein Fahrrad sein?" [Lachen] Aber ich habe richtig gespürt, wie ich die Szene im Sandspiel weiter erforschen wollte.

Während einer Austausch-Runde fragt eine Teilnehmerin danach, wie direktiv man in dieser Arbeit sein solle, woraus sich folgendes Gespräch über die Frage entwickelt, wie es ist, verschiedene Teile des Sandspiels „zu sein."

> Lindsey: Wir haben darüber gesprochen, wie direktiv man sein sollte. Zum Beispiel habe ich den Klienten gefragt: „Möchtest du vielleicht …", aber vielleicht wäre es besser gewesen, einfach zu sagen: „Mach mal das oder das."
>
> Violet: Ja, also normalerweise sage ich „Ich möchte, dass du der Hund bist" oder „Lass den Hund mal sprechen …". Ja, ich bin ziemlich direktiv. Wenn du sagst „Möchtest du vielleicht die-

ser Hund sein ...", dann weiß dein Klient nicht, was er antworten soll [lacht], es bringt ihn in Verlegenheit.

Liz: Wenn man direktiver ist, gibt man dem anderen damit auch mehr Erlaubnis. Die Frage: „Möchtest du das ...?" bringt nicht rüber, dass das in Ordnung wäre.

Lindsey: Und viele Klienten werden sagen [sie zuckt in vorgespielter Peinlichkeit zusammen]: „Oh, ich kann doch kein Fahrrad sein." Aber wenn du sagst „Sei ein Fahrrad", gibst du damit auch Unterstützung: „Auch wenn es ein bisschen komisch oder lustig ist, sei einfach das Fahrrad und denk nicht weiter drüber nach." Ich glaube, das ist besser!

Violet: Genau. Den Kindern sage ich: „Ich möchte, dass du das Fahrrad bist", und sie schauen mich ganz lustig an [lacht]. Dann sage ich: „Sag einfach ‚Ich bin ein Fahrrad'" – und dann fangen wir an: „Also, Fahrrad, erzähl mir, was du so tust?" So beginnt eine Art Dialog ...

Zu einem späteren Zeitpunkt während der Gruppendiskussion kommt das Thema der Identifikation mit verschiedenen Teilen des Sandspiels noch einmal auf, diesmal jedoch stärker auf die persönlichen Erfahrungen einzelner Teilnehmer bezogen. Das folgende Gespräch zwischen Liz und Sheri spiegelt das tiefe persönliche Engagement der Teilnehmer in der Arbeit dieses Tages wider:

Liz: Als ich das Sandspiel in der Rolle der Klientin erlebt habe, war ich völlig überrascht, was aus meinem Mund kam, als ich die Schildkröte wurde. Ich habe Sachen gesagt wie: „Ich bewege mich ganz langsam." Und das hat mich zu unterschwelligen Themen geführt, die für mich wirklich wichtig sind. Was herauskam, war mein Frust darüber, dass manches so langsam vorangeht, zum Beispiel mein berufliches Weiterkommen. Ich glaube, ich musste wirklich erst zur Schildkröte werden, um das sagen zu können, denn als ich es aussprach, fühlte es sich ganz und gar wirklich und echt an. Aber ich war auch total überrascht. Es war so ein Gefühl von: „Wo kam das denn jetzt her?" Ich glaube nicht, dass ich diese Erkenntnis gewonnen hätte, wenn ich mich nicht mit den Dingen in meinem Sandspiel identifiziert hätte.

Sheri: Ich kann das bestätigen. Während meines Sandspiels kam ich mit meinen Gefühlen in Kontakt, als ich mich mit den Dingen identifizierte. Als ich über die Schildkröte sprach, war da schon viel an Ausdruck. Aber als ich aus Sicht der Schildkröte sprach – ich hatte nämlich auch eine Schildkröte in meiner Szene und einen Hund – da kamen die Tränen ...

Liz: Ja. Das bringt einiges nach oben. Das ist eine ganz andere Ebene. Und dass die Therapeutin das so respektiert hat und ich damit sein durfte ohne interpretiert zu werden, das war für mich sehr wertvoll.

Dieses Gespräch über die Arbeit mit dem Sandspiel ist so lebhaft, dass Violet es nicht unterbricht, obwohl es bereits nach 16:30 Uhr ist. Helen, eine Teilnehmerin aus Schweden, fragt nach den Unterschieden in dieser Arbeit mit Kindern oder mit Erwachsenen. Helen berichtet, dass es ihr schwer fiel, in der Arbeit mit einem erwachsenen Klienten in einer Spielhaltung zu bleiben, so dass sie sich schließlich stärker auf das reale Leben des Klienten – außerhalb der Bildersprache des Sandspiels – bezogen hat. Sie fragt Violet: „Macht es für dich einen Unterschied, wenn du mit Kindern arbeitest?" Violet gibt diese Antwort:

Nun, Kinder nehmen das nicht so sehr ernst. Wir spielen einfach und unterhalten uns auf spielerische Weise. Darin liegt der Unterschied. Wenn ich mit einem Erwachsenen arbeite und er anfängt zu weinen, sage ich vielleicht: „Wofür stehen diese Tränen?" Wir könnten anfangen darüber zu reden und kehren dann irgendwann vielleicht wieder zum Sandspiel zurück. Kinder machen so etwas nicht. Normalerweise fangen sie nicht plötzlich an, über ihr Sandspiel zu weinen [lacht]. Manchmal kommt es vor, aber das ist eher selten. Kinder gehen sehr spielerisch damit um und genießen die Arbeit mit dem Sand. Selbst wenn sie eine Szene zur Scheidung ihrer Eltern aufbauen, haben sie Freude daran. Und mit Kindern geht man auch nicht so sehr in die Tiefe, sondern bleibt mehr an der Oberfläche. In der Regel sind sie nicht in der Lage, so tief zu gehen.

Helen bemerkt, dass sie in ihrer Arbeit mit Kindern häufig ein Teil des Sandspiels übernimmt und dann z. B. als Löwe oder Tiger mit den Kindern in den Dialog geht:

> Helen: Ich denke, dass sowohl das Kind als auch ich wissen, worüber wir reden, aber wir tun das auf symbolische Weise, weil es nicht gut wäre, manches ganz direkt anzusprechen.
>
> Violet: Ja, sehr gut! Vieles braucht man nicht einmal anzusprechen!
>
> Helen: Nein, man muss nicht darüber sprechen. Man weiß, dass es auf die eine oder andere Art real ist; und auch wenn es noch nicht sprachlich gefasst werden kann, so kann man doch auf einer symbolischen Ebene damit arbeiten.
>
> Violet: Ich stimme dir zu, und ich habe dieselbe Erfahrung in der Arbeit mit Kindern schon häufig gemacht.

Beispiel mit Kind: Tommys Sandspiel

Violet sagt, dass sie, bevor der Tag zu Ende geht, gerne noch ein Beispiel aus der Sandspiel-Arbeit mit Kindern geben würde und erzählt die folgende Geschichte:

> Ich arbeitete mit einem 14-jährigen Jungen namens Tommy, einziges Kind seiner Eltern, die gerade in einem heftigen Scheidungsprozess steckten. Die Eltern hatten fürchterliche Auseinandersetzungen. Beide hatten eine tiefe Abneigung dem elterlichen Verhalten des jeweils anderen gegenüber und kämpften gegeneinander um das Kind. Das Gericht bestand darauf, dass sie Tommy einer Therapie zuführten und dass sie als Eltern ebenfalls eine Therapie machen sollten. Es war mir nicht möglich, beide Eltern gleichzeitig in einem Raum zu sehen, weil sie es nicht miteinander aushielten. Ich komme eigentlich damit zurecht, wenn Paare sich streiten und auch kämpfen, aber dies hier war wirklich extrem schlimm.
>
> Also kam Tommy zur ersten Sitzung, in der ich ihn kennenlernte, allein, und seine Haltung war „Die Scheidung meiner Eltern geht mich nichts an, mir ist das egal." Für sein Alter durchaus typisch. Allerdings wurden seine Noten immer schlechter, und außerdem gab es noch andere Symptome dafür, dass etwas nicht

stimmte. Auch zeigte er großen Widerstand. Er sagte nichts und seine Haltung war: „Was soll ich hier mit dieser Frau? Ich werde nichts sagen, ich habe nichts zu sagen."
Nun ist es normalerweise nicht unbedingt das erste, was ich sage, wenn ich ein Kind kennenlerne; ich kann mich auch nicht erinnern, warum ich es tat, vielleicht weil er zum Sandspiel-Kasten rüber ging und anfing, mit dem Sand Unsinn zu machen, jedenfalls sagte ich zu ihm: „Ich möchte, dass du in dem Sand eine Szene darstellst, irgendetwas, was du willst." Und er antwortet: „Okay." Er nahm einen Korb mit Figuren zur Kuchendekorationen, suchte sich diese drei Surfer aus und setzte sie in den Sand. Dann schob er den Sand etwas hin und her, um die Wellen anzudeuten und meinte: „Fertig."
Also sagte ich: „Erzähl mir etwas über deine Szene." Er sagt nur: „Da sind drei Surfer", was für Kinder bzw. Jugendliche eine typische Art zu antworten ist. Sie wissen einfach nicht, was sie sonst noch sagen sollen. Also sagte ich: „Gut. Ich sag dir was. Du bist einer von diesen Surfern. Welcher bist du?" Und er antwortet: „Gut. Dieser hier." Und so begann ich den Dialog mit ihm und sagte: „Okay. Wie sind die Wellen? Wie ist das Wasser? Ist es kalt?" Mit etwas Widerstand beantwortet er meine Fragen, und während er spricht, fällt einer der anderen Surfer um. Ich sage: „Was ist mit ihm passiert?", und er antwortet: „Er ist gefallen." Und ich: „Und was passiert jetzt?" Tommy nimmt den Gedanken auf und sagt: „Sein Surfbrett wird ihn am Kopf treffen, und er wird ertrinken."
Interessant ist, dass er an diesem Punkt anfing, sich emotional zurückzuziehen. Er hatte mit mir gespielt, und jetzt zog er sich wieder raus. Aber ich blieb dran, denn ganz zugemacht hatte er noch nicht. Ich sagte: „Aber was ist mit dir, du könntest ihm doch helfen?", und er antwortete: „Nein, und dann ist es wahrscheinlich meine Schuld, dass er ertrinkt."
An diesem Punkt merkte ich, dass es hier nicht weiterging. Also sagte ich: „Gibt es irgendetwas an dieser Geschichte, das dich an dein eigenes Leben erinnert?" Er antwortete: „Nein." Aber ich sagte: „Du meintest doch, dass es irgendwie deine Schuld sei, dass der Surfer ertrinkt. Ich frage mich, ob es in deinem Leben auch etwas gibt, wovon du meinst, es sei deine

Schuld." Daraufhin brach Tommy in Tränen aus und sagte: „Die ganze Scheidung und alles, was damit zusammenhängt ist meine Schuld."
Mir wurde bewusst, dass Jugendliche aus dieser egozentrischen Haltung, die sie als kleine Kinder haben, wenn es um emotionale Dinge geht, nicht rauskommen. Ich denke, man muss sich im Klaren sein, dass Kinder dazu tendieren, sich selbst die Schuld zu geben und es nicht stimmt, wenn sie sagen: „Ist mir egal, das geht mich nichts an." Je mehr sie es verleugnen, desto wahrscheinlicher ist es, dass sie glauben, verantwortlich zu sein. Dies war also ein Beispiel für die Arbeit mit dem Sandspiel mit Kindern.

Violet schaut auf ihre Uhr und bemerkt laut, dass es schon fast 17:00 Uhr ist. Am Ende dieses langen Sandspieltages erinnert sie noch einmal daran, dass wir uns am nächsten Tag wieder im Tagungsraum treffen. Viele Teilnehmer bedanken sich bei Violet; sie freuen sich, dass sie Gelegenheit hatten, Violets Arbeitsräume kennenzulernen. Die meisten haben es nicht unbedingt eilig, diesen einzigartigen Raum zu verlassen, schauen sich noch ein wenig um und entdecken noch ein paar der vielen schönen Gegenstände und Möglichkeiten, die Violets Praxisraum zu bieten hat.

Reflexion des sechsten Kapitels

In der Reflexion des fünften Kapitels habe ich den Fokus auf die imaginative Erfahrung gelegt – die erste Stufe in Violets therapeutischer Erfahrung. In der Reflexion dieses Kapitels möchte ich den Fokus auf die zweite Stufe legen, nämlich den sinnlichen Ausdruck und einen Ausblick auf die dritte Stufe geben, die metaphorische Sinnfindung. Diesen dritten Teil der therapeutischen Erfahrung, die metaphorische Sinnfindung möchte ich nur teilweise behandeln, weil er eigentlich aus zwei Teilaspekten besteht, die manchmal zusammenlaufen, manchmal aber auch getrennt zu betrachten sind. Violet ermutigt sowohl Kinder als auch Erwachsene, mit denen sie arbeitet, aus dem, was sie in kreativer Arbeit hergestellt haben, eine Geschichte, eine Metapher – oder manchmal beides entstehen zu lassen. Im zweiten Teil der Reflexion dieses Kapitels möchte ich etwas genauer auf die Rolle der Metapher in diesem Sinnfindungsprozess eingehen. In der Reflexion des folgenden Kapitels werde ich dann die Rolle der narrativen Bedeutungsfindung innerhalb der therapeutischen Erfahrung näher beleuchten.

Sand, Miniaturspielzeug, Ton, Zeichnungen, Musikinstrumente und – etwas später in dieser Woche – Puppen und Geschichtenerzählen: am Ende dieses Trainings werden die Teilnehmer eine ganze Reihe expressiver Medien kennengelernt haben, die sie sowohl in der Arbeit mit Kindern als auch mit Erwachsenen anwenden können. Irgendwann während des dritten oder vierten Sommertrainings, das ich bei Violet besuchte, fiel mir folgendes auf: dadurch, dass Violet diesen Medien in ihrer Arbeit eine so zentrale Rolle zukommen lässt, schöpft sie aus einer tiefen und sehr alten Quelle menschlicher Ausdrucksfähigkeit. Tatsächlich existiert jede einzelne dieser Ausdrucksformen bereits seit tausenden von Jahren, und zwar überall auf der Welt. Doch allein, dass sie eine so lange Geschichte haben, macht sie für den therapeutischen Kontext noch nicht unbedingt wertvoll. Indem Violet diese Medien aber auf so umfassende Weise in ihre Arbeit integriert, wendet sie sich auch gegen die in der modernen Welt der Psychologie durchaus verbreitete kritische Haltung gegenüber solchen Ausdrucksmedien. In unserer von Technologie besessenen Zeit ist die Wahrscheinlichkeit weitaus größer, dass psychologische Interventionen mit pharmazeutischen Medikationen zu tun haben als mit Puppen oder mit Ton. Der einzige Ort innerhalb unserer Kultur, an dem Puppen oder Ton im allgemeinen noch ernstgenommen werden, ist in der Produktion von Samstagmorgen-Cartoons oder in animierten „Familienfilmen."

Und doch haben diese uralten Medien auch heute noch Kraft. In gewisser Weise erinnert Violets Training daran, wie es ist, nachts unterm Sternenhimmel um ein Feuer herum zu sitzen und sich gegenseitig tief bewegende Geschichten zu erzählen, die uns daran erinnern, was in unserem Leben eigentlich wirklich wichtig ist. Immer wieder habe ich Teilnehmer erzählen hören, dass die Teilnahme an diesen Workshops für sie wie eine „Auffrischung und Erinnerung" waren, nachdem sie in ihrer täglichen Arbeit bereits erste Gefühle von Burnout entwickelt hatten. Sicherlich liegt der Schlüssel dafür, dass viele Menschen mit einem Gefühl von Lebendigkeit, Frische und neuer Zuversicht in diese heilsame Arbeit aus dem Training kommen, in Violets Art, mit Menschen in Beziehung zu treten. Ich bin auch davon überzeugt, dass die ganz praktischen Erfahrungen der Teilnehmer mit diesen kreativen und expressiven Medien, dazu beitragen, in ihnen die Erfahrung von Tiefe und Lebendigkeit neu zu beleben. Violets Ansatz führt die Teilnehmer zum Wasser, das sie dann trinken.

Teilnehmer, die in ihrer täglichen Arbeit mit Bergen von Formularen und Dokumentationen und mit Anforderungen an „effektive, lösungsorientierte Kurz-Zeit-Behandlungen" konfrontiert sind, verlassen Violets Training nicht selten mit wiedergewonnenem Zutrauen in die Kraft dieser expressiven Medien, mit deren Hilfe sie anderen Menschen – sei es einzelnen oder auch Gruppen – zu mehr Ganzheitlichkeit und Lebendigkeit verhelfen, kurz: sich gesünder zu fühlen. Diese Erfahrung haben sie selbst machen können, und sie haben Erwachsene wie Kinder in der Arbeit mit Violet dieselbe Erfahrung machen sehen. Besonders auffällig ist, dass Teilnehmer, die mit der festen Überzeugung anreisen, weder künstlerisch noch kreativ veranlagt zu sein, hier etwas erleben, das an ihre Kindheit erinnert, als sie im Sandkasten alle möglichen Szenen nachspielten oder phantasierten, oder die wildesten Impulse mit bunten Farben auf Papier malten.

Manche Teilnehmer stöhnen, wenn sie am ersten Tag hören, dass Violet von ihnen erwartet, dass sie etwas malen oder zeichnen sollen. Aber Violet nimmt ihrem Anspruch auf „künstlerischen Ausdruck" den Wind aus den Segeln, wenn sie die Teilnehmer schließlich einlädt, „einfach nur Linien und Formen" auf's Papier zu bringen. Am vergangenen Freitag hatte sie ihnen mit Absicht erklärt, dass es nicht darum ging, „richtige" Musik zu machen, sondern vielmehr darum, mit Rhythmus und Melodie zu experimentieren und Geräusche zu erzeugen. Auf diese Weise lädt Violet die Teilnehmer ein, sich wieder auf den kindlichen, spontanen Erfindungsreichtum einzulassen, der im erwachsenen Leben und in der Bürokratie so gar keinen Platz mehr hat. Ja, sie geht sogar noch weiter und zeigt ihnen, wie man sich an diese Fähigkeit erinnert, sich auf so ausdrucksstarke und kraftvolle Medien einzulassen, so dass die Teilnehmer in ihrer eigenen Arbeit auch andere Kinder und Erwachsene dabei unterstützen können, diese Fähigkeit wiederzuerlangen. Wenn ein erwachsener Teilnehmer selbst nicht bereit ist, sich zu zeigen und mit einer Tonfigur zu sprechen, als sei sie echt, dann wird er einen zögerlichen oder ängstlichen Klienten auch kaum dazu ermutigen können.

In der Beschreibung ihrer Arbeit mit aggressiver Energie hatte Violet sich selbst als „Cheerleader" bezeichnet, und als solche feuert sie Erwachsene wie Kinder auf unterschiedliche Weise an oder muntert sie auf. Erstens ermutigt sie sie, Dinge zu sagen, die sie unter normalen Umständen nicht so ohne weiteres sagen würden (z. B. „Ja! ZEIG es ihm!", hat sie zu Candice gesagt, als sie ihren Onkel anschrie). Zweitens ermutigt sie die Teilnehmer, sich einzulassen und sich die Hände mit Materialien schmutzig zu machen, die ansonsten vielleicht eher den „echten Künstlern" vorbehalten sind (z. B. sagt sie zu Ben bei der Ton-Arbeit: „Also, ich möchte, dass du zunächst mit geschlossenen Augen anfängst, etwas mit dem Ton zu machen. Irgendeine Form zum Beispiel ..."). Drittens, und vielleicht am wichtigsten, ermutigt sie Erwachsene, Jugendliche und Kinder, diese Medien und alles, was sie an Möglichkeiten beinhalten, ernstzunehmen. Allein schon dadurch, dass sie mehr als 50 Puppen in ihrer Praxis hat und diese auch gezielt einzusetzen weiß (wie die Teilnehmer am Dienstag dieser zweiten Trainingswoche sehen werden), verleiht die Autorin eines der weltweit bekanntesten Bücher über die Therapie mit Kindern und Jugendlichen diesem therapeutischen Ansatz eine enorme Glaubwürdigkeit. Die erwachsenen Teilnehmer fühlen sich ermutigt, wenn sie Violet in Aktion erleben: „Wenn Violet ein Puppentheater inszenieren kann, kann ich das ja vielleicht auch", sagt eine Teilnehmerin im Laufe des Trainings.

In einer Zeit, in der das Zutrauen in verhaltenstherapeutische Interventionen in der Arbeit mit Kindern sicherlich größer ist als das in die Arbeit mit „Puppen", scheint Violet die Rolle der spielerischen, aber auch weisen Frau einzunehmen, die uns daran erinnert, welche kraftvollen Möglichkeiten wir in unserer Eile, erwachsen und modern zu werden, aus dem Blick verloren haben. Eine dieser Kraftquellen, die wir vielleicht vergessen haben, ist die Überzeugung, dass Kinder ein starkes Selbstgefühl brauchen, um mit der schwierigen Welt zurechtzukommen, in der sie leben. Wenn Violet gerade auch sensorische Aktivitäten in ihre Therapie mit einbezieht, ermöglicht sie damit den Kindern, sich selbst zu erleben und zu erfahren und so ein starkes Selbstgefühl zu entwickeln.

Als am letzten Freitag die Musik-Arbeit zu Ende war und die Teilnehmer gerade in ihr Wochenende aufbrechen wollten, lud eine der Teilnehmerinnen die Gruppe ein, gemeinsam einen Song von Paul Winter mit dem Titel *„Common Ground"* zu singen. In einer Strophe dieses Liedes heißt es: *„In a circle of friends, in a circle of sound, all our voices will blend, when we touch common ground."* [Sinngemäß: Im Kreis von Freunden, einem Kreis von Klang, erleben wir die Gemeinschaft, und unsere Stimmen begegnen sich.] Ich glaube, dass Violet den Teilnehmern hilft, diese Erfahrung von Gemeinschaft und Zugehörigkeit machen zu können, indem sie sie ermutigt, sich mit ganz einfachen Materialien wie Ton, Farbe und Sand zu beschäftigen. In diesem Prozess geht es gar nicht so sehr um den künstlerischen Aspekt. Vielmehr geht es um die Erfahrung an sich und die persönliche Bedeutung, die aus diesem kreativen Prozess erwachsen kann. Kurz gesagt: Violet nimmt die kreativen Ausdrucksmedien und die potentiellen Botschaften, die sie enthalten, sehr ernst; jedoch tut sie das mit einer Leichtigkeit, die wie eine aufregende, aber nicht bedrohliche Einladung ist, einfach „zu spielen" und etwas auszuprobieren.

Nachdem sie also die Erwachsenen und die Kinder eingeladen hat, sich auf diesen sinnlich-kreativen Prozess einzulassen, besteht der nächste Schritt darin, aus dem, was hieraus entstanden ist, eine Metapher zu bilden. Diesen Prozess wollen wir im nächsten Abschnitt genauer betrachten.

Der Fokus der metaphorischen Bedeutungsfindung; Sinn ver-leihen

Am Ende des Sandspiel-Tages hat Violet erzählt, wie sie mit Tommy, einem jugendlichen Klienten, das Sandspiel eingesetzt hat. In dieser Geschichte „entleiht" Tommy die Bedeutung einer Metapher vom Surfen, die er zuvor selbst eingeführt hatte, und „überführt" [im Original: *ferries*] sie auf sein eigenes Leben. Zunächst ist er der Surfer in seiner Sandspiel-Szene, der sich verantwortlich fühlt, und dann ist er der reale Tommy, der sich in seinem eigenen Leben ebenfalls verantwortlich fühlt. Das Wort *ferry* [befördern, hinüberführen] kommt von dem griechischen Pherein, das befördern, hinüber führen oder hinübertragen bedeutet. Dieselbe griechische Wurzel steckt auch in dem Wort Metapher, das dieselbe Bedeutung impliziert, nämlich hinüberführen oder -tragen. Als Lydia das Bild des gelben Bettes gebrauchte, um ihre Gefühle gegenüber ihrer Stiefmutter zu beschreiben, überführte oder übertrug sie diese Bedeutung aus ihrem Bild in ihr persönliches Leben. Dasselbe gilt für Sabina, als sie das Ton-Bild des Baseballhandschuhs entstehen ließ. Sabina übertrug das Bild des Handschuhs als groß und unansehnlich auf ihren eigenen Körper – insbesondere auf ihre Lippen – und konnte so ihr Gefühl zu sich selbst beschreiben. Eben darin besteht das Wesen der Metapher: wir finden Sinn und Bedeutung in etwas, das wir bereits verstehen und versuchen dann, sie auf etwas anderes zu übertragen, das wir noch nicht verstehen. Wie eine Fähre [engl.: *ferry*] hilft die Metapher uns also, Verbindungen zwischen den Dingen herzustellen und wichtige, relevante Ideen und Vorstellungen von einem Ort zum anderen zu transportieren.

Die Fähigkeit, Vertrautes mit Unvertrautem zusammenzubringen, die, wie MacCormac (1990) es ausdrückt, häufig als „ungewöhnliche Juxtaposition" [Zusammenrückung] erscheint, beginnt bereits in sehr jungen Jahren. Schon wenn der Wortschatz eines Kindes nicht mehr als ein paar wenige Worte umfasst, ist dieses Kind in der Lage, beispielsweise mit einem Stöckchen über den Boden zu fahren und so zu tun, als sei dies eine Schlange. Die Metapher ist tatsächlich ein wichtiges, sehr früh entwickeltes und universell eingesetztes kognitives Instrument, auf das Menschen zurückgreifen, um ihre Umwelt zu verstehen bzw. ihr Bedeutung zu verleihen. Wir greifen auf Bekanntes zurück, um Unbekanntes zu begreifen. Unter diesem Gesichtspunkt erschließt sich die zentrale Stellung von Metaphern in Violets Arbeit mit Erwachsenen und Kindern unmittelbar.

In der Geschichte über Tommy und seine Sandspiel-Arbeit erzählt Violet, wie Tommy im Spiel Verantwortung für den ertrinkenden Surfer übernahm und schon kurz darauf einen Teil dieser Bedeutung auf sein eigenes Leben übertrug. Schon bald war er in der Lage, eine emotionale Verbindung zu der Frage herzustellen, wie viel Verantwortung ihm – seinem Gefühl nach – für die Scheidung seiner Eltern zukam. Vielleicht stellte er diese Verbindung zwischen der Metapher und seinem persönlichen Leben nur deshalb her, weil Metaphern von Natur aus unsere Gefühle beeinflussen. Tatsächlich tun sie das auf vielfältige Weise. Zum einen regen Metaphern unsere Gefühle an, weil sie normalerweise auf etwas uns bereits Vertrautes aufbauen, dem gegenüber wir schon Gefühle haben: ein gemütliches gelbes Bett, oder der Kampf mit Wind und Wasser beim Surfen zum Beispiel. Insofern tendieren sie von Anfang an zu einer gewissen „emotionalen Ladung." Doch Metaphern beeinflussen unsere Gefühle auch deshalb, weil sie aus einer manchmal merkwürdigen Mischung aus Bildern und Vorstellungen bestehen und nicht immer sofort einen Sinn ergeben. Als Lydia zum Beispiel zunächst meinte, das gelbe Bett sei vielleicht wie ihre Stiefmutter, musste sie versuchen, aus dieser noch etwas vorläufigen Aussage einen Sinn zu gewinnen. Innerlich musste sie sich fragen: „Was meine ich denn eigentlich damit?", um dann, im Laufe des Prozesses, eine befriedigende Antwort auf diese Frage zu finden.

Dieser emotional manchmal auch unangenehme Prozess, der Metapher einen Sinn zu verleihen, spielt anscheinend auch in Violets Arbeit eine gewisse Rolle. So bat sie Ben beispielsweise, etwas aus Ton zu formen, und er machte einen Wal. Dann bat sie Ben, mit dem Wal zu sprechen, „als ob" es ein echter Wal wäre. Danach fragte sie ihn, ob dieser Wal irgendetwas mit seinem wirklichen Leben gemein hätte. Diese Frage führt – sozusagen von Natur aus – zu emotionaler Verblüffung: „Wie könnte ich Ähnlichkeit mit einem Wal haben?" Indem Violet solche Fragen stellt, und durch die Art, wie sie es tut, scheint sie das Kind oder den Erwachsenen, mit dem sie arbeitet, ganz sanft in die emotionale Welt der metaphorischen Bedeutungsfindung hineinzuschieben. Auf diese Weise unterstützt sie den anderen dabei, seiner Erfahrung eine emotionale Qualität zu verleihen. Oder, anders ausgedrückt: sie ermutigt den anderen, eine emotionale Erfahrung zu machen, sich diesen

Gefühlen zuzuwenden und sie in die anderen Gedanken, Gefühle und Erfahrungen zu integrieren. So unterstützt der Gebrauch von Metaphern sie auf dem Weg zu einem der Hauptziele ihres therapeutischen Ansatzes, nämlich Kindern zu helfen, „ganzer" zu werden, indem sie sich ihrer Gefühle bewusster werden und diese Gefühle in das Ganze ihres größeren Selbst zu integrieren.

Doch das „Aufrühren" der Gefühlswelt des Klienten durch die Anregung von Phantasie und Sinnen, um Bilder und emotional geladene Metaphern zu erzeugen, hat noch eine weitere Funktion. Denn das Aufrühren von Gefühlen ermöglicht es den offenen Gestalten, aus der Tiefe herauf an die Oberfläche des Bewusstseins zu steigen und in den Vordergrund zu treten. Aus einer gestalttherapeutischen Perspektive sind solche nicht abgeschlossenen kognitiven und emotionalen Gestalten jederzeit in der Lage, aufzusteigen und betrachtet zu werden, wenn wir uns die Zeit und den Raum nehmen, ihre Existenz zu bemerken und ihnen Aufmerksamkeit zu schenken – wie man bei Sabina sehen kann, die sich ihrer Gefühle über ihr Gewicht bewusst wird oder bei Ben, der seine Gefühle für seinen Vater entdeckt. Auf diese Weise fördert Violets Arbeit den Prozess der Gestaltformation und Gestaltschließung, indem solche offenen Gestalten mit Hilfe von Imagination, Bild und Metapher an die Oberfläche kommen und dann auf bewusstere, „sinnvolle" oder sinnstiftende" Art in der therapeutischen Erfahrung bearbeitet werden können.

Bevor ich diesen Abschnitt über die metaphorische Bedeutungsfindung abschließe, noch ein letzter Gedanke. In ihrem Buch *Metaphors We Live By* sagen Lakoff und Johnson (1980), dass das Wesen der Metapher darin bestehe, einen Gegenstand durch die oder in den Begriffen eines anderen Gegenstandes zu erfahren und zu verstehen (S. 5). Diese Idee stimmt mit dem überein, was wir selbst bereits dargelegt haben. Doch sie bringen noch einen weiteren Gedanken auf, nämlich dass die Metapher im selben Maß zu den menschlichen Funktionen gezählt werden kann, wie jeder unserer fünf Sinne. Und sie schließen daraus:

> Es ist, als ob die Fähigkeit, Erfahrung durch Metaphern zu verstehen, einem Sinn wie dem Sehen, Tasten oder Hören gleichkäme, wobei die Metaphern als einzige die Wege und Möglichkeiten beinhalten, die Welt wahrzunehmen und zu erfahren. (S. 239.)

Mir scheint, dass dieser Gedanke im Hinblick auf Violets Therapie mit Kindern und ihr Training mit Erwachsenen besonders wichtig ist. Zum einen haben die Erwachsenen Violets Therapieansatz innerhalb des Trainings vor allem dadurch kennengelernt, dass sie sich selbst auf die therapeutische Erfahrung eingelassen, Metaphern gefunden und diesen Bedeutung verliehen haben. Von daher spielen Metaphern eine zentrale und vielleicht unersetzbare Rolle in ihrer Art, die Inhalte dieses Trainings „wahrzunehmen und zu erfahren." Mit anderen Worten: die Teilnehmer lernen die Kraft der Arbeit mit Metaphern dadurch kennen, dass sie selber mit Metaphern arbeiten.

Es gibt in Lakoffs und Johnsons Idee von der Metapher als einem „sechsten Sinn", durch die wir uns selbst und die Welt um uns herum verstehen lernen, aber auch noch weiterreichende Hinweise auf Violets Arbeit mit Erwachsenen und Kindern. In den Beschreibungen der letzten Kapitel habe ich verschiedene Variationen aufgezeigt, wie Violets Arbeit in Therapie und Training die fünf Sinne auf vielfältige und eindeutige Weise anspricht und einbezieht. Wenn, wie Lakoff und Johnson meinen, die Metapher für uns genauso wichtig ist wie unsere übrigen fünf Sinne (und vielleicht selbst eine Art von Sinn darstellt), dann ist Violets wiederkehrende Beschäftigung mit Metaphern in der Arbeit mit Kindern und Erwachsenen Ausdruck der Verpflichtung zu einem hohen Maß an multisensorischer Arbeit und Integration – im Kontext des Trainings wie in der Therapie.

7

Siebter Tag: Dienstag

Geschichten, Metaphern und Puppen

Beispiel mit Kind: Elisas Arbeit mit Violet

Am Dienstagmorgen sind die Teilnehmer noch ganz begeistert von den Erfahrungen mit dem Sandspiel am Montag. Die erste halbe Stunde dieses Vormittags gilt denn auch der Beantwortung weiterer Fragen zu Technik des Sandspiels. Gegen 09:30 Uhr kündigt Violet an, dass sie gerne die Fallgeschichte von Elisa vorstellen würde, eines 14-jährigen Mädchens, das um 10:00 Uhr zu einer Demonstrationssitzung hierher kommen wird.

Wie viele andere Fallgeschichten von Kindern, die Violet im Laufe des Trainings bereits vorgestellt hat, ist auch Elisas Geschichte keine, der man leichten Herzens zuhören kann. Elisa, inzwischen fast 15 Jahre alt, wurde von ihrer Mutter verlassen und zusammen mit ihren zwei Brüdern in einem völlig verwahrlosten Zustand aufgefunden. Nachdem sie von zwei Sozialarbeitern gefunden worden war, verbrachten Elisa und ihre Brüder einige Zeit bei einer Pflegemutter, zu der sie ein sehr inniges Verhältnis entwickelte. Es fiel ihr sehr schwer, diese Pflegemutter verlassen zu müssen, als sie im Alter von sechs Jahren adoptiert wurde; dies vor allem deshalb, weil nur sie adoptiert wurde, nicht aber ihre Brüder. Das Paar, das Elisa adoptierte, dachte zuerst, Elisa sei entwicklungsverzögert, da sie weder sprach, noch zu erkennen gab, dass sie verstand, was man zu ihr sagte. Insgesamt kann man sagen, dass die Bindungsproblematik zwischen Elisa und ihren Adoptiveltern sich sehr lange hinzog.

Violet beschreibt, dass sie jetzt seit etwa einem Jahr mit Elisa arbeitet und es gelungen ist, innerhalb kurzer Zeit eine gute Beziehung zu ihr aufzubauen. Sie zeigt den Teilnehmern Elisas Haus-Baum-Mensch-Zeichnung, die Elisa in ihrer gemeinsamen Arbeit fertiggestellt hatte. Violet zeigt auch das Bild eines gebrochenen Herzens, das Elisa nach der Scheidung ihrer Adoptiveltern gemalt hatte und kommentiert, dass Elisa sehr gerne male und künstlerisch sehr begabt sei. Dann erklärt Violet, dass eines von Elisas schwersten therapeutischen Themen der Schmerz und die Trauer seien, die Elisa erlebt habe als sie von ihren zwei Brüdern getrennt wurde, die jetzt beide in stationären Jugendhilfe-Einrichtungen lebten. Sie sagt, Elisa sei sehr aufgeregt, heute herkommen zu können und dass sie sich darüber im Klaren sei, dass hier 24 Teilnehmer säßen, die ihre Arbeit mit Violet beobachteten.

Nach dieser etwa 20-minütigen Fallvorstellung und einer kurzen Pause für die Teilnehmer, erscheint Elisa mit ihrer Mama und wird von Violet außerhalb des Tagungsraumes begrüßt. Elisa wird gefragt, ob sie möchte, dass ihre Mama bei ihr bleibe, was sie auch bejaht. Im Tagungsraum setzten Elisa und Violet sich dann auf den Boden, um sie herum liegen Puppen, Mal- und Zeichenmaterial und ein Brett mit einem Klumpen Ton und einigen Werkzeugen. Violet bittet alle Teilnehmer, sich kurz mit Namen vorzustellen und zu sagen, wo sie herkommen. Elisa ist überrascht, dass so viele Leute „von so weit her" kommen. Nach dieser Einleitung erklärt Violet Elisa, dass all diese Leute hier seien, „um zu lernen, wie ich mit jungen Menschen arbeite. Für jetzt können wir sie einfach vergessen, okay?"

Dann wendet Violet sich Elisa auf dem Teppich zu und fragt sie, womit sie heute Morgen gerne arbeiten würde und zeigt dabei auf die Puppen, die Malsachen und den Ton.

Elisa fängt an, den Haufen mit den Puppen zu untersuchen und folgt schon bald Violets Einladung, eine auszusuchen, die ihr besonders gefällt. Elisa wählt eine Puppe mit einem Sternengesicht, und Violet wählt sich einen weißköpfigen Seeadler aus. Es folgt ein Gespräch, in dem die Seeadlerpuppe der Sternenpuppe viele Fragen stellt (z. B. „Kennst du Elisa?" „Haben Sterne Gefühle?"), und Elisa beantwortet diese Fragen spielerisch, aber knapp.

Wie schon in der Arbeit mit Ben auf dem Video, bittet Violet Elisa, für jedes Familienmitglied eine Puppe auszusuchen und dann jeder von diesen Puppen zu sagen, was sie möchte. Während dieser Übung erwähnt Elisa ihre zwei Brüder und sagt, wie sehr sie die beiden vermisst. Nachdem Elisa das gesagt hat, bittet Violet sie, ein Bild darüber zu malen, wie sich dieses Vermissen anfühlt, und der folgende Dialog entwickelt sich:

Violet: Du hast deine Brüder, Matthew und Jason erwähnt, und dass du sie vermisst. Deshalb möchte ich dich bitten, vielleicht ein Bild von deinem Gefühl zu malen. Mit Farben, Linien und Formen …

Elisa: Okay. Mit Jason …

Violet: Weißt du, wie du dich fühlst, ohne deine Brüder in deiner Nähe …

Elisa: Also mit Jason, mit ihm habe ich länger zusammengelebt, und deshalb fühlt es sich manchmal so an, wenn du einfach nur dasitzt [Hm,mm], da ist nur dieser riesige dunkle Tunnel [Elisa zeichnet einen dunklen Kreis]. Ich habe das nie jemandem erzählt, aber da fehlt ein ganz dickes Stück. Weil Jason – er war mir so wichtig. Die Leute verstehen manchmal gar nicht, warum ich ihn so sehr vermisse. Aber er war wirklich ein ganz wichtiger Teil von mir. Es war, als ob er ein großer Teil von mir ist, und als er wegging, war es, als ob ich falle. So als wäre ich ein Tisch, und er eins der Tischbeine [Elisa zeichnet einen dreibeinigen Tisch] ...

Violet: Wow ...

Elisa: ... und er geht, und ich sitze da und breche zusammen ...

Violet: Wow ... ja ...

Elisa: ... und es ist total hart, mein Leben ohne ihn zu leben, weil er jemand war, wenn ich etwas zu entscheiden hatte, dann war es auch seine Sache. Und so – ehm – [Elisa fängt an, leise zu weinen und reibt sich die Nase] hing irgendwie mein ganzes Leben an ihm, auch wenn er natürlich auch seine eigenen Gefühle hatte. Aber das habe ich auch ihm nie erzählt, dass er mir so viel bedeutet ... aber ...

Violet: Hmm ...

Elisa: Wenn ich an ihn denke, ist es wie ...

Violet: Und wie alt ist er jetzt?

Elisa: Er wird im September 16. So geht er weiter [Elisa malt eine aufsteigende Linie], und ich bleibe hier unten [Elisa malt eine absteigende Linie]. Er lebt sein eigenes Leben – geht einfach weiter, und ich bin immer noch hier unten und versuche, rauszufinden, was ich machen soll, also [Pause] ...

Violet: Hmm. Wenn er jetzt hier wäre, was wäre dann anders für dich?

Elisa: Ja also, eigentlich wäre es wohl immer noch dasselbe. Ich müsste mich erst daran gewöhnen, ihn wiederzuhaben. Und vielleicht würde es eine Weile dauern, bis er wieder ein Teil von mir wäre? Weißt du, weil ich doch jetzt – schon ein, ich glaube ein, oder zwei Jahre ohne ihn lebe, da habe ich mich irgendwie daran gewöhnt, alleine zu sein. Ich habe mich daran gewöhnt, Entscheidungen zu treffen, ohne immer zu fragen „Jason, was meinst du?" Viele Antworten habe ich durch ihn gefunden, weil er mir geholfen hat. Also wenn er wirklich zurückkäme, würde ich mich daran gewöhnen. Aber ich glaube nicht, dass wir noch genau so viel zusammen wären.

Violet: Vielleicht hast du ja gelernt – und musstest lernen, wie du manches allein machst?

Elisa: Ja ... Das ist so, immer wieder. Ich lebe mein Leben allein, ohne Jason ...

In der Reflexion am Ende dieses Kapitels werde ich mich noch ausführlicher mit diesem ersten Teil der Arbeit beschäftigen, in der Violet gemeinsam mit Elisa deren Beziehung zu ihrem Bruder Jason betrachtet. Mir erscheint dieser Teil bereits wie ein in sich abgeschlossenes Stück Arbeit. Es beginnt damit, dass Elisa sich durch den Verlust ihrer Brüder selbst verlassen fühlt und endet damit, dass sie merkt, wie weit sie selbst seit der Trennung bereits gekommen ist. In der Reflexion werde ich noch genauer untersuchen, welche Rolle die Erzählung für Elisas Bedeutungsfindung dieses Verlustes spielt. Im Augenblick möchte ich mit der Beschreibung des Dialogs zwischen Violet und Elisa fortfahren. Anders als in den vorangegangenen Kapiteln werde ich aber den weiteren Verlauf dieser überaus intensiven Darstellung von Violets Arbeit mit einem Kind innerhalb des Trainingskontextes hier und da durch einen kleinen Kommentar unterbrechen.

Kurz nachdem Elisa den ersten Teil der Arbeit beendet hat, fängt sie spontan mit einer neuen Zeichnung ihrer Gefühle an, diesmal in Bezug auf Matthew, mit dem sie nicht so lange zusammengelebt hat wie mit Jason:

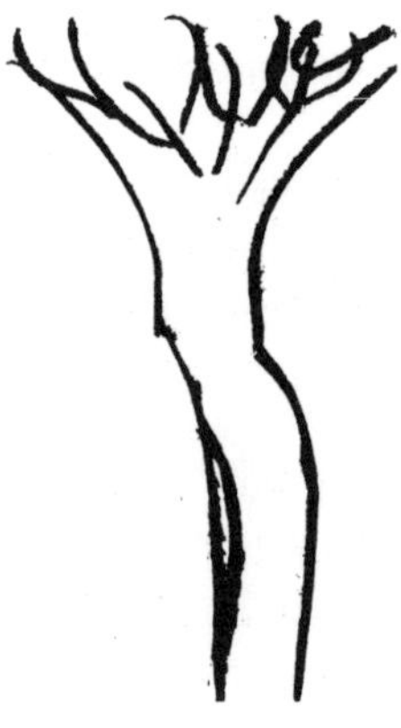

Abbildung 9: Elisas Zeichnung eines Baumes

Elisa: … wenn du dir einen Baum vorstellst, mit all den Ästen und so [sie malt das Bild in Abbildung 9]. Also Matthew ist ein Teil davon, ein kleiner Teil, der davon rausgeschnitten wurde [sie zeichnet eine Einkerbung in den Baum]. Weil, das habe ich aber nicht; deshalb ist er nur ein kleiner Teil, der jetzt fehlt. Wenn ich weine, ist es meistens wegen Jason …

Es ist interessant. Nachdem Elisa dieses Bild vom Baum gezeichnet und darüber geredet hat, äußert sie ihre Besorgnis darüber, dass sie den Verlust ihrer Brüder nicht mehr so stark beweint wie früher. Sie macht sich Sorgen, dass das bedeuten könnte, dass ihre Brüder ihr nicht mehr so wichtig sind: „Ich denke immer … dass ich schlecht bin, weil ich nicht mehr so viel weine wie früher." Dieses neue Problem, das für Elisa hier entsteht, ist ein gutes Beispiel für Gestalttheorie in der Praxis. Das bedeutet, gerade als Elisa einen Teil der offenen Gestalt zu schließen anfängt (das Vermissen ihres Bruders Jason), taucht ein neuer Aspekt der offenen Gestalt auf (der Verlust des Gefühls des Vermissens ihrer Brüder). Im nächsten Abschnitt ihrer gemeinsamen Arbeit bietet Violet Elisa eine neue Sichtweise dieser Problematik an, nämlich, dass Elisa gewachsen und schon mehr zu einer „ganzen, eigenständigen Person" geworden sei. Elisa greift diese Idee auf, stimmt Violet zu und weitet die Metapher der „Ganzheit" noch aus.

Violet: Ich glaube, der Grund, warum du nicht so viel weinst, ist nicht nur, dass du mehr verstehst und es nicht ganz so weh tut, sondern dass du mehr zu einem ganzen und eigenständigen Menschen geworden bist …

Elisa: Ja, das stimmt …

Violet: Siehst du, als sie fortgingen, war es wie ein Teil von dir …

Elisa: [unterbricht] Ja, aber jetzt bin ich nachgewachsen, und es stimmt. Es ist wie eine Wunde. Wenn du dich schneidest …

Violet: Genau!

Elisa: … und ein Teil deiner Haut fehlt. Und dann wächst dort eine Kruste, und die Wunde heilt! Als Jason ging, war das eine große Wunde, aber jetzt wächst es wieder nach …

Violet: Es ist so, dass du selbst nachgewachsen bist …

In dieser Arbeit kann man beobachten, wie die Veränderung von Elisas Metaphern die emotionale Veränderung ihrer Sicht von sich selbst widerspiegelt. Zu Beginn der Sitzung gebrauchte sie Bilder wie den „großen dunklen Tunnel", den Tisch, der „zusammenbricht" oder den Baum, von dem „ein kleiner Teil fehlt." Im Verlauf ihrer Arbeit mit Violet nehmen die Metaphern eine andere emotionale Färbung an, und in der letzten Passage gebraucht sie das Bild einer Kruste, die sich über einer „großen Wunde" bildet. Als Violet sie im nächsten Schritt auffordert, ein Bild dafür zu finden, wie sie „in sich selbst ganzer und vollständiger" geworden ist, führt Elisa eine neue Metapher ein:

Elisa: Ja, ich glaube, es ist wie bei einem Apfel [Elisa zeichnet den ersten der vier Äpfel in Abbildung 10]. Als Jason ging, war da immer dieser Teil in der Mitte, den ich nie füllen konnte! Aber dann wurde es langsam ... [Elisa zeichnet den zweiten Apfel] ... immer weniger ...

Violet: weniger ...

Elisa: Und schließlich bin ich dahin gekommen, dass ich ihn nicht mehr so sehr vermisse [Elisa zeichnet den dritten Apfel]. Aber dann kommt es noch dahin, dass [Elisa zeichnet den vierten Apfel] es ein ganzer Apfel ist! Jaaa!

Nachdem Elisa alle vier Äpfel gezeichnet und beschrieben hat, lacht Violet – als Antwort auf Elisas Begeisterung. Doch dann erinnert sie Elisa daran, dass es wahrscheinlich auch Zeiten geben wird, in denen sie sich nicht so „ganz" fühlen wird und fügt hinzu, dass das „ganz normal" sei. Wie schon vorher in der Krustenmetapher, greift Elisa Violets Gedanken auf und entwickelt wiederum eine neue Metapher.

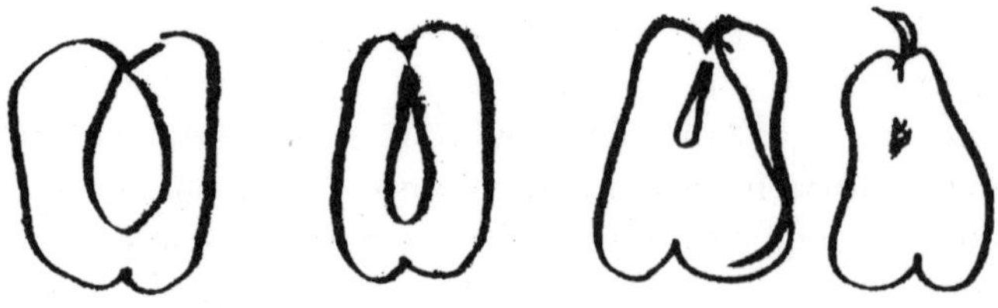

Abbildung 10: Elisas Zeichnung von vier Äpfeln

Elisa: Ja. Es ist, wie wenn man mit jemandem verheiratet ist und der Partner dann stirbt ...

Violet: Hmm.

Elisa: Du hast das Gefühl, jemanden verloren zu haben, der immer da war, aber nach einer Weile gewöhnst du dich daran, dass er nicht mehr da ist ...

Violet: Hmm.

Elisa: So ähnlich ist das. ... Und wenn dein Haustier stirbt auch! Als ich meinen Hund verloren habe, ging es mir genauso ...

Violet: Ja, ich kann mich noch daran erinnern ...

Elisa: ... er war weg. Und als ich draußen war und er nicht mehr kam und mich ableckte .. da war ich sehr traurig ...

In etwas mehr als einer halben Stunde und vor einer ziemlich großen Gruppe von Beobachtern haben Violet und Elisa viel erreicht. Auch wenn es in dieser Arbeit in erster Linie um Elisas Gefühle im Zusammenhang mit dem Verlust ihrer Brüder ging, wurden darin auch noch andere Aspekte dieses großen Themas angesprochen. In den ersten beiden Zeichnungen, dem dunklen Tunnel und den beiden auf- bzw. absteigenden Linien, sprach Elisa ihre Gefühle im Zusammenhang mit dem Verlust ihres Bruders Jason an. In dem dritten Bild von dem Baum, aus dem ein kleiner Teil herausgeschnitten war, fing sie an, sich damit zu beschäftigen, wie sie den Verlust ihres anderen Bruders, Matthew, erlebte. Und dann ging es interessanterweise darum, wie sie sich fühlte, da sie ihre beiden Brüder nicht mehr so sehr vermisste, wie sie es eigentlich gewohnt gewesen war. Und mit dem vierten Bild von den Äpfeln machte Elisa ihr langsam wachsendes Gefühl von Ganzheit und Heilung nach dem traumatischen Verlust deutlich.

In dieser Arbeit zwischen Elisa und Violet gibt es zwei Aspekte, die ich gerne besonders hervorheben möchte. Erstens, denke ich, ist diese Arbeit ein sehr gutes Beispiel dafür, wie im Fluss des Prozesses immer wieder neue Themen oder unterschiedliche Aspekte offener Gestalten auftauchen können – ein Wesensmerkmal von Violets gestalttherapeutischem Ansatz. Zweitens, denke ich, dass diese Arbeit sehr deutlich zeigt, wie Violet die vier Stufen ihrer therapeutischen Erfahrung auf rekursive Weise durcharbeitet. Diese rekursive Bewegung, die ich in der Reflexion des fünften Kapitels bereits dargestellt habe, ermöglicht es Elisa, beim Thema zu bleiben, gleichzeitig aber auch tiefere Aspekte der bearbeiteten Thematik zuzulassen. Violet führt Elisa in der kurzen, aber auch produktiven Zeit, durch eine Vielzahl von imaginativen und sinnlichen Erfahrungen und nutzt dazu sowohl die Puppen als auch die Zeichnungen. Diese Erfahrungen helfen Elisa, kraftvolle Metaphern und Geschichten zu bilden, und diese wiederum ermöglichen es ihr, sowohl ihrer vergangenen Erfahrung als auch ihrer aktuellen Situation Bedeutung zu verleihen. Am Ende ihrer gemeinsamen Zeit an diesem Tag fragt Violet Elisa, ob es noch etwas gibt, was sie mit den Puppen gerne machen würde oder ob sie noch „irgendetwas anderes" tun möchte. Elisa antwortet: „Nein, eigentlich nicht.", woraufhin Violet das Ende der Sitzung einläutet, indem sie zu einem leichteren Thema wechselt. Sie fragt Elisa, wie sie die Sommerferien verbracht hat und wo sie gewesen sei. Und kurz darauf sagt sie ihr, dass es Zeit ist, zum Ende zu kommen und dankt ihr, dass sie an diesem Morgen hergekommen ist. Elisa steht mit ihrer Mutter auf, lächelt und winkt all den Leuten zu, die zugeschaut haben und von denen viele sich bei ihr bedanken. Dann verlässt sie gemeinsam mit Violet den Tagungsraum.

Als Violet zurückkommt, öffnet sie den Raum für Fragen und Anmerkungen und sagt: „Lasst uns besprechen, was ihr gesehen habt." Ein paar Komplimente werden gemacht, und Anmerkungen darüber, wie hilfreich es war, Violet bei der Arbeit mit einem Kind zu beobachten (z. B. „Es war sehr hilfreich zu sehen, wie du innerhalb einer Sitzung mit zwei unterschiedlichen Ausdrucksmedien arbeitest – den Puppen und dem Zeichenmaterial"). Andere Kommentare werfen die Frage auf, ob Elisa sich vielleicht vor einer so großen Beobachtergruppe zu ungeschützt gefühlt haben könnte. Violet sagt noch einmal, dass Elisa sehr gerne kommen wollte und sich der Situation durchaus bewusst gewesen sei und fügt hinzu, dass es in den zehn Jahren, in denen sie Kinder in die Trainingsgruppen eingeladen hat, nie vorgekommen ist, dass ein Kind im nachhinein negativ reagiert hätte. „Ich glaube, dass Elisa aus dieser Arbeit vor der ganzen Gruppe mit einem sehr starken Selbstgefühl herausgegangen ist", sagt Violet.

Kurz vor dem Ende dieser Gesprächsrunde – und kurz vor der Mittagspause meint einer der Teilnehmer: „Für mich war es eine schöne Lernerfahrung zu sehen, dass du nicht versucht hast, ihre schlechten Gefühle während der Sitzung zu ‚heilen'". Darauf antwortet Violet: „Das Ziel ist, dass sie ausdrücken, was sie fühlen – und es übertreiben. Unser Ziel ist, diese Gefühle herauszubringen. Das ist es, was heilt."

Geschichtenerzählen, Puppenspiel und therapeutische Metaphern

Nach der anderthalbstündigen Mittagspause kehren die Teilnehmer in den Tagungsraum zurück. Puppen, Ton und Zeichenmaterial sind weggeräumt, stattdessen sitzt Violet da – um sich herum jede Menge Bücher. Als alle einen Platz gefunden haben, fängt Violet an zu beschreiben, wie sie Geschichten, Metaphern und Puppenspiel in den therapeutischen Prozess einfließen lässt.

Als erstes hält sie ein Buch mit dem Titel *Dinosaur Divorce* (Brown & Brown, 1988) hoch und sagt: „Das ist ein lustiges Buch! Aber es beschäftigt sich mit einem sehr ernsten Thema." Auch das Buch *A Very Touching Book ... For Little People And For Big People* (Hindman, 1983) bearbeitet ein ernstes Thema auf spielerische Weise; es geht darum, dass Kinder lernen sollen zwischen guten, wohltuenden und schlechten, übergriffigen Berührungen zu unterscheiden. Grundsätzlich, sagt Violet, führen Geschichten, die Metaphern für das kindliche Erleben beinhalten, dazu, dass die Kinder sich mit ihren Erfahrungen verstanden und bestätigt fühlen. Violet liest einem Kind meistens dann etwas vor, wenn sie ein bestimmtes Buch im Sinn hat, das ein Thema dieses Kindes besonders gut aufgreift.

Auf ähnliche Weise wie Geschichten und Metaphern kann auch das Puppenspiel in der Therapie eingesetzt werden, denn hiermit lassen sich Geschichten oder Szenen, die für das Kind eine besondere Bedeutung haben, anschaulich in Szene setzen. Um das zu demonstrieren, baut Violet zunächst eine schlichte Puppentheater-Bühne auf, indem sie sich einfach hinter einem Stuhl versteckt. Dann spielt sie ein kleines Stück, das sie einmal für ein kleines Mädchen zusammengestellt hat, das furchtbar schüchtern war und große Mühe hatte, klar und selbstbestimmt aufzutreten. Violet erläutert, dass es in diesem Stück mit dem Titel *Ich gehe in den Park* um die Abenteuer und Missgeschicke eines kleinen Mädchens geht, das seine Mutter darum bittet, allein in den Park gehen zu dürfen, weil es glaubt, inzwischen alt genug dafür zu sein.

Hinter ihrem Stuhl versteckt, beginnt Violet das Theaterstück. Ein kleines Mädchen spaziert fröhlich singend daher: „Meine Mutter hat gesagt, dass ich alt genug bin, um allein in den Park zu gehen! Ich gehe in den Park! Ich gehe in den Park!" Plötzlich begegnet das Mädchen einem Krokodil, das sich angeblich verirrt hat und den Sumpf sucht. Das Mädchen versichert dem Krokodil, nicht zu wissen, wo der Sumpf sei, und da sagt das Krokodil, dass es außerdem großen Hunger habe – und schnappt nach dem Mädchen. Das kleine Mädchen schreit auf, rennt davon und versteckt sich so lange, bis das Krokodil wieder verschwindet. Als das Mädchen wieder zum Vorschein kommt, ist es hin und hergerissen: soll sie lieber nach Hause gehen, oder soll sie ihrer Mama beweisen, dass sie wirklich schon ganz alleine in den Park gehen kann. Und dann macht sie sich mit neuem Mut wieder auf den Weg und singt „Ich gehe in den Park“, allerdings mit etwas weniger Begeisterung in der Stimme als beim ersten Mal und mit misstrauischen Blicken nach rechts und links.

Und noch einmal wird das Mädchen auf seinem Weg in den Park aufgehalten, diesmal von einem Hai, der ihr erzählt, auch er habe sich verirrt und suche das Meer. „Hast du das Meer gesehen?“, fragt er heuchlerisch. Als das kleine Mädchen antwortet, es habe das Meer nicht gesehen, schnappt auch der Hai nach ihr und will sie fressen. Wieder schreit das Mädchen auf, läuft weg und versteckt sich. Als der Hai verschwunden ist, kommt sie aus ihrem Versteck hervor, aber diesmal weint sie und sagt sich, dass es wohl besser wäre, wenn sie wieder nach Hause ginge. „Aber dann wird Mama mich wohl nie alleine in den Park lassen“, klagt sie. Also nimmt sie noch einmal ihren Mut zusammen und geht weiter. Vorsichtig schaut sie sich nach allen Seiten um und fängt wieder an zu singen „Ich gehe in den Park“, diesmal jedoch ohne jede Freude und Begeisterung und wagt sich nur ganz langsam vor (die Teilnehmer kommentieren die Situation dieses Mädchens mit mitfühlenden „Ohhhs“ und „Ahhhs“).

Als der letzte Bösewicht auftaucht – diesmal ist es ein böse blickender Wolf – und nach ihr schnappen will, haut das Mädchen ihm wütend auf die Nase und ruft „Verschwinde hier! Hau ab, du! Ich gehe in den Park!“ Der Wolf heult vor Schmerzen auf, und als er sich eingeschnappt wegschleicht, sagt er „Du hättest mich nicht zu schlagen brauchen!“ Und in der Schlussszene des Stückes wendet sich das Mädchen ans Publikum und sagt stolz und voller Zuversicht „So, und jetzt gehe ich in den Park!“, und geht davon.

Als Violet hinter ihrem Stuhl hervorkommt, klatschen die Teilnehmer tosenden Beifall. Nach einigen Rückmeldungen und Rückfragen zeigt Violet – gewissermaßen als Zugabe – ein weiteres Puppentheaterstück, das sie in der Arbeit mit einem kleinen Jungen eingesetzt hat. In der Anfangsszene sieht man eine „Mama-Puppe“, die ganz mit der Zubereitung des Essens beschäftigt ist, und eine ungeduldige „Papa-Puppe“, die die Mama schlägt, weil das Essen noch nicht fertig ist. An dieser Stelle schaut Violet kurz hinter ihrem Stuhl hervor, um den Zuschauern zu sagen, dass ihr junger Klient, als er diese Szene zum ersten Mal sah, rief: „Das ist genau wie bei uns!“

Im weiteren Verlauf dieses Stückes führt Violet einen kleinen Jungen ein – allerdings in der Gestalt eines jungen Hundes (Violet erklärt später, dass sie lieber Tierpuppen als menschlich aussehende Puppen benutzt, um die Wirkung etwas abzuschwächen). Dieses Hundejunge, das einen kleinen Jungen darstellt, spricht mit seinem Zwillingsbruder (einem kleinen Affen) darüber, was es da bei der Mama und dem Papa beobachtet hat. „Ich mag es nicht, wenn der Papa die Mama schlägt! Dann bekomme ich Angst!" Der Zwillingsbruder drängt seinen Bruder, das dem Vater zu sagen und ihm zu erzählen, wie er sich fühlt. In der letzten Szene leugnet der Papa, was der Junge ihm sagt „Ich mag es nicht, wenn du die Mama schlägst. Das macht mir Angst!" Aber dann gibt er schließlich zu, dass sein Sohn recht hat und verspricht, ab jetzt nicht mehr gemein zur Mama zu sein.

Violet streckt ihre Hand hinter dem Stuhl hervor und erklärt, dass der Sinn dieses Stückes war, den Gefühlen, von denen sie annahm, dass der Junge sie zwar haben würde, die er aber selbst nicht wahrhaben oder ausdrücken konnte, mit Hilfe der Puppen eine Stimme zu geben. Dann zeigt sie noch ein drittes Stück, das sie für denselben Jungen erfunden hat und worin der Junge zu seiner Mutter sagt „Mama, ich muss dir etwas sagen. Manchmal habe ich Angst, dass du ganz wütend auf mich wirst." Und die Mama-Puppe antwortet „Aber Kind, ich bin überhaupt nicht wütend auf dich!" Der kleine Hund (der Junge) erklärt der Mama „Ich weiß, dass du Papa gar nicht mehr sehen willst, wo er doch jetzt ausgezogen ist, aber ich möchte ihn immer noch sehen." Obwohl diese Aussage die Mutter nervös macht, versucht sie ihn zu verstehen, nimmt ihn schließlich in den Arm und dankt ihm dafür, dass er ihr seine Gefühle anvertraut hat. Sie erklärt ihm, dass sie über seinen Wunsch, den Vater sehen zu dürfen, nachdenken muss.

Als Violet wieder hinter dem Stuhl hervorkommt, erzählt sie, dass der Junge, um den es in diesem Stück ging, seiner Mutter eine Fassung dieses Stückes vorgespielt und dass es ihm und seiner Mutter sehr geholfen habe, über die Situation zu reden.

Während aller drei Aufführungen saßen die Teilnehmer mit gespannter Aufmerksamkeit da, und viele von ihnen berichteten nachher, wie unglaublich lebendig und kraftvoll sie diese Stücke erlebt haben. Eine Teilnehmerin meinte, dass sie bei diesem Puppentheater etwas sehr Wichtiges gelernt habe:

Lark, eine Kinder- und Familientherapeutin aus Neuseeland, wählt einen Schmetterling für die Gegenwart. Über diese Karte sagt Lark: „Ich habe das Gefühl, dass mir Flügel gewachsen sind und ich fliegen kann. Ich kann meine Farbenvielfalt und Besonderheit wertschätzen." Als nächstes zieht sie eine Maus für das, was sie einmal war: „immer herum flitzen und mich verstecken, weißt du." Und schließlich zieht sie eine Eule als Symbol dafür, was sie werden will. Ihren Bezug zu dieser Karte beschreibt sie so: „Was ich an der

Eule mag, ist ihre Fähigkeit, zurückzutreten und zu beobachten, aber auch die Fähigkeit, sich zu zeigen, wenn das erforderlich ist."

> Ich dachte immer, dass man, um Puppentheater spielen zu können, jeder Figur eine besondere und lustig klingende Stimme geben müsse. Deshalb wollte ich das nie machen. Es kam mir irgendwie blöd vor. Aber du hast jede Rolle mit einer ziemlich natürlichen Stimme gesprochen. In deiner Stimme lagen echte Gefühle, und sie klang überhaupt nicht albern. Das hat mir sehr gefallen, und es hat eine viel größere Wirkung.

Demonstration mit Erwachsenen: Lark und die Medizinkarten

Nach einer kurzen Kaffeepause zeigt Violet noch andere Techniken aus der Arbeit mit Metaphern und Geschichten. Bei einer dieser Techniken geht es um sogenannte Medizinkarten – ein Kartenset, ähnlich wie die bekannteren Tarotkarten. Auf jeder dieser Karten ist eine detailreiche Zeichnung verschiedener Tiere, Insekten und Vögel zu sehen, die in der spirituellen Tradition der nordamerikanischen Ureinwohner eine Rolle spielen. In einem Begleitbuch findet sich zu jedem Tier eine Beschreibung seiner besonderen Eigenschaften, der Umgebung, in der es lebt und wofür es in der Überlieferung der Tradition der nordamerikanischen Ureinwohner steht. Über die Mauskarte findet sich beispielsweise folgende Beschreibung: „Es ist gute Medizin, dem Detail Aufmerksamkeit zu schenken, aber es ist schlechte Medizin, Haarspalterei zu treiben."

Um zu zeigen, wie sie die Medizinkarten in der Arbeit mit Kindern anwendet, wählt Violet eine Freiwillige aus der Runde aus, setzt sich mit ihr auf den Boden und bittet sie, drei Karten zu wählen: „Eine dafür, wer du im Augenblick bist, eine dafür, wer du früher warst und eine dafür, wer du in der Zukunft sein möchtest." Diese drei Karten, die als Metaphern für Larks Erfahrung dienen, sind nun der Ausgangspunkt für ein längeres Gespräch zwischen Lark und Violet. An einer Stelle fragt Violet Lark: Was musst du tun, um der Eule noch ähnlicher zu werden?" Larks Antwort auf diese Frage macht deutlich, wie überrascht sie ist, dass sie sich emotional so sehr mit dem Schmetterling identifiziert:

> Lark: Nun ja. Ich glaube, ich bin ein bisschen ... Oh! Hmm ... [sie ringt nach Luft, und ihre Stimme wird zittrig]. Ich bin ein bisschen wie der Schmetterling ...

Violet: Was ist gerade passiert?
Lark: Also, mir ist gerade klar geworden, was der Schmetterling tut. Er lebt nur sehr kurz und dann ... [Pause] ...
Violet: Ohh ... Ja, und wenn du dir das vorstellst, wirst du traurig ...
Lark: Ja ...

Aufgrund der Kürze der Zeit (diese Demonstration dauert nur ungefähr zehn Minuten) geht Violet nicht näher auf Larks Identifikation mit dem Schmetterling ein. Statt dessen erläutert sie Lark und den anderen Teilnehmern, was sie möglicherwiese als nächstes täte, wenn sie mit einem Kind arbeiten würde.

Violet: Ich werde das jetzt nicht tun, aber der nächste Schritt wäre, dich zu bitten, ein Bild mit diesen drei Tieren zu malen. Es geht nicht darum, sie zu kopieren, sondern eine Szene zu malen, in der alle drei vorkommen. Würdest du das gerne machen?
Lark: Ich könnte das auch zu Hause machen ...
Violet: Okay. Und dann ist es interessant, sich das Bild anzuschauen und die Tiere miteinander reden zu lassen. Dabei wärst du dann jedes Tier. Du musst sehen, wie du sie positionierst, wie nah oder wie weit auseinander zum Beispiel. Das ist immer sehr interessant ...

Violet wendet sich wieder Lark zu und dankt ihr, dass sie bereit war, vor der Gruppe zu arbeiten. Die letzten Minuten dieses Arbeitstages nutzt Violet, um „von den vielen Möglichkeiten, mit Metaphern und Geschichten zu arbeiten“ noch eine vorzustellen. Sie beschreibt die Technik des „Sich-gegenseitig-Geschichten-Erzählens“, die sie aus der Arbeit von Richard Gardener (1971) adaptiert hat. Um ein Beispiel zu geben, beschreibt sie, sie halte das Mikrofon für einen sechsjährigen Jungen, Adam, der als Gast in einer Erzählstunde im Radio eingeladen ist. Sie erklärt Adam, dass es beim Geschichtenerzählen ein paar Regeln gibt, nämlich „die Geschichte muss einen Anfang, einen Mittelteil und ein Ende haben.“ Dann erzählt sie, wie sie die Geschichte mit Adam angefangen hat („Es war einmal, vor langer, langer Zeit ...“). Dann sah sie Adam erwartungsvoll an und wartete. Adam greift den Faden auf und fährt fort „... ein Hai, der ein paar Leute aufgefressen hatte." Violet bittet Adam, ihr noch etwas mehr über den Hai zu erzählen und knüpft dann an seine Antworten an, indem sie eine Geschichte entstehen lässt, die wiederum metaphorisch an Adams Lebenserfahrung anknüpft.

Adam war zur Therapie gekommen, weil er sich so oft mit anderen Kindern gestritten und mit ihnen gekämpft hatte, dass er kaum noch Freunde hatte (er hatte sogar Kindern, die ihn zum Spielen abholen wollten, Eier hinterher geworfen). In Violets metaphorischer Geschichte kann der Hai keinen Spielgefährten finden, weil alle Fischer Angst haben, von ihm gefressen zu werden. Am Ende der Geschichte jedoch findet der Hai ein Kind, das mit ihm spielen will, „weil der Hai so nett zu ihm war." Violet erzählt Jimmy: „Ich glaube, was die Geschichte mir sagen will ist, dass der Hai freundlich sein musste, um Freunde zu finden." Diese Geschichte, erklärt sie, sei ein Kernstück in der Arbeit mit Adam geworden. Sie hat sie immer wieder erwähnt und manchmal, wenn Adam das wollte, auch wieder erzählt.

Nun weist Violet darauf hin, dass es schon nach 16:30 Uhr ist und also Zeit, für heute Schluss zu machen. „Morgen ist Praktikumstag, dann stehen euch all die Materialien, mit denen wir bis jetzt gearbeitet haben, zur Verfügung, und ihr könnt damit üben und sie – und euch – ausprobieren. Bis morgen also.

Reflexion des siebten Tages

In der Reflexion der vorangegangenen Kapitel habe ich drei Aspekte von Violets therapeutischer Erfahrung näher beleuchtet: die imaginative Erfahrung, den sinnlichen Ausdruck und die metaphorische Bedeutungsfindung. In der Reflexion dieses Kapitels nun möchte ich die Funktion der Erzählung bzw. der Erzählform für die Bedeutungsfindung genauer untersuchen. Ich beginne mit einem Abschnitt unter der Überschrift „Geschichten sind mehr als nur Geschichten." Im Anschluss daran werde ich noch einmal auf Violets Arbeit mit Elisa als einem konkreten Beispiel eingehen, und daran die Funktion der „erzählenden Bedeutungsfindung" verdeutlichen.

Geschichten sind mehr als nur Geschichten

Als ich anfing, mich intensiver mit Violets Training zu beschäftigen, interessierte mich vor allem die Beantwortung einer ganz bestimmten Frage: Was ist das Besondere an Violets Training, das jedes Jahr auf's neue so viele Menschen aus aller Welt anzieht, so dass sie den weiten Weg auf sich nehmen, um von ihr zu lernen? Die Methode, mit der ich versuchte, diese Frage zu beantworten, war im wesentlichen eine anthropologische: Ich nahm als Beobachter an den

Veranstaltungen teil und erforschte sie wie jemand, der eine fremde Kultur erforscht und neugierig ist, was er darüber lernen kann. Ich machte Audio- und Videoaufzeichnungen von jedem einzelnen Tag, führte Interviews durch und machte mir genaue Aufzeichnungen vom Verlauf des Seminars. Ich achtete ganz genau auf die kleinen und augenblicklichen Interaktionen, achtete auf Wechsel und Übergänge, um die Themen, Muster und Strukturen dieser kleinen eigenen Kultur zu entdecken. Durch diese Herangehensweise war es mir möglich, immer wieder zurückzugehen und mir anzuschauen, was Violet eigentlich tat – sowohl in einem bestimmten Augenblick als auch über einen größeren Zeitraum betrachtet. Mit anderen Worten: ich war in der Lage, die Prozesse und Strukturen, die den Inhalten der Trainingsworkshops zugrundelagen und die den Teilnehmern eine so wertvolle und bedeutsame Erfahrung ermöglichte, besser zu verstehen.

Viele dieser Themen und Muster, die ich in den Reflexionen beschrieben habe, stammen aus diesen Bemühungen, Form, Struktur und Inhalt von Violets Training zu verstehen. Diese Themen und Muster beinhalten auch die „Parallelen zwischen Theorie und Praxis", die ich im ersten Kapitel beschrieben habe, den „Gesprächsgegenstand" im zweiten Kapitel, das „Vier-Stufen-Modell der therapeutischen Erfahrung" in den Kapiteln drei und vier und die Überlegungen zu Bildern, sensorischem Ausdruck und Metaphern, die ich in den Kapiteln fünf und sechs dargelegt habe.

Manche der Themen in Violets Seminaraufbau wurden mir sehr spontan deutlich (z. B. die Parallelen zwischen Training und Therapie), während andere nicht so leicht auszumachen waren, selbst wenn ich mit der Nase darauf gestoßen wurde. Eines dieser Themen ist die Funktion oder Rolle von Geschichten und Erzählungen in Violets Arbeit. Jahrelang saß ich mit meinem Notizbuch in Violets Seminaren und notierte mir am Rand Dinge wie: „Violet erzählt eine weitere Fallgeschichte", oder „Während ihrer Arbeit mit Violet erzählt Jan eine Geschichte aus ihrer Kindheit", oder „Violet sagt, sie wolle dem Kind helfen, die Metapher oder Geschichte zu entwickeln."

Ich schenkte diesen Notizen selbst nicht besonders viel Beachtung, denn anscheinend hielt ich solche Geschichten nicht für wichtig. Teilweise hatte ich – wie wohl die meisten von uns – gelernt, Geschichten als zur Unterhaltung gehörend oder als Zeitvertreib zu betrachten, aber bestimmt nicht als etwas, das es wert wäre, im Rahmen einer Dissertation oder eines Forschungsprojektes zu untersuchen. Inzwischen glaube ich, dass ich – ebenfalls wie wohl die meisten von uns – so daran gewöhnt war, in die Geschichten des täglichen Lebens einzutauchen: Geschichten von Freunden, Geschichten, die ich im Radio hörte oder in der Zeitung las, Geschichten aus Filmen, Romanen, Liedern etc., dass ich sie gar nicht mehr wahrnahm – so wenig wie ein Fisch das Wasser wahrnimmt, in welchem er schwimmt.

Eines Tages aber erwachte in mir der Kulturanthropologe und sagte: „Hey, offensichtlich stellen diese Geschichten einen wichtigen Teil in Violets Training dar. Du solltest dir das mal genauer anschauen!" Und das tat ich. Ich fing an, mich intensiver mit Geschichten zu beschäftigen und stellte überrascht fest, dass die Erzählung ein großes Forschungsgebiet darstellt, und zwar in allen möglichen Feldern wie z. B. der kognitiven Entwicklung, der Pädagogik, aber auch in religiösen und juristischen Studien. Ich fand heraus, dass in den letzten 30 Jahren das Studium der Erzählung in vielen dieser Forschungsfelder eine zentrale Stellung eingenommen hatte, während es zuvor jahrhundertelang mehr oder weniger unbeachtet geblieben war. Donald Polkinghorne (1988) beschreibt, dass nach der wissenschaftlichen Revolution Sprachfiguren, darunter auch Metaphern und Erzählungen so verstanden wurden, dass sie überhaupt gar nichts zum kognitiven Auffassungsvermögen eines Menschen beitrugen. Kurz gesagt: bildhafte Sprache, wie sie sich in Metaphern und Erzählungen zeigt, wurde als reine Ornamentik betrachtet, während Logik, Vernunft und Mathematik für real gehalten wurden.

In letzter Zeit hat gerade und vor allem die Erforschung der Erzählung in den Humanwissenschaften neue Erkenntnisse darüber befördert, wie Menschen ihr eigenes Leben verstehen und ihre Identität konstruieren – sowohl als Individuen wie auch im gesellschaftlichen Kontext. Geschichten, so zeigt sich, sind von fundamentaler Bedeutung dafür, wie wir uns selbst und der Welt, in der wir leben, Sinn und Bedeutung verleihen (z. B. wo unsere Eltern herkamen oder wie unsere Kindheit verlief). Denken wir nur an die Geschichten, die uns helfen, uns selbst zu definieren und uns klar zu werden, wer wir sind (für welchen Karriereweg wir uns wann und warum entschieden haben, oder wie wir den Menschen begegnet sind, die uns besonders viel bedeuten). Solche Geschichten helfen uns, wichtige Ereignisse und Themen herauszufinden und uns selbst und andere in einem größeren Kontext zu sehen.

Geschichten dienen sowohl dem einzelnen als auch einer größeren Gruppe: es gibt persönliche Geschichten, die davon handeln, schwere Zeiten überstanden zu haben, Geschichten aus unseren religiösen Gemeinschaften, die uns helfen, zwischen richtig und falsch zu unterscheiden und es gibt Geschichten darüber, wer wir als Volk oder Nation waren und sind. Wir hören und erzählen Geschichten und verstärken sie jedesmal, wenn wir sie mit anderen teilen. Wie Toni Morrison (1993) sagt: „Die Erzählung ist radikal und lässt uns in eben dem Moment entstehen, da sie selbst entsteht."

Fokus der narrativen Bedeutungsfindung: Not ansprechen

In diesem Abschnitt werde ich an einem Beispiel zeigen, wie die Erzählung sowohl Kindern als auch Erwachsenen helfen kann, zum einen gemachte Erfahrungen mit Sinn und Bedeutung zu füllen und zum anderen im Laufe ihres Wachstums- und Veränderungsprozesses in einer Welt, die sich ebenfalls ständig verändert, das Gefühl für die eigene Identität aufrechtzuerhalten. Als erstes werde ich zeigen, wie Violet mit Hilfe der therapeutischen Erfahrung und der Technik des Malens Elisa ermutigt, Metaphern zu finden und eine Geschichte zu erzählen, die all die Schwierigkeiten, die sie durch den Verlust ihrer beiden Brüder erleiden musste, in dynamische und emotionale Bilder übersetzt. Außerdem werde ich zeigen, wie Violet Elisa hilft, dieser Geschichte und ihrer Erfahrung Sinn zu verleihen, und zwar auf eine Weise, die es Elisa ermöglicht, ein neues Selbstgefühl zu entdecken: eines, das viel mehr von dem beinhaltet, was sie in der Gegenwart tatsächlich ist, und weniger, was sie früher einmal war. Damit möchte ich hervorheben, wie der narrative Aspekt der therapeutischen Erfahrung (gemeinsam mit anderen Aspekten wie Imagination, sinnlicher Ausdruck und Metapher, die ich bereits in den vorangegangenen Kapiteln besprochen habe) in Violets Arbeit eine zentrale Rolle einnimmt. Diese zentrale Funktion dient dazu, Kindern wie Erwachsenen zu helfen, früherer oder gegenwärtiger Not einen Sinn zu verleihen und ein neues Verständnis von sich selbst und der Welt zu entwickeln. In diesem Abschnitt geht es also um eine genauere Betrachtung der narrativen Bedeutungsfindung.

Wie Violet bereits in einem früheren Teil des Trainings erläutert hat, fordert sie ein Kind manchmal auf, sich einem bestimmten Thema, das in der Arbeit auftaucht, besonders zuzuwenden. Sie tut das immer dann, wenn sie selbst das Gefühl hat, dass das Kind von dieser Fokussierung profitieren könnte. Als Violet Elisa auffordert, mit den Puppen zu sprechen, „als ob" es ihre Familie wäre, und Elisa daraufhin erzählt, dass sie ihre beiden Brüder vermisst, bittet Violet sie, ihr Gefühl in einem Bild auszudrücken und dabei Farben, Linien und Formen zu verwenden. So führt Violet Elisa in eine therapeutische Erfahrung, die rekursiv derselben vierstufigen Sequenz folgt, wie wir sie schon in den vorangegangenen Kapiteln dargelegt haben. Das heißt, Violet führt Elisa durch verschiedene Phasen der folgenden Stufen:

1) imaginative oder Phantasieerfahrung, 2) sinnlicher Ausdruck dieser Erfahrung, 3) metaphorische und / oder narrative Beschreibung dieses Ausdrucks und 4) sinngebende Artikulation, die alle vorhergehenden Stufen umfasst.

Um ihre Schritte bis dahin zusammenzufassen: Violet hat gemeinsam mit Elisa mit den Puppen gespielt, als sie sie bittet, ihre Gefühle auf imaginative Weise als Bild sensorisch auszudrücken. Anders als viele andere Kinder, bedarf es bei Elisa nur sehr weniger bzw. knapper Anweisungen, um die Geschichte und die Metaphern entstehen zu lassen; und tatsächlich beginnt sie – noch während sie den langen, dunklen „Tunnel" malt, eine Geschichte zu erzählen und darin Metaphern einzustreuen und beschreibt so ihr Gefühl des Alleinseins angesichts des Verlustes ihrer Brüder.

Innerhalb weniger Augenblicke hat Elisa eine lebendige Sammlung von Bildern kreiert, die ihr helfen in Worte zu fassen, wie sie sich vor und nach dem Weggang ihres Bruders Jason gefühlt hat. Im gesamten ersten Teil ihrer Geschichte gebraucht sie immer wieder dieselben Ausdrücke, um Violet zu zeigen, wie viel Jason ihr bedeutet hat:

> „Er war mir so wichtig."
> „Er war ein ganz wichtiger Teil von mir."
> „Er war ein Teil von mir."
> „Mein ganzes Leben hing an ihm."
> „Er war mir so wichtig."

So macht Elisa genau das, was die meisten von uns machen, wenn sie eine Geschichte erzählen. Zuerst beschreiben und betonen wir, wie die Dinge waren, bevor etwas Entscheidendes passiert ist. In Elisas Fall beinhaltet diese vergangene Normalität eine enge und wichtige Beziehung zu ihrem Bruder Jason. Dieses Gleichgewicht in Elisas Leben geriet mit Jasons Weggang heftig ins Wanken. Um zu beschreiben, wie es ihr nach diesen besorgniserregenden Ereignissen ging, gebraucht Elisa eine Reihe lebhafter, aber auch düsterer Metaphern, die sie ausspricht und teilweise auch aufs Papier zeichnet:

> „Da ist dieser wirklich große, dunkle Tunnel."
> „Da fehlt ein großes Stück."
> „Als er wegging, war es, als ob ich falle."
> „als wäre ich ein Tisch, und er eins der Tischbeine ... und er geht, und ich sitze da und breche zusammen."

Erzähltheoretiker (Bruner, 1990; Labov, 1977; Propp, 1928) haben einen Namen für das, was Elisa in diesem Teil ihrer Geschichte beschreibt: sie nennen es die „Notsituation" oder das „Ungleichgewicht", und es erscheint im Herzen der meisten Geschichten, die wir erzählen. Das bedeutet, wir tendieren dahin, Geschichten über „ungewöhnliche" Dinge zu erzählen, seien diese positiv oder negativ. Diese Notsituation, oder das Ungleichgewicht, steht in starkem Gegensatz zu den Normen, die wir normalerweise am Anfang der Geschichte beschreiben. Auch Elisas Gefühle nach Jasons Weggang standen in starkem Kontrast zu ihrem Lebensgefühl, das sie hatte, als Jason noch an ihrer Seite war.

Die Theoretiker der Erzählkunst kennen in unseren Geschichten auch durchgängig einen „dritten Teil", der normalerweise auf die ersten beiden folgt, in denen zunächst die Normalität und dann die Notsituation beschrieben werden. In diesem dritten Teil der Geschichte versuchen wir, der neuen Situation – im Lichte des geschehenen Unglücks – „Sinn und Bedeutung zu verleihen." Kurz gesagt beschreibt der erste Teil der Geschichte den bekannten und vertrauten Zustand, der zweite Teil beschreibt die Not oder die ungewöhnlichen Umstände, die eingetroffen sind, und der dritte Teil ist der Versuch zu beschreiben, wer wir jetzt sind und wie wir uns verändert haben: „Früher war ich immer so, dann geschah das, und jetzt bin ich ..."

In diesem dritten Teil unserer Geschichten beschreiben wir häufig, wie sich unsere Sicht der Dinge und unser Erleben im Lichte der erlebten Not oder der Herausforderung verändert. Wir können die Tatsache, dass sich etwas verändert hat, ja nicht einfach ignorieren, deshalb müssen wir die Geschichte so umschreiben, dass die Veränderung darin Platz findet und in unsere aktuelle Situation und unsere Lebensgeschichte integriert werden kann.

Interessanterweise steht am Anfang dieses dritten Teils der Geschichte häufig das einfache und geläufige Wörtchen „so" oder „also." „So habe ich dies oder jenes gelernt", oder „Also geht es mir jetzt eigentlich besser als vorher." Auch Elisa beginnt den dritten Teil ihrer Geschichte mit diesem „so", aber die Bedeutung, die sie der mit dem Verlust ihres Bruders erlebten Not verleiht, ist nicht unbedingt positiv. Obwohl es bereits zwei Jahre her ist, seit Jason wegging, hat sie immer noch das Gefühl, nicht von dieser schwierigen Erfahrung loszukommen:

„So geht er weiter, und ich bleibe hier unten."

„Er lebt sein eigenes Leben – geht einfach weiter, und ich bin immer noch hier unten und versuche, rauszufinden, was ich machen soll."

Wichtig ist, was in der Interaktion zwischen Violet und Elisa als nächstes passiert. Violet stellt Elisa eine einfache, aber faszinierende Frage: „Wenn er jetzt hier wäre, was wäre dann anders für dich?" In ihrer Antwort auf diese täuschend einfache Frage, revidiert Elisa den dritten Teil ihrer Geschichte, die sie Violet gerade erzählt hat, ja sie kehrt ihn fast ins Gegenteil um. Sie scheint plötzlich zu begreifen, dass sie jetzt anders ist, dass inzwischen eine Menge Wasser den Fluss hinuntergeflossen ist und dass sie – seit Jason nicht mehr bei ihr ist – schon sehr viel besser in der Lage ist, auf eigenen Füßen zu stehen. Und wieder beginnt sie diesen revidierten dritten Teil ihrer Geschichte mit dem Wort „so" und wiederholt oder variiert auch diesmal bestimmte Sätze, um ihren Gedanken zum Ausdruck zu bringen:

„... da habe ich mich irgendwie daran gewöhnt, alleine zu sein."

„Ich habe mich daran gewöhnt, Entscheidungen zu treffen ..."

„Ja also, ... ich müsste mich erst daran gewöhnen, ihn wiederzuhaben ... Aber ich glaube nicht, dass wir noch genau so viel zusammen wären."

„Ja ... Das ist so, immer wieder. Ich lebe mein Leben allein, ohne Jason ..."

Es ist unmöglich, zu sagen, was genau Elisa dazu bringt, an dieser Stelle der Arbeit mit Violet ihre eigene Erfahrung und Geschichte so grundlegend zu überdenken. Sicher ist, dass keine Geschichte isoliert erzählt wird, und wie wir eine Geschichte erzählen hängt auch davon ab, wem wir sie erzählen und welche Reaktionen wir bekommen. Normalerweise erzählen wir persönliche Geschichten nicht einem Menschen, dem wir nicht vertrauen, denn es könnte sein, dass so jemand uns aufgrund dessen, was er hört oder für besonders beachtenswert hält, uns negativ be- oder verurteilt. Bei Menschen, denen wir hingegen vertrauen, verhält es sich genau andersherum. Wenn wir jemandem, dem wir vertrauen und zu dem wir eine gute Beziehung haben, eine persönliche Geschichte erzählen, sind wir sehr offen zu hören, was der andere über unsere Geschichte denkt. Ja, ein vertrauter Zuhörer hilft uns nicht selten, in unseren Geschichten – und an uns selbst – Dinge zu entdecken, die wir ansonsten vielleicht übersehen hätten (Capps & Ochs, 1995). So betrachtet, sind Geschichten häufig eine „Gemeinschaftsproduktion" von Erzähler und Zuhörer.

In Elisas Fall nehme ich an, dass sie plötzlich in der Lage ist, sich selbst in einem anderen Licht zu sehen, weil Violet mit ihrer Frage implizit darauf hinweist, dass seit Jasons Weggang eine Menge Zeit vergangen ist, und dass Elisa sich seither tatsächlich verändert haben könnte. Und sehr plötzlich scheint Elisa sich bewusst zu werden, dass sie nicht mehr dieselbe ist wie früher und dass das Ende, das sie ihrer Geschichte gegeben hat, möglicherweise gar nicht mehr zu ihr passt. Violets einfache Frage scheint Elisa einzuladen, ins „Hier-und-Jetzt" zurückzukehren, anstatt im „Da-und-Dort" zu verweilen. In gewisser Weise forciert Violets Frage Elisa, ihre Geschichte „umzuschreiben", zumindest aber, ihr ein neues Ende zu geben, nämlich eines, das stärker berücksichtigt und angemessen beschreibt, wer sie inzwischen geworden ist und was sie im gegenwärtigen Augenblick über sich selbst weiß. Vielleicht besteht darin Violets größter Beitrag zu Elisas Geschichte: als „Mit-Redakteurin" hilft sie Elisa, die Distanz vom „Damals" zum „Jetzt" zu überbrücken, und in diesem Prozess lässt Elisa die alte Geschichte hinter sich und schreibt eine neue, die sehr viel besser zu ihrer gegenwärtigen Erfahrung passt.

Was mich an diesem Beispiel sehr fasziniert, ist eine Verbindung zwischen Gestalttheorie, der Grundlage für Violets Arbeitsansatz, und der Theorie der Erzählung, die Violet nicht vertraut war, als sie mit Elisa arbeitete. Wie ich in der Reflexion des sechsten Kapitels bereits geschrieben habe, geht die Gestalttheorie davon aus, dass durch emotional geladene Bilder, die mit Hilfe unterschiedlicher Medien entstehen können, offene oder unabgeschlossene Gestalten in den Vordergrund treten und von den Beteiligten aufgegriffen werden können (z. B. konnte durch das Ton-Bild des Baseballhandschuhs Sabinas offene Gestalt bezüglich ihrer eigenen Körperwahrnehmung auftauchen). Das Interessante ist, dass man in der Erzähltheorie davon ausgeht, dass Geschichten dieselbe Funktion übernehmen können. Das bedeutet, auch Geschichten helfen uns, lebendige, emotional starke Bilder zu entwerfen, in denen sich offene Gestalten widerspiegeln. Wir erzählen Geschichten über Dinge, mit denen wir immer noch nicht fertig sind, Dinge, die noch keinen richtigen Sinn für uns ergeben (z. B. Elisas Geschichte vom Verlust ihrer Brüder). Also erzählen wir auch Geschichten, um Vergangenes abzuschließen und so mit einem klareren Verständnis davon, wer wir sind, und was es mit uns auf sich hat, in der Gegenwart leben und weiter in die Zukunft gehen zu können.

Nach dieser Sitzung mit Violet verlässt Elisa den Raum sicherlich mit einem anderen Gefühl davon, wer sie ist und was mit ihr los ist, als sie hereingekommen ist. In ihrer Arbeit mit Violet hatte Elisa die Möglichkeit, kraftvolle und persönliche Bilder entstehen zu lassen, die zwar einige Schwierigkeiten, mit denen sie zu kämpfen hatte, an die Oberfläche brachten, die ihr aber auch, nachdem sie diese mit Violets Hilfe hatte durcharbeiten können, eine neue Sicht und ein neues Verständnis ihrer selbst und ihrer Erfahrung eröffnet haben.

Im weiteren Verlauf dieses Tages stellt Violet den Teilnehmern noch weitere Möglichkeiten vor, wie man Geschichten einsetzen kann, um Kindern zu helfen, ihre Erfahrungen und ihr Leben in einem anderen Licht zu sehen und ihnen „Bedeutung zu verleihen." Auch durch das Puppentheater, das Violet vorgeführt hat, sehen die Kinder ihre Erfahrungen in einer Geschichte gespiegelt, die ihnen die Möglichkeit gibt, schwierige Situationen mit neuen Perspektiven und neuem Sinn zu versehen. Die Medizinkarten können Kindern wie Erwachsenen helfen, eine Geschichte in drei Teilen zu erzählen, nämlich darüber, wer sie einmal waren, wer sie jetzt sind und wer sie einmal sein wollen. Diese Technik unterstützt das Kind oder den Erwachsenen dabei, ihr Leben als sich fortwährend weitererzählende Geschichte zu verstehen, in der sie als Erzähler eine zentrale und treibende Kraft darstellen.

Fassen wir zusammen: Ich habe anhand einiger Beispiele versucht zu zeigen, wie Erzählung und Bedeutungsfindung ein Kernstück der therapeutischen Erfahrung bilden, die Violet sowohl in der Therapie mit Kindern als auch im Training von Erwachsenen anwendet. Gemeinsam mit den imaginativen, sensorischen und metaphorischen Bereichen, die ich bereits angesprochen habe, scheint die Erzählung als „tiefster Punkt in der Schüssel" zu dienen, und eben dort findet der wichtigste Teil der therapeutischen Arbeit statt. Wichtig ist, dass Violet ihre Klienten und Schüler immer erst zu diesem umfassenden Wort-Spiel und der verbalen Bedeutungsfindung einlädt, nachdem sie zuvor die Möglichkeit hatten, durch Imagination und sinnlichen Ausdruck Bilder zu erzeugen, mit denen sie arbeiten können. Elisa erzählt ihre schwierige Geschichte vom Verlust ihrer Brüder, gewinnt aber ihre Stärke erst zurück, nachdem sie gemeinsam mit Violet mit den Puppen gespielt hat. Elisa nutzt auch Farben und Papier, um Bilder von dunklen Tunneln, auf- und absteigenden Linien und „verwundete" Bäume zu zeichnen.

Mir scheint, dass dies ein klarer Beweis dafür ist, dass die ersten beiden Schritte der therapeutischen Erfahrung, nämlich Imagination und sinnlicher Ausdruck, einen vertrauten und vertrauensvollen Boden bereiten, auf dem dann die schwierigere emotionale und kognitive Arbeit geleistet werden kann, wenn es im weiteren Verlauf um die Verbalisierung des Erlebten geht. So baut Violet auf die ihrer Entwicklung entsprechenden Stärken der Kinder und auf die starke Beziehung, die sie mit ihnen aufbaut, bevor sie sie in die Herausforderungen tieferer therapeutischer Arbeit hineinführt. Mit diesem Ansatz handelt Violet als Meisterin der Bindungstheorie (Bowlby, 1988), denn sie versichert sich permanent des Vorhandenseins der notwendigen Unterstützung – oder des „sicheren Bodens", wie Bowlby es ausdrückt –, so dass das nächste Risiko eingegangen und erfolgreich bewältigt werden kann.

Morgen, in ihrem Tagespraktikum, werden auch die Teilnehmer Gelegenheit haben, neue Herausforderungen anzunehmen, indem sie all das, was sie im Laufe dieses Trainings bisher gelernt haben, selbst zur Anwendung bringen.

8

Achter Tag: Mittwoch
Praktikumstag

Überblick über den Tag

Als die Teilnehmer am Mittwochmorgen den Tagungsraum betreten, müssen sie sich vorsichtig bewegen. Einzelne Stapel mit unterschiedlichen Materialien bedecken einen großen Teil des Bodens. Stifte, Farben, Papier und noch andere Zeichen- und Malutensilien, Ton, Ton-Werkzeuge, Schneidebretter, Spiele, Puppen, Musikinstrumente, Medizinkarten und andere Kartensets und Batacas. Auch ein tragbarer Sandspielkasten aus lackiertem Holz, den man wie einen Koffer öffnen kann, steht bereit: auf der einen Seite der Sand, auf der anderen mehrere Schachteln mit kleinen Spielfiguren. All diese therapeutischen Materialien stehen den Teilnehmern heute zur Verfügung, wenn sie im heutigen Praktikum als Therapeuten, Klienten und Beobachter miteinander arbeiten – ähnlich wie schon in der Triadenarbeit am Montag.

Die Aufregung an diesem Morgen spiegelt sich in dem Geräuschpegel im Raum wider: die Teilnehmer denken laut darüber nach, welche Materialien sie wohl aussuchen werden, wenn sie in der Rolle des Klienten sind. Nachdem sich alle hingesetzt haben, begrüßt Violet die Teilnehmer und fragt nach „Resten" vom gestrigen Tag. Dann fängt sie mit der Organisation und Strukturierung des bevorstehenden Tages an. Als erstes bildet sie durch Abzählen acht Gruppen zu je drei Teilnehmern, die sich im Raum verteilen. Violet erklärt, wie die Mitglieder jeder Gruppe sich mit den Rollen Therapeut, Klient und Beobachter abwechseln sollen. Mit Blick auf den Tages-

Abbildung 11: Ablauf des Praktikumstages

09:30 – 10:30	Erste Sitzung
10:30 – 10:45	Pause (optional)
10:45 – 11:45	Zweite Sitzung
11:45 – 12:00	Kurzer Austausch in der ganzen Gruppe
12:00 – 13:30	Mittagspause
13:30 – 14:30	Dritte Sitzung
14:30 – 14:45	Pause
14:45 – 16:30	Austausch in der ganzen Gruppe und Abschluss

plan, der hinter ihr an der Wand hängt, beschreibt sie den Zeitablauf und die Rollenverteilung der drei Praktikumsabschnitte: in der ersten Sitzung ist eine Person Therapeut, in der zweiten Sitzung ist dieselbe Person dann Klient und in der dritten Sitzung ist diese Person in der Beobachterrolle.

Nach dieser Beschreibung des Tagesablaufs bittet Violet die Kleingruppen, die Rollenverteilung für die erste Sitzung zu verabreden. Als dies erledigt ist, erklärt sie, inwiefern sich dieser Tag vom vergangenen Montag unterscheidet:

> Wenn ihr in die Rolle des Klienten geht, dann seid ihr ihr selbst als Kind. Ihr könnt euch jedes Alter zwischen sechs und 16 Jahren aussuchen. Ich habe die Erfahrung gemacht, dass dieser Ansatz, die Übung aus der eigenen Kindheit heraus zu machen, die Arbeit am authentischsten macht. Außerdem hilft es dem Therapeuten, sich noch besser in die Arbeit mit Kindern und deren Themen hineinzuversetzen. Wenn ihr heute als Klienten in die Sitzung geht, erzählt ihr eurem Therapeuten, warum ihr zur Therapie geschickt wurdet und etwas über die Rahmenbedingungen: „Meine Mutter macht sich Sorgen, weil ich meinen Bruder gebissen habe", oder „Ich bin schüchtern", oder „Ich weiß nicht, warum sie mich hergeschickt haben." Geht davon aus, dass es nicht die allererste Sitzung ist und dass die Eltern nicht dabei sind.
> Normalerweise sollte die Sitzung nur ungefähr eine halbe Stunde dauern. Auch mit einem realen Kind ist sie kaum länger, also stellt euch darauf ein. Dies hier ist keine Therapie; das heißt, dass ihr euch als Therapeuten nicht verpflichtet fühlen müsst, immer weiter zu machen. Vielleicht zieht ihr in der Rolle des Klienten einen Gewinn aus der Sitzung, aber der Fokus liegt an diesem Tag eindeutig auf der Rolle des Therapeuten und der Erfahrung, diese Arbeit mit Kindern zu machen. Als Klienten könnt ihr aus dieser Situation auch etwas darüber erfahren, wie sich ein Kind in dieser Situation vielleicht fühlen könnte. Für den Therapeuten ist es gut, zu wissen, wie er das Ende der Sitzung gestalten will. Versucht, eure Klienten wieder gut auf die Füße zu stellen, bevor sie aus der Sitzung gehen.
> Auch die Rolle des Beobachters ist sehr wertvoll. Der Beobachter kann die Diskussion nach der Sitzung moderieren und gibt Feedback zu dem, was ihm während der Sitzung aufgefallen ist.

An die Beobachter habe ich außerdem die Bitte, dass sie ihre Erfahrung aus der Kleingruppe in die Großgruppe bringen, wenn wir uns am Ende des Tages hier zum Austausch wiedertreffen.

Über den ganzen Tag verteilt kommen und gehen Teilnehmer mit Materialien, die sie vergessen haben, nicht mehr brauchen oder nun doch wieder brauchen. Der tragbare Sandspielkasten wird sofort von mehreren Teilnehmern für alle drei Sitzungen „reserviert." Auch die Musikinstrumente sind sehr beliebt, und am Nachmittag kann man auf einmal unter den Bäumen, in der Nähe des Hotelpools ein energetisches Trommeln vernehmen.

In ihren Dreiergruppen haben sich die Teilnehmer unterschiedliche Orte zum Arbeiten ausgesucht. Die meisten Gruppen arbeiten in dem Hotelzimmer eines ihrer Mitglieder, weil sie dort mehr Privatsphäre für diese manchmal doch sehr intensive Arbeit finden. Andere Gruppen haben sich dafür entschieden, unter den Sonnenschirmen am Swimmingpool zu arbeiten oder einfach außerhalb des Tagungsraums auf der Veranda. Wie schon am Montag steht Violet für Fragen der Teilnehmer zur Verfügung.

Während dieser für Violet etwas ruhigeren Zeit nutze ich die Gelegenheit, ihr einige Fragen zu ihrer Arbeit zu stellen. An einer Stelle dieses Interviews dringen die Geräusche von Teilnehmern außerhalb des Tagungsraumes herein, die gerade sprechen „als ob" sie Puppen wären, während wir gerade die wichtige Rolle der Phantasie in diesem Arbeitsansatz diskutieren:

Violet: Vieles von dem, was wir tun, beinhaltet Phantasie. In meinen Workshops mache ich oft alle möglichen Arten von Phantasieübungen. Zum Beispiel mit geschlossenen Augen: „Stell dir vor, du könnest jetzt in diesem Moment nach Hause gehen. Was würdest du sehen?" – solche Dinge. Dabei geht es nur darum, den Teilnehmern zu helfen, mit der Phantasie vertraut zu werden.

Peter: Was ist an der Phantasie so wichtig?

Violet: Das mit der Phantasie ist eine interessante Sache. Ich sage immer, man muss lernen, loszulassen, um phantasieren zu können. Aber wenn man das tut, kommt man zu sich selbst zurück. Es ist, als ginge man durch eine Panzerung hindurch. Um mit Phantasie arbeiten zu können, musst du entspannen und loslassen. Wenn ich so bin [sie zieht die Arme hoch, spannt das Gesicht an und kneift die Augen zusammen], kann ich mir nichts vorstellen. Aber wenn ich loslasse und mir selbst erlauben kann, mir diese Dinge vorzustellen, dann kehre ich zu mir selbst zurück, denn alles, was ich mir vorstelle, ist Projektion – selbst in einer angeleiteten Phantasiereise: wenn ich sage: „Okay. Du gehst durch den Wald und schaust dich um ..." – dann habe ich keine Ahnung, an welche Art von Wald du gerade denkst. Es ist deine Projektion. Es ist eine Ironie, dass die Phantasie uns einen Zugang zu unserer eigenen realen Erfahrung eröffnet.

Violet beschreibt weiter, wie das Training aufgebaut ist, damit die Teilnehmer im Laufe der Zeit mehr und mehr loslassen und sich der Phantasie anvertrauen können. Violet ist der Ansicht, dass die Teilnehmer die Kraft, die in dieser Arbeit steckt, um so intensiver erfahren, je mehr sie loslassen und sich auf diese Erfahrungsqualität einlassen. Später an diesem Nachmittag, habe ich Gelegenheit, in einer Gruppe bei der letzten Praktikumssitzung dabei zu sein, wo Joan als Klientin, Teri als Therapeutin und Paul als Beobachter miteinander arbeiten. Joan, die einzige Teilnehmerin aus Deutschland in diesem Jahr, ist dort als Kindertherapeutin und als Sonderpädagogin tätig. In ihrer Sitzung zeigt sie sich als sehr stilles und zurückgezogenes Mädchen, die zur Therapie kommt, weil ihre Mutter glaubt, das ihr das helfen könnte, die Depression zu überwinden, die sie seit etwa einem Jahr zu haben scheint. Als Erwachsenentherapeutin findet Teri schließlich einen Weg, mit Joan ins Gespräch zu kommen, indem sie die Prinzessinnen-Puppe, die sie für sich selbst ausgesucht hat, direkt mit Joans Goldfisch-Puppe sprechen lässt.

Rückmeldungen der Teilnehmer

Als sich nach dieser letzten Sitzung des Tages alle Teilnehmer wieder im Tagungsraum eingefunden haben, fragt Violet, wie die Übung gelaufen ist und was die einzelnen aus dieser Erfahrung gelernt haben. Joan teilt mit:

Als Klientin habe ich mir vorgestellt, acht Jahre alt zu sein. Ich fand es schwierig zu reden. Mit der Puppe fiel es mir dann schon etwas leichter. Für mich war es das erste Mal, dass ich mit Puppen gearbeitet habe, und ich konnte mich sehr gut damit identifizieren. Das war für mich unglaublich lebendig; und ich glaube, es war auch gut, dass die Puppe wie eine Verlängerung meines eigenen Armes war – fast war sie ein Teil meines Körpers.

Als Joans Therapeutin berichtet Teri aus einer anderen Perspektive; für sie war die Arbeit auch „mühevoll." Als eine Teilnehmerin meint: „Ich habe gelernt, dass es bei dir ganz leicht aussieht!", bringt Teri die ganze Gruppe mit ihrem Kommentar zum Lachen: „Ja, da möchte ich nur hinzufügen: verdammt nochmal, Violet!" Doch dann beschreibt sie ihre schwierige Erfahrung in der Rolle der Therapeutin:

> Es ist nicht so leicht, wie es aussieht. Ich denke, Erfahrung ist etwas, das dich lehrt, im gegenwärtigen Augenblick zu bleiben. Es ist mühevoll, nicht zu versuchen, das, was passiert, verändern zu wollen. Ich hörte mich selbst sagen: „Bleib in der Gegenwart und versuche nicht zu erreichen, dass dieses Kind sich besser fühlt. Lass es die Traurigkeit fühlen, die es fühlen muss."

Eine andere Teilnehmerin beschreibt ihre Schwierigkeiten, in die Rolle der Therapeutin zu gehen, sagt aber auch, dass sie die Struktur dieses Praktikums als sehr hilfreich empfand: „Dadurch, dass die anderen beiden, die mit mir zusammen gearbeitet haben, mich unterstützt haben, konnte ich Fehler machen, ohne das Gefühl zu haben, alles falsch zu machen. Vor allem der Beobachter hat mir durch einige Anregungen sehr geholfen. Darauf antwortet Violet: „Aus diesem Grund machen wir das Praktikum gegen Ende des Trainings. Die meisten Teilnehmer erlauben sich eher, auch mal Fehler zu machen. Das würde zu einem früheren Zeitpunkt nicht funktionieren."

Insgesamt dauert die Nachbesprechung der Praktikumserfahrungen mehr als anderthalb Stunden. Zwischendurch entstehen auch schon mal längere Pausen, bevor der nächste seine Erfahrungen mitteilt. Die Stimmung ist nachdenklich und konzentriert, und die Teilnehmer sprechen über alle drei Rollen, über die eingesetzten Materialien und über die Themen, die bearbeitet wurden. Es ist ein ausgiebiges Rundgespräch, zu dem die Teilnehmer ebenso viel beitragen wie Violet. Gegen Ende bittet Violet auch diejenigen, die noch nichts gesagt haben, etwas von ihrer Erfahrung zu berichten. Einer der letzten Kommentare kommt von Mary, die eher zu den stilleren Teilnehmern gehört: „Ich habe gemerkt, wie schwer es ist, Klient zu sein, und nicht bloß die Therapeutin." Violet antwortet darauf, genau dies sei der Grund, warum sie glaube, dass die Fähigkeit zu spielen, zu phantasieren und sich medial ausdrücken zu können, so wichig sei, insbesondere dann, wenn es um schwierige Themen geht. „Deshalb machen wir all diese Dinge hier im Training", sagt sie, „weil wir die Kinder auffordern, genau dasselbe zu tun."

Nach diesem Arbeitstag hatte ich Gelegenheit, mich mit einigen Teilnehmern zu unterhalten, die sich in der Nähe des Swimmingpools zusammengesetzt hatten. Wir sprachen vor allem über Violets Bemerkung zu Erwachsenentherapeuten, die in die Lage kommen sollen, mit Kindern zu arbeiten. Jenna, eine Klinikdirektorin aus der Nähe von Sydney, meinte, das Wichtigste an diesem Workshop sei für sie, dass ihre Überzeugung, in welche Richtung sie ihre Klinik führen wolle, hier gestärkt und bestätigt worden seien. Über ihren eigenen Lernprozess sagte sie:

> Viele meiner Therapeuten haben eine gute akademische Ausbildung, wissen aber nicht, wie sie mit den Kindern „in Kontakt" gehen können. Das war mein Eindruck, bevor ich hierher kam. Wir hatten immer wieder Kinder, die nicht wieder in die Klinik kamen, weil sie es dort langweilig fanden. Jetzt überlege ich, die für die Universitätsausbildung zuständige Direktorin zu besuchen – ich kenne sie nämlich – um dafür zu sorgen, dass die Therapeuten, die dort ihre Ausbildung machen, nicht nur aus dem Kopf heraus arbeiten können, sondern bereit sind, mit den Kindern wirklich einen spielerischen Kontakt aufzunehmen.

Jenna beschrieb außerdem noch einen wichtigen Traum, den sie vor kurzem – während des Trainings – hatte. In diesem Traum wurden die Räume ihrer Klinik ausgeräumt, und sie sagte den Leuten, was von den alten Sachen weggebracht werden konnte und welche neuen hereingebracht werden sollten. Sie sagte, dieser Traum sei für sie eine Metapher für ihre in diesem Workshop neu gewonnene Zuversicht gewesen, die Zuversicht, eine für die Arbeit sehr wichtige Erfahrung mit Violet vertieft zu haben und mit nach Hause nehmen zu können.

Reflexion des achten Tages

Während die Teilnehmer sich an diesem Tag in den unterschiedlichen Rollen geübt und miteinander gearbeitet haben, nahm ich die Gelegenheit wahr, Violet über die Ursprünge ihres Ansatzes der Arbeit mit Kindern zu befragen. Vor allem wollte ich etwas darüber erfahren, wie es zu der Entwicklung kam, den ursprünglichen Gestaltansatz mit der therapeutischen Arbeit mit Kindern zu verbinden. Das folgende Transkript enthält die Geschichte, die Violet während dieses Interviews erzählte und in der sie erläutert, wie sich ihr Stil der therapeutischen Arbeit mit Kindern entwickelt hat und welche Einflussfaktoren dabei eine besonders wichtige Rolle gespielt haben. Das Interview begann mit meiner Frage nach den frühen Einflüssen auf ihren Arbeitsansatz:

Interview mit Violet: Die Ursprünge der Arbeit

Da muss ich sehr weit zurückgehen. Ich habe viel mit Kindern gearbeitet – auch mit Erwachsenen –, und was mich immer sehr interessiert hat, sind die kreativen Prozesse. Als ich ungefähr 12 Jahre alt war lebten wir in Cambridge, Massachusetts. In meiner Nachbarschaft lebte ein Mädchen, das Schwierigkeiten mit dem Lesen hatte. Die Mutter fragte mich, ob ich ihr nicht helfen könnte. Ich hatte nicht die leiseste Ahnung, wie ich das machen sollte, also fing ich an, diesem Mädchen Geschichten über jeden einzelnen Buchstaben zu erzählen. Über den Buchstaben „A" erzählte ich ihr eine ganze Geschichte, über das Geräusch, das bei diesem Buchstaben entstand und andere Dinge. Und dieses Mädchen interessierte sich tatsächlich dafür. So bekam ich mit, wie sie allmählich lernte, zu lesen. Das war phantastisch!

Mit 15 fing ich an, in Sommerfreizeiten mitzuarbeiten. Ich war für Kunst und Handwerk verantwortlich, obwohl ich so etwas noch nie gemacht hatte. Zum Beispiel hatte ich ein paar Stücke Leder, die jemand uns gegeben hatte, und ich sagte den Kindern: „Ihr sollt daraus keine gewöhnlichen Sachen machen. Nehmt euch ein Stück Leder und schaut, woran es euch erinnert. Schon damals machte ich solche Sachen, also nehme ich an, dass es sich auf diese Weise einfach entwickelt hat.

Ich kann mich auch noch erinnern, dass ich einmal einen Spielenachmittag in der Jüdischen Gemeinde leitete. Damals lebten wir in Denver, Colorado. Ich spielte Gitarre, wir sangen zusammen und machten verschiedene kreative Sachen. Ich erinnere mich, dass der Leiter irgendwann sagte: „Das Problem mit Violet ist, dass sie so vieles kann, aber nichts kann sie wirklich richtig gut. Sie legt sich nicht auf eine Sache fest." Es tat weh, das zu hören, aber ich glaube, in der Lage zu sein, all diese kreativen Dinge zu tun und in keinem perfekt zu sein, hat mir schließlich geholfen, meinen Ansatz zu entwickeln. Ich glaube, irgendwie wusste ich, dass all das eines Tages zusammenfließen würde.

Als ich verheiratet war und selbst Kinder hatte – in Albany, New York – hatte ich bei mir zu Hause einmal einen Elternabend. Ich zeigte all diesen Leuten, wie man aus alten Schachteln und ganz einfachen Mitteln selbst Spielzeuge herstellen konnte. Ich hatte verschiedene Stationen aufgebaut, und es hat richtig Spaß gemacht. Ich war schon immer gerne auf ungewohnte Weise kreativ.
Tatsächlich ist das etwas, das ich von meiner Mutter gelernt habe. Sie war genauso. Als ich ein Kind war, waren wir ziemlich arm. Nicht, dass ich das so empfunden hätte, aber ich hatte kaum Spielzeug, das man in einem Laden kaufen konnte. Ich hatte alle möglichen Sachen, die meine Mutter mir aus Stoff, aus Schachteln, Gläsern und Dosen bastelte. Sie verzierte all diese Sachen und bastelte daraus etwas, womit ich spielen konnte. Wenn wir die Straße entlanggingen, nahm sie immer wieder kleine Ableger von Blumen und Pflanzen mit nach Hause. Wenn sie zum Beispiel einen Strauch sah, der ihr gefiel, nahm sie sich einen Ableger mit, stellte ihn in Wasser, bis er Wurzeln schlug und pflanzte ihn dann ein. Als Kind hat mich das immer sehr fasziniert; ich fand es wunderbar. Deshalb glaube ich, dass ich von meiner Mutter viel über Kreativität gelernt habe.
Auch mit meinen eigenen Kindern habe ich solche Sachen gemacht. Als mein ältestes Kind dreieinhalb Jahre alt war, arbeitete ich ein Jahr als Erzieherin. Ich ging zur Arbeit und lernte etwas Faszinierendes über die Entwicklung von Kindern, nämlich wofür sie sich alles interessierten und wie begeistert sie waren, wenn es etwas zu entdecken gab oder wenn sie berühren, singen und sich bewegen konnten. Dieser Aspekt der kindlichen Entwicklung hat mich immer sehr interessiert, und ich war eine sehr gute Erzieherin. Aber da ich nur ein Jahr auf dem College gewesen war, wurde ich nicht wieder eingestellt. Das war einer meiner wunden Punkte: Ich wollte wieder zurück auf die Schule, aber mit drei Kindern und einem Ehemann, der als Sozialarbeiter auch nicht so viel Geld verdiente, war das sehr schwer. Dann zogen wir nach Kalifornien, und es stellte sich heraus, dass das Studieren hier wesentlich günstiger war. Also studierte ich mit dem Ziel, Erzieherin zu werden. An der Schule gab es einen zweijährigen Ausbildungsgang, den ich nach drei Jahren

absolvierte. Danach ging ich an die California State University in Long Beach, schloss dort mit einem Examen als Grundschullehrerin ab und arbeitete in Long Beach als Lehrerin.

Damals war ich ungefähr 34, und ich hasste diese Arbeit. Was mir daran nicht gefiel war, dass ich mich an ein Curriculum halten musste. Aber ich wollte ganz andere Dinge machen. Heute würde ich sagen, das war der Punkt, an dem ich anfing, meinen eigenen Weg zu gehen. Ich habe immer schon ungewöhnliche Sachen gemacht. Man könnte sagen, dass ich als Lehrerin schon alternative Pädagogik praktizierte, bevor ich überhaupt wusste, was das war. Wenn ich heute darüber nachdenke, was ich mit den Kindern alles gemacht habe, bin ich richtig stolz auf mich. Aber ich hatte deswegen auch immer Schwierigkeiten. Ich konnte es nicht einfach so machen, wie ich wollte. Oft kam ich weinend von der Schule nach Hause und sagte zu meinem Mann: „Ich bin nicht für diesen Beruf gemacht." Aber eigentlich denke ich, dass ich eine sehr gute Lehrerin war. Ich hatte dieses Gefühl dafür, mit den Kindern in Kontakt zu kommen, aber mein damaliger Direktor sagte zu mir: „Haben Sie schon mal darüber nachgedacht, eine Kur zu machen?"

Zur therapeutischen Arbeit mit Kindern kam ich dann, weil der Berater in meiner Schule sagte: „Sie sollten emotional gestörte Kinder unterrichten; darin sind Sie bestimmt sehr gut." Ich hörte, dass es an der Universität einen neuen Lehrgang geben sollte – mit staatlicher Unterstützung. Also schaute ich mir das an und sagte: „Ich kann zwölf Kinder unterrichten – mit einer Hilfskraft und einem eigenen Curriculum!" So habe ich also in der Arbeit mit diesen Kindern meine Berufung gefunden. Ich meine, es war hart. Es war wirklich hart. Aber ich kämpfte. Ich folgte in der Arbeit mit den Kindern sehr meinem Instinkt. Während der sechs Jahre, in denen ich diese Arbeit machte, bekam ich ein Stipendium, so dass ich schließlich meinen Magister als Sonderschullehrerin machen konnte. Doch dann wurde mein Sohn Michael krank; und das veränderte mein Leben völlig.

Michael, mein mittleres Kind, war dreizehneinhalb als er krank wurde. Vorher war er nie krank gewesen; er war der gesündeste von allen. Anfänglich dachte man, dass es ein Nierenleiden sei, aber die Ärzte machten weitere Untersuchungen, und schließ-

lich lautete die Diagnose SLE [systemischer Lupus erythematodes]. Er wurde einem berühmten Arzt vorgestellt, der ein Buch über diese Krankheit geschrieben hatte, und der bestätigte die Diagnose. Er sagte mir, dass Michael noch 18 Monate zu leben hätte. Kannst du dir vorstellen, so etwas gesagt zu bekommen? Bis zum heutigen Tag ist allein die Erinnerung daran sehr schmerzlich für mich. Er war sehr krank. Er ging ja noch zur Schule, aber manchmal musste er zu Hause bleiben, weil er zu erschöpft war. Und immer wieder musste er ins Krankenhaus.
Sechs Monate bevor er starb, wurde es sehr schlimm. Er musste ins Krankenhaus, und da wurde mir wirklich bewusst, dass er sterben würde. Ich wurde depressiv und wandte mich an einen Therapeuten, den ich kannte. Aber der weinte mit mir und konnte nicht mit der Situation umgehen; das war also keine Hilfe. Dann ging ich zu diesem berühmten Therapeuten von der Universität, aber der war völlig hilflos. Dann kam ich an jemanden, der mir Medikamente geben wollte, aber ich wollte keine Medikamente. Keine dieser Methoden half mir irgendwie weiter.
Ich wusste nicht, was ich machen sollte, bis schließlich ein Freund sagte: „Ich gehe für eine Woche nach Esalen. Dort macht Fritz Perls ein paar Demonstrationen, und Jim Simkin bietet eine Gruppe an. Komm doch einfach mit." Dieser Freund war Psychiater. Er war ein guter Freund von meinem Mann und mir, also dachte ich: „Okay, dann gehe ich mit." Ich war damals völlig erschöpft. Michael war im Krankenhaus, aber zu der Zeit war er ziemlich stabil. Also fragte ich meine Schwiegermutter, ob sie auf Sarah, meine elfjährige Tochter aufpassen könnte. Arthur, mein anderer Sohn, studierte schon in Berkeley; und so ging ich für eine Woche nach Esalen.
Das war meine erste Begegnung mit der Gestalttheorie. Es war interessant. Ich war in einer Gruppe von 18 Leuten, und Jim Simkin, der Fritz sehr nahe stand, arbeitete mit mir. Ich meine, er arbeitete wirklich mit mir. Er arbeitete mit mir an meiner Trauer, meiner Wut und all dem. Er arbeitete mit mir. Meine Geschichte warf ihn nicht um. Er fing nicht an zu weinen. Und er sagte nicht: „Oh Gott, das ist ja schrecklich!" Er war unglaublich. Er ließ sich selbst außen vor, war aber gleichzeitig ganz da und führte mich durch diesen Prozess. Außerhalb der Gruppe

war er immer sehr mitfühlend. Durch diese Gruppe und meine Arbeit mit Jim wurde ich zu einem anderen Menschen.
Nach Michaels Tod beschloss ich, in Los Angeles die Gestaltausbildung zu machen und ging schließlich auch wieder zur Uni, um einen Abschluss in Psychologie zu machen. Später bekam ich dann meine Zulassung als Ehe- und Familientherapeutin und fing an, in meiner eigenen Praxis zu arbeiten.
Nachdem ich die Gestaltausbildung beendet hatte, fing ich an, darüber nachzudenken, wie ich die Gestalttheorie und -praxis in meine Arbeit mit Kindern integrieren könnte. Ich arbeitete immer noch mit Kindern in der Schule, und in meiner Praxis hatte ich ebenfalls Gruppen, also probierte ich all die Dinge, die ich gelernt hatte, mit ihnen aus. Ein Junge z. B. war zu mir geschickt worden, weil er in der Schule immer in heftige Streitereien und Kämpfe verwickelt war. Die Schule hatte Disziplinarmaßnahmen getroffen, aber das löste das Problem nicht. Also probierte ich bei ihm mit dem „leeren Stuhl." Ich sagte ihm, er solle so tun, als spräche er mit dem Jungen, mit dem er gekämpft hatte und solle ihm alles sagen, was er ihm zu sagen habe. Auf diese Weise kam er mit vielen Gefühlen in Kontakt, nicht nur mit seiner Wut, sondern auch mit seinem Kummer und seiner Traurigkeit. Irgendwann kam er zu mir in die Praxis und sagte: „Ich muss mit dem Stuhl reden!"
Ich machte auch sensorische Übungen mit den Kindern, die als hyperaktiv galten. Zum Beispiel hatte ich zwölfjährige Jungs, denen gab ich Fingerfarben und ein paar Tabletts. Sie standen herum und fanden das verrückt, aber als ich ihnen sagte „Ihr müsst das machen", entspannten sie sich und fanden es nachher ganz toll. Sie sprachen miteinander auf eine Weise, die ihnen niemand zugetraut hatte. Es zentrierte sie, mit den Farben zu arbeiten. Nachdem sie all diese Tabletts, die ich mir aus einer Cafeteria ausgeliehen hatte, angemalt hatten, nahm ich weißes Papier und machte Abdrücke von ihrer Arbeit. Und sie waren stolz, etwas so Schönes hergestellt zu haben. All diese Experimente, die ich mit ihnen machte, dienten dazu, sie mit sich selbst und den anderen in Kontakt zu bringen.
Später fing ich dann an, an meiner Dissertation zu arbeiten, und so entstand mein Buch. Zu dieser Zeit unterrichtete ich außer-

dem Beratung mit Kindern am Chapman College. 1978 erschien dann das Buch, und insgesamt habe ich 25 Jahre in meiner eigenen Praxis gearbeitet, zuerst in Los Angeles und dann hier in Santa Barbara.

Mit den Sommerworkshops fing ich in den achtziger Jahren in Los Angeles an. Eine Zeit lang hatte ich jeden Sommer zwei Trainings, aber inzwischen mache ich nur noch eins, obwohl ich jedes Jahr eine Warteliste habe. Es ist einfach anstrengend. Ich mache diese Trainings jetzt seit mehr als 20 Jahren und bin überall herumgereist, um weitere Workshops zu machen: in Europa, Südamerika, Südafrika, Australien, Kanada und in vielen anderen Ländern. Jetzt arbeite ich an meinem zweiten Buch. Nun ja, das ist also die Geschichte, wie meine Arbeit sich entwickelt hat.

9

Neunter Tag: Donnerstag
Selbstheilung

Die Gespensterzeichnung und die Arbeit mit Selbstheilungskräften

Als die Teilnehmer sich am Donnerstagmorgen um 09:30 Uhr zum letzten vollen Trainingstag einfinden, begrüßt Violet alle und fragt mit einem Lachen: „Und, wie habt ihr den Praktikumstag überlebt? – Möchte jemand etwas sagen?" Eine Teilnehmerin sagt mit humorvollem Unterton: „Ich bin erschöpft." Viele Teilnehmer lachen mit ihr, aber Violet nimmt sie ernst und antwortet: „Ja, dieses Training ist eine intensive Erfahrung." Nach ein paar weiteren Anmerkungen aus der Gruppe lächelt Violet und sagt, sie habe vergessen, den Teilnehmern ihr Geschenk vom Vortag zu geben. Dann holt sie zwei Schachteln mit bunten Schaumstoffbällen hervor, etwa so groß wie Tennisbälle, und verteilt sie in der Gruppe. Dabei soll jeder sich eine Farbe aussuchen, die zu ihm passt. Meine Notizen beschreiben die Szene so:

> Viele „Oohs!" und „Aahs!" während die Bälle herumgehen. Auf der Schachtel steht „Sport- Entspannungsbälle – bei Stress." Eine Teilnehmerin ruft, als sie sich einen Ball aussucht und anfängt, ihn in der Hand zu drücken: „Die Farben!" Es gibt Bälle in vier Farben: blau, grün, gelb und rot, alle sehr leuchtend mit kleinen Blumen darauf. Ein Geschenk von Violet. „Vielen vielen Dank", sagt mehr als nur einer der Teilnehmer.

Violet erzählt, dass sie diese Bälle bei einem Spielzeugversand bestellt hat, der normalerweise nur größere Mengen liefert. Sie dachte, sie hätte nur zwei Bälle für ihre Praxis bestellt, statt dessen kamen zwei Päckchen mit jeweils zwölf Bällen. Die meisten Teilnehmer müssen darüber lachen. Und in dieser heiteren Atmosphäre zeigt Violet ein Buch mit einem Cartoon auf dem Cover. Das Buch ist von Randy La Chapelle (1975) und heißt *Gespenster*. Violet liest einen Teil des Vorwortes vor:

> Ich glaube, wir nehmen unsere Gespenster viel zu ernst. Sie sind zwar ernsthaft, aber das heißt nicht, dass wir gar zu düster mit ihnen umgehen müssen. Ja, so eine düster ernste Haltung scheint sogar zu bewirken, dass sie immer mehr werden.

Violet blättert durch das Buch und zeigt den Teilnehmern den Rest des Buches, das viele handgezeichnete Karikaturen von Gespenstern enthält, zum Beispiel „das Gespenst, das zu viel denkt", „das Zeitgespenst", „das Einsamkeitsgespenst" oder „das Zwangsgespenst" (Abbildung 12).

Während die Teilnehmer sich die Zeichnungen anschauen, machen einige Kommentare wie etwa: „Oh, das kenne ich!" und „Ja!"; und dabei heulen sie auf und lachen. Als alle das Buch durchgesehen haben, sagt Violet: „Wir werden heute unsere eigenen Gespenster zeichnen!" Ohne die übliche Entspannungsübung, gibt Violet folgende Anweisung für die Zeichnung:

> Wir haben ja alle unsere Gespenster, und deshalb möchte ich euch bitten, über eines eurer persönlichen Gespenster nachzudenken. Das kann ein Teil von dir sein, den du nicht magst oder der dir manchmal im Weg steht. Es muss nicht furchtbar Schreckliches sein, ja es muss noch nicht einmal etwas Schlechtes sein, aber etwas, das du gerne loswerden würdest. Also etwas in dieser Richtung, oder auch ein anderes Gespenst, das dir in den Sinn kommt. Du kannst entweder so zeichnen, wie du es in dem Buch gesehen hast oder dich für einen anderen Stil entscheiden. Wenn du willst, kannst du auch sehr abstrakt zeichnen, nur mit Farben und Formen zum Beispiel. Und wie ich immer wieder sage: es braucht überhaupt nicht kunstvoll zu sein. Finde einfach einen Ausdruck für dein eigenes Gespenst, so wie es für dich stimmt. Danach gibst du ihm einen Namen und schreibst ihn auf das Blatt. Das ist alles. Jetzt nimm dir ein Zeichenbrett, Papier und Stifte, und los geht's.

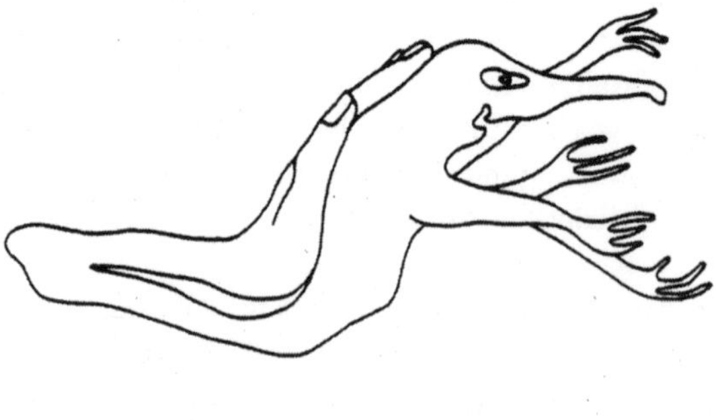

Abbildung 12: „Das Zwangsgespenst"

Nach zwölf Minuten, in denen die Teilnehmer sich auf die Aufgabe konzentrieren, ihre Gespenster durch Farben, Formen und Linien zum Leben zu erwecken, kündigt Violet an: „Und jetzt gehen wir im Raum herum und schauen uns die Gespenster an." Diese Ankündigung zieht viel stöhnendes Gelächter nach sich, aber eine Teilnehmerin setzt noch einen drauf und schlägt vor, die Gespenster mit Pantomimen vorzustellen. Violet meint, das sei eine „phantastische Idee" und fügt hinzu: „Wir gehen durch den Raum. Wenn ihr mit Kindern arbeitet, solltet ihr euch so etwas auch selbst erlauben. Ab jetzt braucht ihr keine Angst mehr vor Pantomimen zu haben."

Auch auf diese Ankündigung reagieren einige wieder mit einem spielerischen Stöhnen. Kurzerhand wird der vordere Teil des Raumes zur Bühne umgebaut, auf der jeder sein Gespenst vorstellen kann, gefolgt von pantomimischen Gesten, die das Gespenst lebendig werden lassen. Diese Aufführung wird vom Publikum immer wieder von lautem Lachen und wohlmeinendem Aufheulen begleitet. Jill z. B. stellt ihr Gespenst mit den Worten vor: „Das ist das Gespenst, das zu viel gibt." Dann spielt sie ihr Gespenst, indem sie im Raum herumhuscht, in ihre Taschen greift und so tut, als gebe sie alles, was sie hat, den um sie herumstehenden, laut lachenden Zuschauern. Schließlich zieht sie sogar ihre Schuhe aus und gibt sie einem der Teilnehmer. Nach jeder „Aufführung" gibt es spontanen Applaus, und nach einem besonders lebhaften Applaus sagt jemand: „Es ist schon merkwürdig, dass wir den Gespenstern applaudieren!" Daraufhin fangen viele an zu lachen, aber Violet nimmt auch diese Anmerkung etwas ernster und antwortet: „Wir beklatschen unseren Mut, die Gespenster hier allen zu zeigen!"

Demonstration mit Erwachsenen: Beth und die Gespensterzeichnung

Als alle Teilnehmer ihre Gespenster den anderen vorgeführt haben, wählt Violet jemanden aus, um mit ihr vor der Gruppe zu arbeiten. Während der nächsten halben Stunde arbeitet sie mit Beth an ihrem Bild von dem „Gespenst, das nichts loslassen kann." Auf ihrem Bild sieht man eine Person inmitten einer Ansammlung von Ketten oder Fäden, die sich wie Tintenfischarme nach außen schlängeln und alle möglichen Sachen festhalten. In dieser Arbeit entsteht eine Geschichte (dadurch, dass Beth spricht, „als sei" sie die verschiedenen Aspekte ihres Bildes) über Beth's Beziehung zu ihrer inzwischen verstorbenen Mutter und wie schwierig es für Beth war, von ihrer Mutter Liebe zu erfahren, als diese noch lebte. Beth beschreibt auch, wie schwer es ihr gefallen ist, nach dem Tod der Mutter Dinge, die der Familie gehört haben, aufzugeben; daher „das Gespenst, das nichts loslassen kann." Gegen Ende ihrer Arbeit folgt Beth Violets Vorschlag, nimmt einen ihrer großen Teddybären auf den Schoß und spricht zu sich, „als sei sie" das liebeshungrige Kind, das sie einmal gewesen ist; dabei streichelt sie dem Teddy sanft über das Fell und murmelt ihm leise etwas zu.

Im anschließenden Gruppengespräch beschreibt Violet diese Arbeit, die aus den Gespensterbildern entsteht, als „Selbstheilungsarbeit." Dies wurde sichtbar in der Art, wie Beth mit dem Teddy sprach, als sei er das bedürftige Kind, das sie selbst einmal war, und dabei das Kind nachnährte, das „immer noch in uns lebt, und vor allem in Zeiten von Stress und Belastung als eines unserer Gespenster sichtbar wird." Schließlich verlässt Beth den Stuhl neben Violet und kehrt auf ihren eigenen Platz auf dem Boden zurück, den Bären, den sie während der Diskussion in der Gruppe die ganze Zeit gestreichelt hat, immer noch bei sich.

Violet erklärt, dass es für diese Arbeit mit dem Gespensterbild und der selbstheilenden Arbeit wichtig ist, eine starke Beziehung zu den Kindern aufgebaut zu haben. Eine Teilnehmerin fragt, ob es beabsichtigt war, dass das Gespensterbild erst gegen Ende der zweiten Woche bearbeitet wird, und nicht schon in der ersten Woche. Violet bestätigt, dass sie es bewusst so geplant hatte, weil die Teilnehmer in der zweiten Woche für diese Art der Arbeit besser vorbereitet sind.

Danach stellt Violet der Gruppe den Fall eines zwölfjährigen Jungen, Justin, vor, mit dem sie über das Gespensterbild in die Arbeit mit Selbstheilungskräften eingestiegen war. Sie hält Justins Gespensterbild mit dem Namen „Mr. Kutz" hoch und zeigt es der Gruppe. Auf dem Bild sieht man „Mr. Kutz", eine groteske und etwas fiese Figur, die von Kopf bis Fuß mit Schnitten, Wunden, Blut, blauen Flecken und Verbänden übersät ist. In einem fiktiven Dialog mit Mr. Kutz hatte Justin gesagt: „Ich hasse ihn! Ich hasse es, wie er immer alles kaputtmacht, fallenlässt und beim Sport alles vermasselt!" Dann erklärte Justin, dass die Schnitte und blauen Flecken von Mr. Klutz für all die Situationen standen, in denen er sich selbst verletzt oder einfach nur plump und ungeschickt fühlte.

Violet beschreibt, wie sie während der Sitzung eine Puppe in die Hand nahm, die eine „gute Fee" darstellte, und Justin fragte: „Was könnte diese gute Fee Gutes über dich sagen?" nach einem Zögern kam Justin mit der Idee, die Fee könnte sagen: „Auch wenn ich viele Fehler mache, ich probiere wenigstens immer wieder etwas Neues aus."

Eines der Ziele dieser Arbeit, meint Violet, „besteht darin, den Kindern zu helfen zu verstehen, dass es okay ist, gut mit sich selbst umzugehen oder nett zu sich zu sein." Solche Gespenster, erklärt sie weiter, sind das Ergebnis früher, negativer Introjekte oder negativer Botschaften über sich selbst, die schon sehr früh gelernt wurden. Selbstheilungsarbeit dient dazu, diese negativen Introjekte proaktiv zu konfrontieren. Diese Arbeit, sagt sie, braucht nur wenige Schritte: als erstes lernen die Kinder, das Gespenst zu „unterscheiden", indem sie ein Bild von ihm malen und sprechen „als seien sie selbst" das Gespenst. Als nächstes werden die Kinder gefragt, wie lange das Gespenst schon da ist, und man versucht herauszufinden, wie alt das Kind war, als das Gespenst zum ersten Mal aufgetaucht ist. Und dann beschreibt Violet, wie sie versucht, die Kinder anzuhalten, zu sich selbst als diesem kleineren Kind zu sprechen, und zwar aus der Perspektive einer mitfühlenden „guten Fee" oder einer ähnlich positiv besetzten Figur. Auf diese Weise lernen die Kinder, die negative innere Stimme durch eine unterstützende und heilsame zu ersetzen oder ihr doch zumindest etwas Positives entgegenzusetzen.

Nachdem Violet diesen Prozess beschrieben hat, bemerkt Beth: „In meiner Arbeit mit Violet hat mir vor allem der kinästhetische Aspekt, also den Teddy zu streicheln und mit ihm zu reden, geholfen, die unterstützende Botschaft verstehen und annehmen zu können." Dieser Teil sei für sie wirkungsvoller gewesen als jede mögliche Erklärung.

Demonstration mit Kind: Jessies Arbeit mit Violet

Nach der Mittagspause kündigt Violet an, dass sie eine weitere Demonstration zur Arbeit mit Selbstheilungskräften zeigen möchte, und zwar mit Jessie, einem zehnjährigen, asiatisch-amerikanischen Mädchen, die als zweites (oder wenn man die Videoaufzeichnung der Arbeit mit Ben mitrechnet, als drittes) Kind den Workshop besucht, um mit Violet zu arbeiten. Bevor Jessie kommt, erklärt Violet, dass sie schon vorher in ihrer Praxis zusammen gearbeitet haben und dass die Umstände und Gründe dafür, dass Jessie zur Therapie kommt, folgende seien: Erstens befinden sich ihre Eltern gerade in einem schwierigen Scheidungsprozess und zweitens leidet Jessie unter einem extremen Hautausschlag, der zu Hautrötungen, Flecken und Reizungen im Gesicht, im Nackenbereich und auf den Armen führt. Außerdem ist Jessie Asthmatikerin. Diese körperlichen Krankheiten haben mit dazu beigetragen, dass Jessie kaum noch gute Verbindungen zu anderen Kindern hat, oder aufgrund ihres Aussehens von diesen sogar noch beleidigt und ausgeschlossen wird.

Um 14:00 Uhr erscheinen Jessie und ihre Mutter an der Tür des Tagungsraumes, und Violet stellt die beiden der Gruppe vor. Während Jessies Mutter auf einem Stuhl in der Gruppe Platz nimmt, setzen Violet und Jessie sich auf den Boden. Vor ihnen stehen zwei Bretter mit Ton und Tonwerkzeug, und als die beiden spontan und fast gleichzeitig einen Klumpen Ton in die Hand nehmen, beginnt die Arbeit. Als erstes führt Violet Jessie durch viele der taktilen Erfahrungen mit diesem Medium, die den Workshopteilnehmern inzwischen bereits bekannt sind (den Ton quetschen, kneifen, rollen, schlagen etc.).

Nach etwa zehn Minuten, die Violet und Jessie damit verbringen, mit dem Ton zu spielen und sich leise zu unterhalten, gibt Violet Jessie eine Anweisung für die weitere Ton-Arbeit, die Ähnlichkeit mit der Gespenstzeichenübung hat. Auf diese Weise initiiert sie die Arbeit mit Selbstheilungskräften. Sie bittet Jessie: „Mache aus dem Ton einen Teil von dir, den du nicht so gerne magst." Jessie schaut Violet aufmerksam, aber auch fragend an. Die folgt dem fragenden Ausdruck und sagt: „Weißt du, wie zum Beispiel der Teil von dir, der morgens nicht aus dem Bett will, oder so etwas."

Leise sagt Jessie: „Okay", und nimmt sich ungefähr fünf Minuten Zeit, um den Ton zu schlagen, zu kneten und zu formen, und präsentiert Violet schließlich das Ergebnis. Zunächst ist nicht klar, was Jessies Tonskulptur darstellt, und auch, als die beiden mit gedämpfter Stimme darüber sprechen, scheint das nicht weiterzuhelfen. Doch plötzlich sagt Jessie mit lauterer Stimme: „Das ist ein sehr leckerer Eisbecher. Ich hasse ihn, weil ich gegen so viele Sachen allergisch bin, so dass ich nicht mal Eis essen darf!"

Nachdem sie das gesagt hat, nimmt Violet einen zweiten Tonklumpen und wendet sich an Jessie: „Angenommen, das ist der Teil von dir, der allergisch ist. Was würdest du ihm gerne sagen?" Jessie antwortet: „Geh weg!" Violet fragt Jessie, ob sie dieses Stück Ton mit dem Klopfholz schlagen und dabei „Geh weg!" sagen kann. Zaghaft klopft Jessie auf den Ton, und Violet fragt: „Wie hart kannst du schlagen?" Jessie schlägt etwas fester auf den Ton und erzählt dabei, wie die Kinder in der Schule sie ärgern und dass sie schon Allergien hat, solange sie sich erinnern kann.

Nach einigen Minuten, in denen die beiden mit den Tonstücken in ihren Händen spielen, sagt Violet, Jessie solle doch bitte „ein Bild darüber malen, wie es sich anfühlt, allergisch zu sein." Daraufhin malt Jessie eine kleine rote Schachtel, die voll mit roten und orangenen Punkten ist und sagt zu Violet: „Das sind meine Allergien." Dann malt sie einen runden Käfig über die Schachtel, „um die Allergien zu fangen." Als nächstes malt sie ein paar blaue

Mäuse dazu. Und dann malt sie auf demselben Blatt ein zweites Bild, dem ersten ganz ähnlich; allerdings fehlen auf diesem Bild die Allergien (Abbildung 13). Die Mäuse, erklärt sie, sind auf dem zweiten Bild dicker, weil sie die ganzen Allergien aufgefressen haben: „Diese Mäuse können alles fressen", sagt sie.

Während Jessie malte, hat Violet ihr verschiedene Fragen gestellt (z. B. „Wie viele Mäuse sind da?"), sie ermutigt (z. B. „Was haben die Mäuse vor?") und mit ihr zusammen gelacht, als das Bild fertig war. Insofern ist das Bild als fertiges Produkt das Ergebnis einer gemeinsamen Anstrengung der beiden. Als Violet Jessie fragt, ob sie noch etwas anderes zeichnen oder noch etwas mit dem Ton machen wolle, macht Jessie mit Elan noch eine Ton-Pizza. Gegen Ende dieser Arbeit schreibe ich folgendes in mein Notizbuch:

> Selbst diesem schüchternen und stillen Kind scheint es in dieser großen Gruppe mit lauter Erwachsenen nicht sonderlich schwerzufallen, sich auf den Ton und das Malen einzulassen. Selbst unter diesen Umständen entlockt Violet diesen „nonverbalen Materialien" „verbales Material." Und jetzt, wo sie gleich gehen wird, ist Jessie erkennbar entspannter als vorhin, als sie hereinkam. Anscheinend zufrieden mit sich selbst sitzt sie da, schaukelt ein bisschen und lächelt.

Nachdem Violet und die Gruppe sich bei Jessie bedankt haben, verlässt sie lächelnd an der Seite ihrer Mutter den Tagungsraum. Dann bittet Violet die Teilnehmer um Rückmeldungen dazu, was sie beobachtet haben. Eine Teilnehmerin merkt an, dass bevor Jessie das Bild malte, sie sehr zögerlich gewe-

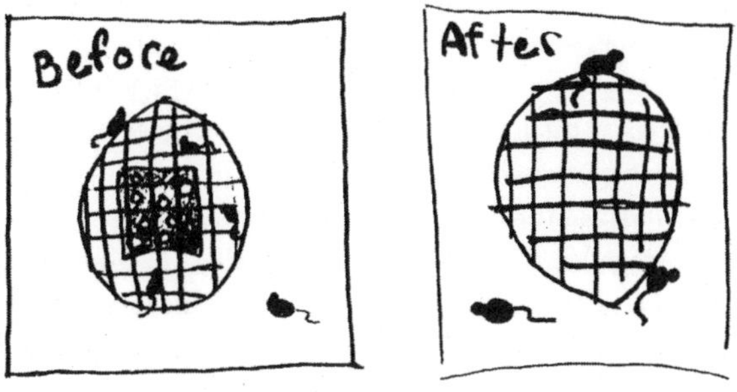

Abbildung 13: Jessies Zeichnungen (vorher – nachher)

sen sei, den Ton zu schlagen. Doch als sie am Schluss die Ton-Pizza machte, „oh Mann, hat sie da zugeschlagen und ihn geklatscht und all die aggressive Energie rausgelassen, über die du gesprochen hast." Ein anderer Teilnehmer sagt, dass obwohl es sich nicht genau so entwickelt hat, wie bei der Gespensterzeichnung, auch Jessies Arbeit mit etwas begonnen hat, „das sie an sich selbst nicht mag"; aufgehört hat sie hingegen mit „der selbstheilenden Aktion dieser hungrigen Mäuse, die dafür gesorgt haben, dass ihre Allergie verschwindet." Violet bestätigt, dass insbesondere weil Jessie ein so stilles Kind ist, es ihr wichtig erschien, sie dabei zu unterstützen ihr „Gespenst" bzw. ihre Allergien anzuschauen und dabei ein stärkeres und selbstbejahendes Selbstgefühl zu entwickeln.

Gegen Ende des Tages entwickelt sich das Gespräch über Jessies schlimme Allergien und ihr Asthma weiter, und es ist noch von anderen schwerwiegenden Einschränkungen bei Kindern die Rede. Auf die Frage einer Teilnehmerin, ob Violet Kindern mit Behinderungen bestimmte Bücher vorlese, nimmt diese ein Buch mit dem Titel *Little Tree* (Mills, 1992) zur Hand. In dieser metaphorischen Geschichte über Verlust und Selbstakzeptanz, die Violet der Gruppe laut vorliest, verliert ein Baum bei einem Sturm die Hälfte seiner Äste und lernt schließlich, mit diesem Verlust zurechtzukommen. Zusammenfassend sagt Violet, dass sie metaphorische Bücher und Geschichten im allgemeinen solchen, die sich mit bestimmten Behinderungen beschäftigen, vorzieht.

Zeigen und erzählen

Es bleiben nur noch wenige Minuten, bevor dieser Seminartag zu Ende geht, und einige Teilnehmer haben den Vorschlag gemacht, in der Gruppe ein paar von den Dingen zu zeigen, die sie in Santa Barbara gekauft haben, um sie für therapeutische Zwecke einzusetzen. Violet lächelt und meint, nun sei also Zeit für *„show and tell"*.[5] Während der nächsten fünf Minuten zeigen viele Teilnehmer ihre Puppen, Sandspielfiguren, Bücher und Musikinstrumente, die sie während der letzten Tagen in Santa Barbara gekauft haben. Gegen Ende dieser Runde meint eine Teilnehmerin, sie sehe die Gefahr, dass nur diejenigen Therapeuten, die es sich leisten können, solche Gegenstände in ausreichender Zahl anzuschaffen, diese Art von Therapie machen können. Es herrscht einen Moment lang völlige Stille, bevor Lark die folgende Geschichte erzählt:

> In meiner Praxis in Neuseeland hatte ich die Möglichkeit, mit einigen Maori zu arbeiten, den neuseeländischen Eingeborenen. Dabei habe ich die Erfahrung gemacht, dass diese Ureinwohner zu den weißhäutigen Puppen und all dem anderen Zeug, das manchmal in unseren Praxen herumsteht, überhaupt keinen Bezug herstellen können. Trotzdem habe ich Violets Ansatz in der Arbeit mit einigen Maori-Kindern anwenden können, und dabei habe ich nichts anderes als Muscheln, Nüsse und Stöckchen als projektive und expressive Medien benutzt.

Violet bedankt sich bei Lark für diese Geschichte und betont noch einmal, dass es „der Ansatz, und nicht das Material" ist, das in ihrer Arbeit eine wichtige Rolle spielt. Dann erzählt sie, wie sie einmal zusammen mit einem Kollegen die Sandspielarbeit an einem öffentlichen Strand ausprobiert habe. Dabei benutzten die beiden alle möglichen Gegenstände, die sie am Strand fanden – getrocknetes Seegras, Federn, Steine, Muscheln, sogar Müll usw. –, um im Sand eine Szene darzustellen. Ein interessantes Ergebnis der Sandspiel-Szene in diesem Kontext sei gewesen, wie viel Raum sie hatten, um die Objekte in ihrer Szene zu plazieren. Manche Objekte stellten sie sehr nah zueinander, andere aber sehr weit voneinander entfernt, um dadurch die Nähe oder Distanz sichtbar zu machen, die sie in ihren wichtigsten Beziehungen erlebten. Nach einer kurzen Diskussion über diesen kreativen Ansatz einer „minimalistischen Therapie", wie eine Teilnehmerin es nennt, beschließt Violet den Tag um 16:45 Uhr und sagt: „Wir hatten einen langen und vollen Tag. Es tut mir leid, dass morgen schon unser letzter Tag ist, aber er wird gut werden. Und auch wenn es nur ein halber Tag ist, ich habe viel vor, also seid bitte pünktlich."

Reflexion des neunten Tages

Dies wird nun meine letzte Reflexion für diesen zweiwöchigen Intensiv-Sommerworkshop. Am Ende des Seminars, am Freitag, wird Violet die Teilnehmer bitten, ihrerseits ein abschließendes Feedback zum Training zu geben, was dann wiederum den Wert und die Bedeutung nicht nur des letzten Tages, sondern des Workshops insgesamt widerspiegeln soll.

In die Reflexion dieses neunten Tages werde ich einige Tabellen einfügen, in denen die vierstufige Sequenz jeder einzelnen der therapeutischen Erfahrungen, die im Laufe des Trainings demonstriert und erläutert wurden, dargestellt und zusammengefasst wird. In den einführenden Erläuterungen dieser Tabellen werde ich meine eigene Sicht darüber präsentieren, welche Möglichkeiten die jeweilige Art der Analyse beinhaltet, und welche nicht.

Einführung in die zusammenfassenden Tabellen

Violets Arbeit mit Jessie am Donnerstagnachmittag ist ihre letzte Demonstration vor der Gruppe während dieses Sommerprogramms. Während der letzten neun Tage hat Violet mit sechs Erwachsenen aus der Gruppe und zwei Kindern, die als Gäste ins Training gekommen waren, vor der ganzen Gruppe gearbeitet. All diese Demonstrationssitzungen weisen – so unterschiedlich sie nach Form und Inhalt waren – viele Gemeinsamkeiten auf. In der letzten Demonstration mit Jessie lag der Fokus auf den Besonderheiten der Arbeit mit Selbstheilungskräften in der Therapie mit Kindern. Doch trotz dieses sehr speziellen Fokus dieser Arbeit zeigte sich darin die zugrundeliegende vierstufige Struktur ihres Ansatzes, den ich in den Reflexionen der vorangegangenen Kapitel bereits ausführlich dargestellt habe.

Nachdem sie mit Jessie in Kontakt getreten ist und ein paar Minuten lang daran gearbeitet hat, „eine Beziehung zu ihr aufzubauen", gab sie Jessie Anweisungen, um Bilder entstehen zu lassen und diese Bilder dann durch ihre Sinne zum Ausdruck zu bringen (z. B. „Mache aus dem Ton einen Teil von dir, den du nicht so gerne magst", oder „Male doch mal ein Bild darüber, wie es sich anfühlt, allergisch zu sein").

Außerdem war Violet über weite Strecken mit Jessie in einem Dialog darüber, was Violet zuvor als „die Geschichte oder die Metapher entwickeln" beschrieben hatte sowie über die Frage nach der Bedeutung von Jessies Erfahrung mit ihrer Allergie: „Angenommen, das ist der Teil von dir, der allergisch ist. Was würdest du ihm gerne sagen?" „Wie viele Mäuse sind da?" „Was haben die Mäuse vor?"

Dieses spezielle Beispiel für Violets Ansatz in der Arbeit mit Selbstheilungskräften spiegelt außerdem die Grundstruktur ihrer Arbeit wider, die wir in jeder einzelnen therapeutischen Erfahrung über den gesamten Trainingsverlauf haben beobachten können. Unabhängig von den Materialien, die sie einsetzt (z.B. Ton, Zeichnungen und Bilder, Sandspiel-Szenen etc.) und von dem jeweiligen Thema, um das es geht (z.B. der sichere Ort, eine Wut-Zeichnung oder die Selbstheilungsarbeit), immer dient das vierstufige Modell als Grundlage für ihre therapeutische Arbeit mit Kindern wie mit Erwachsenen.

Dabei wird dieses Vier-Stufen-Modell sicherlich nicht als starre Schablone unterlegt, noch ist es so, dass Violet bewusst darüber nachdenkt, wie sie es anwenden könnte. Bevor ich mit der Analyse ihrer Arbeit begann, war Violet überhaupt nicht bewusst, dass es eine für all die verschiedenen Medien geltende, durchgängige Struktur in ihrer Arbeit gab. Obwohl sie meine Analyse ihrer Arbeit durchaus bestätigt, denkt sie während der Arbeit niemals bewusst über die von mir beschriebenen Schritte oder Stufen nach: „Ich konzentriere mich auf die Beziehung, auf den Kontakt und darauf, wo die Arbeit hingeht", sagt sie.

Natürlich ist Violet eine Meisterin ihres eigenen Ansatzes, warum also sollte sie darüber nachdenken müssen? Dieses Vier-Stufen-Modell ist nichts, womit sie sich bewusst beschäftigt, sondern gleicht eher einer selbstverständlich verinnerlichten Kadenz, auf die sie improvisiert – ähnlich wie ein Jazzmusiker das tun würde. Und wie jeder große Jazzmusiker, hat Violet ein intuitives Verständnis davon, wie mit einer Form zu arbeiten ist: wann etwas hinzugefügt werden muss, wann es Zeit ist, still zu sein und zuzuhören, wann etwas Neues begonnen werden kann und wann ein wichtiges Thema wieder aufgegriffen werden sollte. Eine weitere Parallele zu großen Jazzmusikern besteht darin, dass ihre Kunst nicht durch die Analyse der von ihr gespielten Töne und Akkorde verstanden werden kann, oder – in ihrem Fall – der vier Stufen, die sie in ihrer Arbeit einsetzt.

Die Gefahr einer Analyse dieses Vier-Stufen-Modells, wie ich sie in diesem Buch vorgenommen habe, besteht also darin, die Komplexität und Subtilität, die Violets Arbeit ausmachen, auf ein paar wenige und einfache Akkorde zu reduzieren. Meine größte Sorge bei der Vorstellung einer so gesehen „reduktionistischen" Analyse besteht darin, dass diejenigen, die Interesse haben, mehr über Violets Ansatz zu lernen, dieses Vier-Stufen-Modell einfach reproduzieren könnten, ohne dabei den größeren Zusammenhang und die Feinheiten ihres Ansatzes mit zu berücksichtigen. Man wird ja nicht Jazzmusiker, indem man ein paar verminderte Siebener-Akkorde spielen lernt, und man kommt der Handhabung eines komplexen Therapieansatzes wie Violets nicht näher, wenn man keinen tieferen Sinn für das hat, was im Kern – und im Herzen – dieser Arbeit wirkt.

Was aber im Kern dieser Arbeit liegt und wirkt, ist komplex und vielfältig: ihre Verwurzelung in der Theorie der Gestalttherapie, ihr grundlegender und von Augenblick zu Augenblick lebendiger Respekt vor der Ich-Du-Beziehung, ihre Fähigkeit, ihren Klienten die Freiheit zu lassen, an die Arbeit mit ihr „keine Erwartungen" zu stellen, ihre Bereitschaft, sich ganz und gar auf das Spiel einzulassen und ihr Grundvertrauen in den Prozess von Kontakt und organismischer Selbstregulation, das es ihr ermöglicht, die Arbeit „geschehen zu lassen“, anstatt ängstlich dafür zu kämpfen, dass etwas Bestimmtes passiert.

Violets Arbeit ist mehr Kunst als Technik. Damit meine ich, dass sie verschiedene Fäden aus der gestalttherapeutischen Theorie, der Entwicklungspsychologie und der expressiven Künste kunstvoll miteinander verwebt, so dass ein ganz eigener Ansatz der therapeutischen Arbeit mit Kindern daraus entsteht. Auf diese Weise hat sie ein lebendiges Geflecht geschaffen, das, will man es begreifen und wirklich erfassen, als ein Ganzes betrachtet werden muss. Zieht man einzelne Fäden heraus, kann dadurch das ganze Gewebe zerstört werden. Darüber hinaus ist es wichtig zu sehen, dass die Entwicklung und Weiterentwicklung dieses Ansatzes einen äußerst kreativen Prozess darstellt. Mit anderen Worten: Violet hat einen großen Teil ihrer eigenen Persönlichkeit in diesen Ansatz integriert – und tut dies auch weiterhin. Das bedeutet, ein wesentliches Element dieses Ansatzes besteht darin, seine eigene Persönlichkeit, den eigenen Stil und die eigene Kreativität in diese schwierige Arbeit hineinzubringen, und nicht im Kochbuch-Stil ein Rezept nachzumachen, um Therapie machen zu können.

Dies vorausgeschickt, glaube ich aber auch, dass es hilfreich und wertvoll sein kann, die einzelnen Teile, Stufen, das ganze Modell und die grundlegenden Bewegungen, auf der Violet ihre Arbeit aufbaut, zu studieren, um ihren Ansatz besser kennen- und verstehen zu lernen. Charlie Parkers Solostücke wurden Note für Note aufgeschrieben und dienen aufstrebenden Saxophonisten nun als „Fenster“ zu seiner Arbeit. Ohne die Möglichkeit, die Arbeit eines Mentors oder Lehrers so genau zu studieren, kann ein anderer Musiker kaum hoffen, einen qualitativ ähnlich hochwertigen Fluss in die Sprache und das Idiom des Jazz bringen zu können.

In diesem Sinne, also mit dem Wunsch, ein „Fenster“ zu Violets Arbeit zu öffnen, präsentiere ich die Zusammenfassung der Analyse in den auf den folgenden Seiten abgebildeten Tabellen. Darin habe ich Mini-Transkripte jeder Demonstrationssitzung dieses Trainings zusammengefasst. Sie sollen aufzeigen und deutlich machen, wie Violet sich in den verschiedenen therapeutischen Erfahrungen (z.B. Ton-Arbeit, Sandspiel usw.) durch die zugrundeliegende vierstufige Sequenz bewegt. Die Mini-Transkripte sind keine Rezepte dafür, wie man die therapeutische Erfahrung, aus der sie stammen, praktisch anwenden kann, sondern sind gedacht als Fenster zu Violets Ansatz, um die ihrer flexiblen und kunstvollen Arbeit zugrundeliegende Struktur sichtbar zu machen. Da ja Violet selbst nicht duplizierbar ist, hoffe ich, durch diese Perspektive auf ihre Arbeit zweierlei zu ermöglichen: erstens kann diese Perspektive dazu dienen, die Komplexität von Violets Ansatz besser zu verstehen, und zweitens kann sie als eine Art Vorlage dienen, um ihren Ansatz unseren eigenen Bedürfnissen, unserem Stil und unseren besonderen Gegebenheiten entsprechend kreativ entwickeln und aufbauen zu können.

Violet in der Arbeit mit Kindern und Jugendlichen während des Trainings
In Tabelle 8 habe ich das Vier-Stufen-Modell dargestellt, wie es sich in den Demonstrationsarbeiten mit Kindern und Jugendlichen während des Trainings entwickelt hat. Hier habe ich Violets Arbeit mit Ben berücksichtigt, das der Gruppe per Videoaufzeichnung gezeigt wurde, sowie ihre Arbeiten mit Elisa und Jessie, die als Besucherklienten direkt in die Gruppe gekommen waren. In der Spalte A von Tabelle 8 sind Violets Anweisungen zum Thema Imagination und Phantasie aufgeführt, die am Anfang der therapeutischen Erfahrung stehen. Die Spalten B, C und D enthalten die verbalen und nonverbalen Reaktionen der Kinder auf die übrigen drei Schritte der Sequenz.

In allen drei Fällen, die in Tabelle 8 enthalten sind, geht Violet in der Arbeit mit dem Kind selbstverständlich fließend auf die im „Hier-und-Jetzt" auftauchenden Themen ein. Allerdings kann man es auch so betrachten, dass Violet das Kind anführt, um ihm zu helfen, den Weg durch das emotional schwierige und herausfordernde Terrain der auftauchenden Themen sicher zu gehen. In den Spalten, die das Vier-Stufen-Modell zeigen, habe ich kurze Notizen zu der Art von Anweisung eingefügt, die Violet wählt, um dem Kind zu helfen, in die jeweilige Stufe des therapeutischen Prozesses einzusteigen (z. B. „stell dir vor", „forme etwas", „sei etwas" und „passt das?").

An diesen Beispielen kann man sehen, wie Violet dem Kind hilft, sich auf die imaginativen und sensorischen Bereiche der Erfahrung einzulassen und so einen Prozess zu ermöglichen, in dem reiche metaphorische und projektive Bilder entstehen, die die Kinder dann zu ihrer eigenen Lebenserfahrung in Beziehung setzen. Ein Wal, ein Baum und ein Eisbecher repräsentieren so wichtige Aspekte im Leben dieser Kinder. Mit Hilfe dieser Bilder baut Violet eine Beziehung zu den Kindern auf und erfährt etwas Wichtiges über sie und von ihnen. Außerdem entsteht durch die Bilder ein „Gesprächsgegenstand", der es möglich macht, in konkreter und in metaphorischer Weise über die Erfahrungen der Kinder zu sprechen.

	Art der therapeutischen Erfahrung	Aspekte der therapeutischen Erfahrung			
		a. Imaginationserfahrung *„Stell dir vor"*	b. Sensorische Erfahrung *„Mach es"*	c. Metaphorisch-narrative Beschreibung *„Sei es"*	d. Bedeutungsfindung *„Passt das?"*
1	**Ben** Arbeit mit Ton	**Violet:** „Forme etwas mit geschlossenen Augen."	**Ben** formt aus dem Ton einen Wal.	**Ben:** „Ich bin ein Wal … ich schwimme gerne … Und ich bin gerne unter Wasser."	**Ben:** „Im Sommer bin ich auch meistens im Wasser."
2	**Elisa** Arbeit mit Bildern	**Violet:** „Male ein Bild von dem Gefühl, sie zu vermissen."	**Elisa** zeichnet einen Baum mit einer Einkerbung (dem fehlenden Teil).	**Elisa:** „Wenn du dir einen Baum vorstellst, mit all den Ästen und so …"	**Elisa:** „Wenn ich länger mit ihm zusammengelebt hätte, wäre er wahrscheinlich wie der ganze Baum gewesen."
3	**Jessie** Arbeit mit Selbstheilungskräften	**Violet:** „Mache aus dem Ton einen Teil von dir, den du nicht so gerne magst."	**Jessie** formt aus Ton einen Becher mit Eis.	**Jessie:** „Das ist ein sehr leckerer Eisbecher."	**Jessie:** „Ich hasse ihn, weil ich gegen so viele Sachen allergisch bin, sodass ich nicht mal Eis essen darf."

Tabelle 8: Therapeutische Erfahrungen mit Kindern und Jugendlichen

Violet in der Arbeit mit Erwachsenen während des Trainings

In Tabelle 9 habe ich Mini-Transkripte aus den Demonstrationsarbeiten, die Violet mit einigen Gruppenteilnehmern während der ersten Woche gemacht hat. Wie in Tabelle 8 beginnt die Bewegung in und durch die verschiedenen Stufen der therapeutischen Erfahrung mit Violets Anweisungen in Spalte A. In Spalte B finden sich die unterschiedlichen sensorischen Ausdrucksmöglichkeiten, die während der ersten Woche des Trainings erklärt wurden, wie z. B. Farben, Ton, oder Musikinstrumente. Die scheinbar unsystematische Sammlung von Metaphern in Spalte C (ein Fenster, ein Bett, ein Baseballhandschuh usw.) münden in jedem einzelnen Fall in eine Bedeutungsfindung, die in Form von Bemerkungen der jeweiligen Teilnehmer in Spalte D aufgeführt ist.

Tabelle 10 fasst dann noch einmal drei Beispiele der therapeutischen Erfahrung aus der zweiten Woche zusammen. Genau wie die Beispiele der ersten Woche wird hier die Wirksamkeit des vierstufigen Modells deutlich, wenn auch die Bandbreite der Ausdrucksmedien sehr weit rangiert.

Bei allen drei Tabellen scheint es mir wichtig zu sein, sich die Tiefe der persönlichen Involvierung bewusst zu machen, die in den Demonstrationsarbeiten vor einer Gruppe von 23 Teilnehmern stattgefunden haben. Es gibt eine Reihe von möglichen Erklärungen dafür, wie eine solche persönliche Offenheit in einem vergleichsweise öffentlichen Setting zustande kommt. Erstens ist die Teilnahme an diesem Training vielen Teilnehmern von Freunden oder Bekannten empfohlen worden, so dass sie wussten, was auf sie zukommen würde und bereit waren – oder sich sogar darauf gefreut haben –, sich auf diese bereichernde Lernumgebung und Lernerfahrung einzulassen. Zweitens – wie ich in den Reflexionen des zweiten und dritten Kapitels bereits geschrieben habe – legt Violet von Anfang an Wert auf einen sicheren Umgang miteinander und erhöht das für den einzelnen in Kauf zu nehmende persönliche Risiko nur Schritt für Schritt. Auf diese Weise korrespondiert das Gefühl von Sicherheit und Gruppenzugehörigkeit, das sich im Laufe des Trainings entwickelt, mit dem Grad an Risiko, das den einzelnen Teilnehmern innerhalb der Gruppe an jedem Tag angeboten wird.

Ein dritter Grund für diese persönliche Offenheit scheint mit etwas zu tun zu haben, das ich vielleicht als „Sommercamp-Phänomen" bezeichnen würde. Das heißt, die Teilnehmer öffnen sich füreinander gerade deshalb stärker, weil sie wissen, dass ihre gemeinsame Zeit begrenzt ist. Da die Teilnehmer aus der ganzen Welt zusammenkommen, ist es sehr unwahrscheinlich, dass sie sich wieder begegnen werden, es sei denn, sie wollen das (und

	Art der therapeutischen Erfahrung	Aspekte der therapeutischen Erfahrung			
		a. Imaginationserfahrung *„Stell dir vor“*	b. Sensorische Erfahrung *„Mach es“*	c. Metaphorisch-narrative Beschreibung *„Sei es“*	d. Bedeutungsfindung *„Passt das?“*
6	**Montag** Sandspiel	**Violet:** „Ich möchte dich bitten, im Sand eine Szene aufzubauen – Es kann etwas Wirkliches sein oder auch etwas, das du dir vorstellst oder so etwas wie ein Traum	**Nicolas** entwirft eine Sandkastenszene, in der ein weißes Boot mit gebrochenem Mast vorkommt.“	**Nicholas:** „Ich bin das Boot, ich habe ein Segel, das repariert werden muss.“	**Nicholas::** „Ich sollte besser auf mich achten und mir mehr Zeit für mich selbst nehem ... Wieder in Ordnung kommen, damit ich die Reise fortsetzen kann.“
7	**Dienstag** Medizinkarten	**Violet:** „Nimm drei Karten, die dafür stehen, wer du bist, warst und sein wirst.“	**Lark** wählt einen Schmetterling, eine Maus und eine Eule.	**Lark:** „Also, mir ist gerade klar geworden, was der Schmetterling tut. Er lebt nur sehr kurz.“	**Lark:** „Ich glaube, ich bin ein bisschen – wie ein Schmetterling.“
8	**Mittwoch** Gespenster-Zeichnung	**Violet:** „Denk an eines deiner Gespenster.“	**Beth** malt mit farbiger Ölkreide.	**Beth:** „Ich bin das Gespenst, das nichts loslassen kann.“	**Beth:** „Seit dem Tod meiner Mutter fällt es mir so schwer, die Dinge loszulassen.“

Tabelle 9 (S. 199): Therapeutische Erfahrungen mit Erwachsenen – erste Woche

Tabelle 10: Therapeutische Erfahrungen mit Erwachsenen – zweite Woche

	Art der therapeutischen Erfahrung	**Aspekte der therapeutischen Erfahrung**			
		a. Imaginationserfahrung *„Stell dir vor“*	b. Sensorische Erfahrung *„Mach es“*	c. Metaphorisch-narrative Beschreibung *„Sei es“*	d. Bedeutungsfindung *„Passt das?“*
1	**Montag** Haus-Baum-Mensch-Zeichnung	**Violet:** „Male eine Szene in der ein Haus, ein Baum und ein Mensch vorkommen.“	**Elizabeth** malt mit farbiger Ölkreide.	**Violet:** „Dieses Bild mit all den großen Fenstern sagt mir, dass du vielleicht ein offener Mensch bist.“	**Elizabeth:** „Das stimmt ..., aber es gibt auch Zeiten, in denen ich mich gar nicht offen fühle.“
2	**Dienstag** Bild vom sicheren Ort	**Violet:** „Ich möchte dich bitten, dir vorzustellen, dass du an einen sicheren Ort gehen kannst.“	**Lydia** malt mit farbiger Ölkreide.	**Lydia:** „Ich bin dieses Bett. Ich bin groß, flauschig und gut gepolstert.“	**Lydia:** „Vielleicht ist es Sonia und dass sie immer für mich da ist.“
3	**Mittwoch** Arbeit mit Ton	**Violet:** „Okay, nun schließ deine Augen wieder ... der Ton hat jetzt viel Energie von dir aufgenommen ... ich möchte dich bitten, langsam etwas zu formen.“	**Sabina** arbeitet mit dem Ton.	**Sabina:** „Ich bin ein Baseballhandschuh. Ich fange etwas auf und ich bin groß.“	**Sabina:** „Das passt jetzt für mich. Ich bin dick und ich hasse das.“
4	**Donnerstag** Wutzeichung	**Violet:** Ich möchte dich einladen, in deine Kindheit zurückzukehren – in eine Zeit, als etwas passiert ist, das dich wütend gemacht hat.“	**Candice** malt mit farbiger Ölkreide.	**Candice:** „Das bin ich und das sind mein älterer Bruder und meine Schwester.“	**Candice:** „Du [Onkel] warst so furchtbar zu uns.“
5	**Freitag** Musikerfahrung	**Violet:** „Probiert sie aus und hört, welche Geräusche sie machen.“	**Isabel** probiert verschiedene Instrumente aus.	**Isabel:** „Okay. Lass uns verrückt werden.“	**Isabel:** „Ich fühle mich ruhig und gut und überhaupt nicht verrückt.“

tatsächlich halten viele auch nach dem Training noch Kontakt zueinander). Dieses doppelte Gefühl von Intimität und Anonymität scheint den Teilnehmern Gelegenheit zu geben, sich nicht nur vor den Augen der anderen auf Risiken einzulassen, sondern auch, neue Möglichkeiten des Zusammenseins auszuprobieren (z.B. offener zu sein, verletzlicher zu sein usw.). Genau wie Jugendliche in einem zweiwöchigen Sommercamp in der Lage sind, ihre „Flügel zu spreizen“ und sich aus der vertrauten Enge in Familie und Freundeskreis zu befreien, scheinen die Workshopteilnehmer es zu genießen, einen sicheren Ort zu haben, an dem sie ihre eigenen Grenzen als Therapeuten und überhaupt als Menschen erfahren und erweitern können. Diese Aspekte von Sicherheit, persönlichem Risiko und Wachstum werden die Teilnehmer in den morgigen Abschlussübungen immer wieder betonen.

Aus curricularer Sicht ist der Donnerstag für die Teilnehmer der letzte Tag des Trainings. Morgen wird Violet keine neuen Inhalte oder Erkenntnisse hinsichtlich der therapeutischen Arbeit mit Kindern oder Jugendlichen mehr einbringen. Der Freitag steht den Teilnehmern zur Verfügung, um mit Hilfe verschiedener Abschlussübungen ihre eigenen Erfahrungen während der vergangenen zwei Wochen zu reflektieren und ihre Gedanken und Gefühle dazu der ganzen Gruppe mitzuteilen. Wie zu Beginn dieser Reflexion schon angedeutet, werden die Teilnehmer – mit ihrer Stimme und ihren Äußerungen – die abschließende Reflexion selbst gestalten.

10
Zehnter Tag: Freitag
Abschluss

Malt eure Erfahrungen, die ihr hier gemacht habt

Eine der ersten Aktivitäten am Freitagmorgen, dem letzten Tag des Trainings, ist eine spontane Fotosession, wobei mehr als zehn Fotoapparate der Teilnehmer zum Einsatz kommen, um Fotos von der ganzen Gruppe mit Violet zu machen. Als alle Bilder im Kasten sind, nimmt eine Teilnehmerin meinen kleinen Audiorekorder, der in der Nähe ihres Stuhles liegt, in die Hand und sagt ganz laut: „Oh, jemand hat seine Kamera vergessen. Mal sehen, nein, da steht kein Name drauf. Oh! Das ist ja ein Tonbandgerät! Ich dachte wirklich, es wäre eine Kamera!"

Nachdem das darauf folgende Lachen sich gelegt hat, nutze ich diese Gelegenheit, um den Teilnehmern für ihre Bereitschaft zu danken, sich an meinem Forschungsprojekt zu Violets Methoden in Training und Therapie zu beteiligen. Und mir fällt auf, dass – abgesehen von diesem kleinen Zwischenfall gerade – meine eigenen Methoden und Techniken zur Dokumentation dieses Trainings bereits weitgehend unsichtbar geworden sind. Dazu gehören im wesentlichen meine Notizen, Audioaufzeichnungen und gelegentliche Videoaufzeichnungen, wobei ich die Videokamera erst in der zweiten Woche mitgebracht habe, weil die Teilnehmer in der ersten Woche noch stärker damit beschäftigt waren, „anzukommen" und ich sie dabei nicht stören wollte. Mit dem Einverständnis der Teilnehmer machte ich allerdings vom ersten Tag an Audioaufzeichnungen. Um mein Projekt vorzustellen und zu erläutern, sagte ich den Teilnehmern, dass es in meinem Projekt in erster Linie um Violet und ihre Trainingsmethoden ginge und dass sie mir Bescheid sagen könnten, falls irgendetwas, das sie persönlich betrifft, nicht festgehalten werden sollte. Jeder von ihnen unterschrieb eine Einverständniserklärung, dass ich alle von mir gesammelten Informationen anonym verwenden durfte, um dieses Buch zu schreiben. Viele Teilnehmer meinten sogar, dass sie die Dokumentation von Violets Training für so wichtig hielten, dass ich sie auch später doch ruhig ansprechen solle, falls sie in irgendeiner Weise zum Gelingen dieses Projektes beitragen könnten.

Im unmittelbaren Anschluss an die Gruppenfotos sagt Violet: „Gut, wir malen jetzt ein Bild, falls ihr das noch nicht wusstet." Wie schon ganz zu Anfang des Trainings vor zwei Wochen liegen die Malutensilien in der Mitte des Raumes auf dem Boden verstreut. Auf diese Weise endet das Training ganz ähnlich, wie es begonnen hat, und wieder werden die Teilnehmer sich die Hände „schmutzig" machen, während sie still vor sich hin arbeiten und ihre persönlichen Bilder malen, die – nachdem Violet ein paar Anweisungen gegeben hat – in ihnen entstehen.

Bevor ich Violets Anweisungen für dieses letzte Bild wiedergebe, möchte ich noch etwas zu den ersten und letzten Bildern des Trainings sagen. In der Reflexion des letzten Kapitels habe ich sämtliche therapeutischen Erfahrungen dieses Trainings in einer Tabelle zusammengefasst. In dieser Tabelle nicht enthalten ist weder das allererste Bild („Male dich selbst als Kind") noch das allerletzte („Male deine Erfahrungen, die du hier gemacht hast"). Der Grund dafür liegt darin, dass Violet diese Bilder nicht als Beispiele für therapeutische Erfahrungen betrachtet, die sie normalerweise in der Arbeit mit Kindern einsetzen würde. Da das erste und das letzte Bild also ausschließlich für die erwachsenen Teilnehmer bestimmt ist, um zunächst einen Einstieg in das Training zu finden und sich dann – am Ende – mit ihren eigenen Erfahrungen in diesem Training zu beschäftigen, gibt Violet auch keine Beispiele dafür, wie sie diese beiden Bilder in der Arbeit mit Kindern in ihrer eigenen Praxis anwenden würde.

Allerdings sagt Violet den Teilnehmern – vor ihrer Anweisung für das letzte Bild –, dass sie häufig eine ähnliche Art von „Abschlussaktivität" auswählt, um dem Kind zu helfen, entweder einen bedeutsamen Lebensabschnitt oder aber die gemeinsame Zeit mit Violet in der Therapie zu einem guten Ende zu bringen. Auch ist es so, dass Violets Anweisungen für das letzte Bild dasselbe Vier-Stufen-Modell widerspiegelt wie all die anderen therapeutischen Erfahrungen. Wie weiter unten ausführlicher beschrieben, führt der erste Teil die Teilnehmer durch eine Reihe kurzer Entspannungsübungen. Im zweiten Teil spricht sie ihre Phantasie und Imagination an, bevor sie die Teilnehmer im dritten Teil bittet, das so entstandene Bild zu malen und aufs Papier zu bringen. Später dienen diese Bilder dann als Basis für die Formulierung einer metaphorischen und narrativen Bedeutung, durch die die Teilnehmer ihren Erfahrungen, die sie in diesem Training gemacht haben, dann Sinn und Bedeutung verleihen. So betrachtet, hätte ich auch dieses Bild in die Tabelle mit einfügen können, denn es hat dieselbe Struktur wie die anderen Bilder. Ich habe mich dennoch dagegen entschieden, weil es innerhalb des Trainings eine andere Funktion hat und der Fokus diesmal auf den Workshopteilnehmern selbst liegt, und nicht auf den Kindern oder Jugendlichen, mit denen sie arbeiten.

Als die Teilnehmer sich an diesem Freitagmorgen gesetzt haben – im

Kreis auf Stühlen und auf dem Boden –, gibt Violet folgende Anweisungen für das letzte Bild:

> Ich möchte dich bitten, eine entspannte Haltung einzunehmen. Und schließ deine Augen. Gehe in dich. Bemerke, wie du dich in deinem Körper fühlst – deine Aufregung, oder irgendein anderes Gefühl. Wenn wir aufgeregt sind, vergessen wir häufig, zu atmen, also nimm ein paar tiefe Atemzüge [Geräusche von Ein- und Ausatmen]. Ich werde nun wieder einen Ton anschlagen. Höre auf diesen Ton so lange du kannst [sie schlägt die Glocke zweimal an].
> Ich möchte, dass du an die zwei Wochen denkst, die du jetzt hier warst. Beginne mit dem Moment, als du ankamst. Und erinnere dich daran, wie es war, als du zum ersten Mal in den Raum kamst und niemanden kanntest. Und wie alles weiterging – die Leute, die du kennengelernt hast, die Dinge, die wir in der Gruppe gemacht haben, und auch deine Erfahrungen in Santa Barbara. Gehe diese Zeit im Inneren durch [Zehn Sekunden Pause].
> Ich möchte dich bitten, etwas zu malen, das mit diesen beiden Wochen zu tun hat. Vielleicht gab es etwas, das für dich ganz besonders war, so dass du es malen möchtest, vielleicht auch zwei oder drei Sachen. Etwas, das für deine Erfahrung hier steht … und wieder können es Farben, Linien oder Formen sein, die du malst oder zeichnest. Was immer du willst und für dich stimmt. Und versuche nicht, etwas besonders Schönes zu malen oder es richtig zu machen. Male einfach etwas, das für dich wichtig war. Oder wie immer du deine Erfahrung hier malen möchtest [25 Sekunden Pause]. Und sobald du das Gefühl hast, anfangen zu können, fange einfach an …

Für ein paar Minuten herrscht beinahe völlige Stille im Raum, während die Teilnehmer sich konzentriert mit ihren Bildern beschäftigen. Diese längeren Momente der Stille sind inzwischen schon normal geworden, eine Art Ritual innerhalb dieser Gruppe. Die Teilnehmer schätzen diese Gelegenheit, in Gegenwart der Gruppe, gleichzeitig aber in aller Stille und ganz für sich etwas Kreatives zu tun, inzwischen sehr. Offensichtlich hat niemand Eile, das letzte Bild schnell zu Ende zu bringen. Diejenigen, die mit ihrem Bild fertig sind, sitzen ganz ruhig da und warten auf die anderen, die noch malen. Keine Gespräche, keine unnötigen Bewegungen. Vielleicht werden diese Momente heute auch besonders intensiv erlebt, weil alle wissen, dass dieses letzte Bild eine Möglichkeit ist, sich von der Gruppe und der Erfahrung dieser zwei Wochen hier zu verabschieden.

Rückmeldungen der Teilnehmer

Als nach ungefähr zehn Minuten alle mit ihren Bildern fertig sind, bittet Violet darum, dass nun jeder – ohne festgelegte Reihenfolge – der Gruppe zeigen solle, was er gemalt hat und was er dazu sagen möchte. Wenn man sieht, welche tiefen Gefühle während der folgenden halben Stunde von den Teilnehmern zum Ausdruck gebracht werden, kann man sagen, dass dieses Training für die allermeisten eine sehr bewegende Erfahrung gewesen ist. Viele äußern ihre Traurigkeit darüber, dass diese Gruppe jetzt zu Ende geht, in der sie so viele persönliche Dinge aus ihrem Leben mit anderen geteilt haben, um als Therapeuten noch besser in der Lage zu sein, den therapeutischen Prozess mit Kindern und Jugendlichen zu begleiten und zu fördern. Die Bilder und die Anmerkungen der einzelnen dazu werden zu einer Art Evaluation dessen, was die Teilnehmer während der vergangenen zwei Wochen erlebt haben. Ich habe elf dieser Rückmeldungen aufgeschrieben, die sehr viele Themen und Metaphern enthalten, die zum Abschluss in der Gruppe geäußert wurden. Vor dem Hintergrund, dass Violet häufig imaginative und visuelle Metaphern gebraucht, um den Kindern zu helfen, ihre eigene Erfahrung mit Sinn und Bedeutung zu füllen, ist es interessant zu sehen, wie auch die meisten erwachsenen Teilnehmer eine oder mehrere Metaphern gebrauchen, um ihre Erfahrungen in diesem Training zu beschreiben:

Peggy: Für mich war das allerwichtigste der Fokus. Die Wichtigkeit dieses Augenblicks zu sehen und von da aus weiterzugehen. So ähnlich wie bei dieser Sonne, die ich gemalt habe. Ich habe versucht, viele verschiedene Farben in das Bild zu bringen, wegen des Reichtums und der Vielfalt dieser Erfahrung und wegen der vielen unterschiedlichen Menschen hier, die dazu beigetragen haben.

Candice: Es war ein wunderbares Gefühl, zu malen. Das Bild, das mir kam, war, dass wir alle um das Feuer herum sitzen, ähnlich, aber auch sehr verschieden. Und der Strand, und das

Wasser, und die Sicherheit des Behälters. Und die Wärme der Sonne. Es kam mir in den Sinn als der Ort, an dem wir alle zusammenkommen und uns gegenseitig unsere Geschichten erzählen können, es war wie in der Frühzeit, als die Menschen noch Angst vor den Wölfen hatten und vor den Ungeheuern da draußen, so dass sie sich am Feuer versammelten und sich gegenseitig Trost und Schutz gaben. So sitzen wir um das Feuer des Augenblicks und des Fokus auf der Gegenwart, wie Peggy gesagt hat. Danke euch allen.

Joan: Das hier ist ein Bild von zwei Menschen, die mit Ton arbeiten. Und sie sind umgeben von all dem Unausgesprochenen, das geschieht, und von den Dingen, die aus dem Ton herauskommen. Ich habe wirklich etwas über das Spielen gelernt, darüber, wie ich mit dem Spielen arbeiten kann und ganz allgemein über Ausdrucksmedien.

Mary: Es gibt so viel Weisheit im Universum. Aber es gibt nur sehr wenige Menschen, die diese Weisheit für andere interpretieren können. Auf meinem Bild ist jeder von uns ein Stern. Und weil sie so weit weg sind, sehen die Sterne ganz klein aus. Aber je näher wir kommen, desto heller wird der Stern. Und so danke ich jedem von euch. Zu wissen, dass wir alle Sterne sind und dass wir den Kindern, zu denen wir zurückkehren und mit denen wir arbeiten, so viel zu geben haben. Denn diese Weisheit hat Violet für uns interpretiert.

Sheri: Für mich war besonders wichtig, dass ich mich wirklich sicher gefühlt habe. Es ist schon eine Zeit lang her, dass ich mich sicher gefühlt habe. Ich glaube, das hat mir geholfen, hier mehr zu wachsen als eine ganze Zeit lang für mich möglich war. Das war wirklich sehr wichtig, mich sicher zu fühlen.

Camille: Ich glaube von ganzem Herzen an Metaphern. Und als du uns die Metapher von dem „kleinen Baum" erzählt hast, dachte ich: das kann ich wirklich bei jedem Kind, mit dem ich arbeite, gebrauchen. Oder bei jedem Menschen, dem ich in meinem Leben begegnet bin. Dass wir Bäume sind, und dass es Zeiten gibt, in denen die Stürme in unser Leben treten. Was du mir gezeigt hast, Violet, sind die Zeiten, die wohl jeder von uns erlebt hat, in denen manche Äste abgebrochen sind. Als ein Sohn gestorben ist, als du dich mit kochendem Wasser verbrüht hast – und wie resilient dein Baum ist. Ich weiß, dass noch vieles mehr gebrochen und kaputtgegangen ist. Mir hast du ein Beispiel dafür gegeben, dass ein Baum trotzdem noch blühen und seine Schönheit bewahren kann und sich im Laufe der Jahreszeiten verändert. Und für mich ... [lange Pause, sie beginnt zu weinen und erwähnt dann ihre eigene, noch nicht abgeschlossene Scheidung, von der sie schon vorher erzählt hatte] ...Ich habe gerade etwas Schreckliches erlebt, und ich habe so viel Vertrauen, dass der Baum noch da sein wird. Und dass das Leben auch mit gebrochenen Ästen noch reich und lebendig sein kann.

Liz: Was ich von hier mitnehme ist wahrscheinlich nicht das, was du mir mitgeben wolltest. Aber ich liebe die Arbeit mit Kindern, und ich finde die Vorstellung, noch mehr darüber zu lernen, ganz großartig. Aber als ich uns alle hier habe arbeiten sehen, habe ich mich entschlossen, Spieltherapie mit Erwachsenen zu machen! Ich finde, eine andere Therapie ist gar nicht notwendig. Ich glaube, wir verschwenden unsere Zeit, solange wir nicht zurückgehen und dieses Stück Kindheit aufgreifen. Und die einzige Möglichkeit, das zu tun, ist einen sicheren Ort zu schaffen, wie Violet das hier getan hat, und dann weiterzusehen. Von jetzt an wird meine Art zu arbeiten, eine völlig andere sein. Dafür möchte ich mich bedanken. Es fühlt sich gut an.

Juan Carlos: Ich habe einen Pier gemalt, wie es hier in Santa Barbara einen gibt. Ich mag Piers. Sie sind eine Metapher für einen Ort, an dem man mit der Welt in Kontakt treten kann. Auf dem Pier sitzt Violet und arbeitet mit einem Kind. Für mich war das die beste Erfahrung. In meinem Land hätten wir kein Kind in dieses Training bringen können. Dich mit

Kindern arbeiten zu sehen, war wunderbar, weil es mir geholfen hat, mit mir selbst in Kontakt zu kommen, mit meinem eigenen inneren Kind – und mit den Kindern, mit denen ich arbeite.

Isabel: Ich spüre die Fülle und den Reichtum dieser Erfahrung, die Violet und jeder von euch mir ermöglicht hat. Und die Freude dieser ernsthaften Arbeit, die wir alle machen. Und wie viel ich bekommen habe, und jetzt bin ich dran, es hinauszutragen und weiterzugeben.

Melanie: Mein Gefühl ist, dass Wissen und Geschichten ganz eng zusammengehören. Dass aus den Geschichten das Wissen erwächst und das Wissen durch die Geschichten unterstützt wird. Das habe ich bei jeder eurer Geschichten so erlebt, und auch bei den Geschichten, die Violet uns erzählt hat.

Lindsey: Als ich kam, habe ich mich ganz unabhängig gefühlt. Und in diesen zwei Wochen mit euch habe ich die Erfahrung gemacht, dass ich mich auf euch einlassen konnte und ihr mir Halt gegeben habt. Ich bin unglaublich dankbar und auch sehr stolz. Ich habe meinem Supervisor erzählt, dass ich weiß, wie meine Art zu lernen aussieht. Ich brauche zwei Wochen in einer intensiven Gemeinschaft, wo Menschen miteinander lernen. Mein Supervisor ist Psychiater und ziemlich traditionell orientiert. Ich hatte keine Vorstellung davon, wie er auf meine Ankündigung reagieren würde. Seine Antwort war: „Wie schön, dass du weißt, wie du am besten lernen kannst." Ich danke dir, dass du mir ein Modell gegeben hast, das ich jetzt für mich umsetzen kann. Durch den erfahrungsorientierten Teil des Trainings bin ich gewachsen. Und durch das Modell, das ich hier gelernt habe, kann ich meinem Kopf erklären, welchen Sinn dieser erfahrungsorientierte Teil ergibt.

Abschluss des Trainings

Nachdem die Teilnehmer ihre Rückmeldungen gegeben haben, kündigt Violet an, dass sie der Gruppe gerne ein Buch vorlesen möchte. Dann liest sie das Kinderbuch *Oh, The Places You'll Go* (Seuss, 1990) vor, in dem es darum geht, dass einer in die Welt zieht und unweigerlich auch die eine oder andere Enttäuschung erlebt. Nach dieser Geschichte erläutert Violet, welche Formulare die Teilnehmer ausfüllen müssen, um die Fortbildung offiziell anerkennen lassen zu können. Außerdem informiert sie über geplante Workshops, wie z.B. den Fortgeschrittenenkurs, der jedes Jahr im Februar in Santa Barbara stattfindet.

Dann kommt das feierliche Überreichen der Zertifikate, wobei die Teilnehmer im Hintergrund lächeln, lachen und *„Pomp and Circumstance"* summen. Während Violet jedem einzelnen das Zertifikat überreicht und ihn umarmt, machen die anderen Teilnehmer Erinnerungsfotos.

Zum Abschluss liest Violet den Teilnehmern noch ein anderes Kinderbuch vor, *Fairy Went A-Marketing* (Fyleman, 1992). Dieses Buch handelt von einer Fee, die schöne und wundervolle Dinge erwirbt („Sie kaufte einen wunderbar bestickten Wintermantel ..."), diese Dinge dann aber auch wieder an andere verschenkt („den gab sie einem Frosch, damit er in der Nacht nicht friert ..."). Als sie das Buch zu Ende gelesen hat, sagt Violet einfach: „Das ist ein Buch über das Loslassen. Da diese Gruppe in dieser Zusammensetzung nie wieder zusammenkommen wird, ist jetzt die Gelegenheit, anderen aus der Gruppe noch etwas Persönliches zu sagen." In den folgenden Minuten tauschen die Teilnehmer herzliche Wünsche aus und bedanken sich – nicht nur bei Violet, sondern auch untereinander. So bedankt sich eine Teilnehmerin aus Kalifornien bei all denen, die von weit her angereist sind und so viel zum Gelingen des Workshops beigetragen haben und beendet ihren Dank mit den Worten: „Es wäre mit Sicherheit keine so reiche Erfahrung gewesen, wenn ihr alle nicht hier gewesen wärt."

Nachdem auch dieser Austausch zum Ende kommt, zeigt Violet auf die Musikinstrumente, die auf dem Boden verstreut liegen und bittet alle, sich ein Instrument zu nehmen, um gemeinsam die „Abschlussübung zu spielen." Als das Getümmel sich legt und jeder ein Instrument gefunden hat, erklärt Violet den Ablauf der Übung. Sie fängt an zu spielen, und ein paar Augenblicke später stimmt ihr Nachbar mit ein. Dann spielen die beiden zusammen, und der nächste kommt dazu. Das geht so lange weiter, bis schließlich die ganze Gruppe zusammen spielt. Dann wird Violet irgendwann aufhören zu spielen, kurz darauf hört ihr Nachbar ebenfalls auf, und so geht es weiter, bis schließlich nur noch eine Person alleine spielt. Und wenn diese dann aufgehört hat, ist das ganze Stück zu Ende.

Während einer nach dem anderen sich in das Spiel einreiht, entwickelt sich eine beeindruckende Geräuschkulisse, und als Violet beginnt, im Raum herumzutanzen, hängt der eine oder andere sich hintendran. Rufe und Freudenschreie sind zu hören – von kräftigen Trommelschlägen begleitet, und manche schlagen auf die Instrumente der anderen. Schließlich setzt Violet sich wieder hin, hört auf zu spielen, und schon bald verklingen die Instrumente eines nach dem anderen, bis zuletzt nur noch eine einzelne Flöte eine traurige Melodie spielt.

Nach dieser rauhen, nonverbalen, unmelodiösen, aber lustvollen Abschlussübung, bildet sich spontan ein stiller Kreis, in dem die Teilnehmer die Arme umeinander legen und einige still weinen. Und dann endet dieser Tag und das ganze Training mit vielen Umarmungen und guten Wünschen für eine gute Heimreise.

Als der Raum sich schließlich leert, bleiben nur noch Violet und ein paar Helfer übrig, um all die Gegenstände und Utensilien zu sortieren und in die Autos zu packen: den übriggebliebenen Ton, die Tonwerkzeuge, die Musikinstrumente, die Kisten mit Farben und Stiften, das Zeichenpapier, Kisten mit Büchern, Taschen voller Puppen und ein paar Sandspielfiguren, die sich noch in der Ecke des Raumes unter einem Kissen finden. All diese Gegenstände sind nun reglos und leblos geworden und waren nur so lange lebendig, wie Menschen da waren, die ihnen während der letzten zehn Tage ihre Energie, ihre Gefühle und ihre ganz persönliche Bedeutung geliehen haben, und die jetzt auf dem Heimweg sind.

11
Epilog
Ton, Kultur und Alter: Der Ansatz nach Oaklander in Südafrika

Einführung

Wie ich schon in der Einführung zu diesem Buch geschrieben habe, ist *Gestalttherapie mit Kindern und Jugendlichen* (Oaklander, 1978) in elf Sprachen übersetzt worden: Englisch, Spanisch, Portugiesisch, Italienisch, Serbo-Kroatisch, Kroatisch, Russisch, Chinesisch, Hebräisch, Koreanisch und Deutsch. Ein Ergebnis dieser internationalen Verbreitung ihre Buches ist, dass Violet aus vielen Ländern der Welt Einladungen erhält, dort Workshops zu geben und Vorträge zu halten.

Eine weitere Konsequenz dieser internationalen Popularität ist die, dass Menschen aus den USA und aus anderen Ländern der Erde, die von Violet ausgebildet wurden, in ihren Heimatländern den „Gestaltansatz nach Violet Oaklander" wiederum an andere weitergegeben haben. Aus diesem Grunde gibt es auf der ganzen Welt Orte mit einer erstaunlichen Anzahl von Therapeuten, die mit Violets Arbeit vertraut sind. Das gilt auch für Südafrika, von wo ein Universitätsprofessor aus Johannesburg in den frühen neunziger Jahren nach Santa Barbara kam, um an Violets Training teilzunehmen und dann in Johannesburg andere an diesem Wissen teilhaben zu lassen. Jahre später lud dieser Professor Violet nach Südafrika ein, um eine Reihe von Workshops in drei verschiedenen Städten anzubieten.

Im März 2000 hatte ich Gelegenheit, Violet bei ihren Trainingsworkshops in Pretoria, Bloemfontein und Cape Town zu begleiten. Ich nahm als ihr Assistent an den Workshops teil, gleichzeitig interessierte mich – im Rahmen meiner eigenen Forschungsarbeit – aber auch die interkulturelle Bedeutung ihrer Arbeit. Im Prinzip war die Fragestellung für mich dieselbe wie zu Beginn meiner Studie: ich wollte herausfinden, was Therapeuten aus aller Welt und aus ganz unterschiedlichen kulturellen Zusammenhängen an Violets Arbeit so sehr fasziniert. In diesem Kapitel möchte ich nun darstellen, was ich von südafrikanischen Therapeuten und Beratern über deren Erfahrungen mit dem „Oaklander-Ansatz" in verschiedenen interkulturellen Zusammenhängen erfahren habe.

Zunächst gebe ich einen Überblick über den Inhalt der zweitägigen Workshops. Im zweiten Abschnitt werde ich dann die Erfahrung einer südafrikanischen Teilnehmerin mit der Tonarbeit beschreiben – ganz ähnlich wie ich im dritten Kapitel Sabinas Ton-Arbeit dargestellt habe. Im dritten Abschnitt werde ich sieben Themen ansprechen, die sich im Rahmen von kurzen Interviews, die ich mit Teilnehmern aus allen drei Städten während der Pausen führen konnte, herauskristallisiert haben und die alle eine interkulturelle Bedeutung haben. Und schließlich werde ich einige zusammenfassende und abschließende Anmerkungen zu diesem Kapitel und dem Buch als Ganzem machen.

Überblick über die Workshops in Südafrika

Wie alle von Violets kürzeren Workshops und längeren Trainings, an denen ich teilnehmen durfte (mehr als 20 während der letzten zehn Jahre), waren auch die drei Trainings in Südafrika im März und April 2000 völlig ausgebucht. Therapeuten, Sozialarbeiter, Lehrer und Akademiker bildeten den Kreis der Teilnehmenden. In Pretoria nahmen fast 300 Interessenten aus dem nordöstlichen Südafrika an dem zweitägigen Training teil. Die Organisatoren hatten mit ungefähr 75 Anmeldungen gerechnet und mussten aufgrund der Vielzahl der eingegangenen Anmeldungen den Veranstaltungsort in letzter Minute in ein größeres Gebäude verlegen. Auch die beiden anderen Workshops in Bloemfontein und Cape Town waren bis zur Grenze des Möglichen ausgebucht.

Am ersten Tag des zweitägigen Workshops gab Violet einen Überblick über ihr Modell für die Arbeit mit Kindern und ihre Vorstellungen davon, warum Kinder überhaupt zur Therapie kommen. Diese „Mini-Lectures" behandelten im wesentlichen dasselbe, was sie normalerweise auch während der ersten beiden Tage ihres Sommertrainings mit den Teilnehmern bespricht (Kapitel zwei und drei dieses Buches). Danach führte Violet die südafrikanischen Teilnehmer durch eine Reihe von Mal-Übungen, u.a. das Bild vom sicheren Ort, wie in Kapitel zwei beschrieben. Im letzten Teil des Nachmittags beantwortete sie Fragen, hörte die Rückmeldungen der Teilnehmer und kam mit ihnen ins Gespräch – teilweise mit Hilfe eines Übersetzers.

Am Morgen des zweiten Tages hatten die Teilnehmer Gelegenheit, die Ton-Arbeit in der Praxis zu erleben. Als sie ankamen, fanden sie an ihren Plätzen kleine, mit Ton gefüllte Plastikkübel vor. Dieser helle Ton war aus einem Flussbett auf dem Grundstück eines der Organisatoren des Workshops in der Nähe von Cape Town gesammelt worden. Anders als der gekaufte Ton, den Violet in ihren Sommertrainings benutzt, war dieser natürliche, äußerst weiche, südafrikanische Ton noch ungefiltert und enthielt daher kleine Steinchen.

Kurz nachdem die Teilnehmer am zweiten Tag eingetroffen waren, bat Violet sie, die kleinen Behälter zu öffnen und den Ton auf die ebenfalls vorbereiteten Pappteller zu legen. Genau wie im Sommertraining wies Violet darauf hin, dass Ton ein schmutziges und in der Handhabung nicht ganz einfaches Material ist. Zusammen mit anderen Informationen und Hinweisen, die sie in den Sommertrainings gegeben hatte, teilte sie den südafrikanischen Teilnehmern auch folgendes mit:

> Ich lege nicht mal meinen Schmuck ab! Ihr könnt den Ton auch aufs Gesicht legen und euch selbst eine Gesichtsmassage geben. Es ist ein völlig natürliches Material. Es kommt aus der Erde. Der Ton, den wir heute benutzen, kommt vom Grund eines Flusses, der durch eine Farm hier in Südafrika fließt. Und Ton ist von allen Materialien, die wir benutzen, das vielseitigste. Mit Ton kann man mehr machen als mit jedem anderen Material.

Nachdem sie im Anschluss daran die beiden Übungen angeleitet hatte, die im dritten Kapitel beschrieben werden („den Ton kennenlernen“ und „mit geschlossenen Augen etwas formen“), folgte eine sehr kurze Demonstration mit einer Teilnehmerin vor dem gesamten Auditorium. Diese Demonstration hatte den Zweck, den Teilnehmern eine Anregung zu geben, was sie selbst mit ihrem Ton tun konnten, wenn sie sich anschließend in kleinen Dreiergruppen zusammensetzen und ihre Erfahrungen austauschen würden.

In allen drei Workshops nahm ich auch an den beiden Ton-Übungen teil, wenn ich gebraucht wurde, weil eine Gruppe ansonsten unvollständig geblieben wäre. In Cape Town kam eine Frau namens Sima auf mich zu, die noch einen Partner brauchte. Ich erfuhr, dass Sima Mutter von vier Kindern war und dass sie an Wochenenden ehrenamtlich in einer katholischen Kirche mit Kindern arbeitete, deren Eltern an Aids gestorben waren. Sie erzählte auch, dass sie keine professionell ausgebildete Therapeutin war, allerdings hatte die Kirche es ihr ermöglicht, an diesem Workshop teilzunehmen. Während meines Aufenthaltes in Südafrika machte ich die Erfahrung, dass die sozialen Probleme dort so komplex sind, dass die Bemühungen aller, die irgendwie helfen wollen, auf große Dankbarkeit und Akzeptanz stoßen. Sima wusste, dass ich an einem Buch über Violets Ansatz arbeitete und stimmte meiner Bitte, unsere gemeinsame Arbeit auf Tonband aufzuzeichnen, gerne zu.

Demonstration mit Erwachsenen: Arbeit mit Sima

Wie auch im Sommertraining machte Violet den Dreiergruppen Vorschläge für die Arbeit mit den Tonskulpturen, die die Teilnehmer gefertigt haben: Zunächst ging es darum, die Rollen Therapeut, Klient und Beobachter zu verteilen. Dann empfahl sie dem „Klienten" so zu sprechen, „als ob" dieser die Tonskulptur wäre, „die Skulptur zu sein" und ihm eine reichhaltige und detailliert beschreibende Stimme zu geben. Wenn der Klient das getan hat, ging es darum herauszufinden, ob etwas von dem, was er erzählt hat, im Zusammenhang seines eigenen Lebens einen Sinn ergibt. Diese Anweisungen, die den ursprünglichen imaginativen und sensorischen Aspekten der Ton-Arbeit entsprechen, stimmen auch mit dem vierstufigen Modell überein, das ich in den vorangegangenen Kapiteln beschrieben habe.

Im nun folgenden Transkript, in dem ich die Rolle des Therapeuten einnehme, arbeitet Sima an ihrer Tonskulptur. Zunächst beschreibt sie ein paar Eigenschaften ihres „Tennisballs", den sie geformt hat. Im Anschluss daran identifiziert sie sich mit einigen Aspekten ihrer Figur – ohne Anleitung durch mich –, ähnlich wie Sabina mit ihrem Baseballhandschuh in Kapitel drei. Kürzere Zwischenbemerkungen von mir habe ich zwischen Simas Aussagen in (runde) Klammern gesetzt:

Peter: So, was hast du denn aus dem Ton geformt?

Sima: Als erstes könnte ich sagen, dass ich angefangen habe, so etwas wie einen Stein zu machen, einen Schleifstein (Ah ha), wie wir sie zum Mahlen von *mealies* benutzen.

Peter: Du meinst Mais? Ist das eine Art Mais?

Sima: Ja, mealis ist Mais. Es ist gebrochen ...

Peter: Es ist gebrochen?

Sima: [lacht] Ja ... also habe ich mich entschlossen, einen Ball zu machen, einen Tennisball, okay? Jetzt ist es ein Tennisball. Und jetzt gefällt er mir! [Lacht.] Ja ...

Peter: Und könntest du so sprechen, als wärst du der Tennisball?

Sima: Ja ... Ich bin ein Tennisball. Ehm, ich weiß, dass ich für viele Leute sehr nützlich bin. Sie können damit spielen. Sie schlagen ihn von hier nach da. Aber ich glaube nicht, dass ich irgendjemandem gehöre. Und ich glaube, dass ich als Ball nicht einfach nur ... hier stehen kann. Normalerweise rolle ich weg. Also brauche ich etwas, worauf ich stehen kann (Mmm), um nicht irgendwo hin zu rollen, wo ich gar nicht hin will [Pause]. Obwohl ich nützlich bin und spüre, dass ich nützlich bin, habe ich manchmal das Gefühl ... dass [Pause] ich benutzt werde (Mmm). Und wenn ich benutzt werde, kann ich nicht allein für mich stehen [Pause]. Wenn ich irgendwo hin rolle, wo mich niemand mehr findet. Vielleicht würde mich jemand finden, wenn er an mir interessiert wäre. Aber wenn er kein Interesse hat, kann er auch einfach einen anderen Ball nehmen, weißt du (Hmm). So fühle ich mich als Ball und als Tennisball. Ich kann diesen Tennisball auch auf mich als Person beziehen (Aha). Weil ich als Frau manchmal ... Manchmal erlebt man Situationen, wo man nicht das Gefühl hat, ... nicht das Gefühl hat verwurzelt zu sein, dass wir als Frauen keinen festen Stand haben. Oder etwas in dieser Richtung. Nicht, weil du dazu nicht fähig wärst, sondern weil du eine Frau bist. Und [lange Pause] ... Mmm ... ja, ich glaube, das ist es [lacht].

Peter: Das ist eine sehr gehaltvolle Metapher, nicht wahr?

Sima: Ja, für mich. Ja ... [lange Pause, zehn Sekunden]. Zum Beispiel heute Morgen. Ich, ich saß an einem Tisch im Tagungshaus ... [Stimme zittert, Tränen steigen auf, lange Pause, 40 Sekunden] ... (Hmm) ... [zwei tiefe Atemzüge], da kam ein weißer Mann und sagte, das sei sein Platz ... und ich musste gehen [lange Pause].

Peter: Hmm ... [tiefes Seufzen] ... Also sogar heute Morgen ...

Sima: Ja. Und nachher kam er, um sich zu entschuldigen (Mm mm). Er hat mich nicht so sehr verletzt als er sagte, ich müsse den Platz freimachen. Aber als ich darüber nachdachte, [Hmm] kam es mir vor, als wollte er mich manipulieren ... Und das tut weh.

Peter: Bitte?

Sima: Das tut weh.

Peter: Und das tut weh. [Lange Pause] ... Ich bekomme so ein Gefühl von Frust und auch von Wut, wenn du das erzählst. Es tut mir leid, dass dir das passiert ist.

Sima: [lange Pause, weint still vor sich hin, schnieft] Mm mm, Ich glaube, ich hatte das Gefühl, dass er sich entschuldigen wollte und hörte mir die Entschuldigung an (Mm mm). Aber das Gefühl war da (Mm mm). Manchmal kann man nichts für seine Gefühle. Du kannst denken, dass es schon gut ist (Mmm), aber das Gefühl ist da ... Also dachte ich, er war bloß [hält die Finger an den Kopf und zeigt Stierhörner] ... wie ein Bulle ...

Peter: Wie ein Bulle ...

Sima: [lacht] Aaaah! [Lacht noch mehr.] Okay. Ich bin fertig.

Peter: Weißt du, ich hoffe, das ist nicht unangemessen, aber ich weiß, dass ... es scheint, dass dieses kleine Beispiel zeigt, womit dieses Land immer noch sehr beschäftigt ist (Mmm). Das Gefühl, sich zu entschuldigen und dass die Menschen nicht mehr herumgestoßen werden. Ich meine, das ist doch hier ein so großes Thema – das habe ich so mitbekommen. Bei uns in den USA ist das auch ein Thema. [Seufzen, Pause] ... Möchtest du es dabei belassen, oder möchtest du noch etwas hinzufügen?

Sima: Ja. Ich möchte noch sagen, dass auch wenn ich ein Ball bin ... manchmal kann auch ein Ball einen Stand haben [lacht]. Also, normalerweise kann ich zurückprallen! [Lacht.] Das ist die positive Seite! Ich kann immer zurückprallen [lacht noch mehr]. Ich glaube, so geht es.

Peter: Mmm ... Sima, danke, dass du bereit warst, mir deine Arbeit vorzustellen.

Dass ich diese Arbeit mit Sima ausgewählt habe, um sie hier vorzustellen, hat drei Gründe. Erstens dachte ich, dass es gut wäre, ein Beispiel für Violets Ansatz zu geben, in dem nicht sie selbst, sondern jemand anders mit einem Klienten arbeitet. Das ist deshalb wichtig, weil dadurch deutlich wird, dass dieser Ansatz auch dann funktioniert und hilfreich sein kann, wenn er von einer dritten Person angewandt wird. Auch wenn ich nicht beanspruche, genauso wirkungsvoll zu arbeiten wie Violet, denke ich, dass Violets Beziehungsarbeit und ihr struktureller Ansatz, auf den ich meine Arbeit aufgebaut habe, es Sima ermöglicht hat, für sie wichtige Themen in den Vordergrund zu bringen und sich damit zu beschäftigen. Worum es mir geht, ist einerseits, Violet als diejenige zu würdigen, die wohl am meisten Erfahrung damit hat, ihren Ansatz anzuwenden und auch weiterzugeben; andererseits enthält ihre Arbeit aber auch wichtige Elemente, und diese habe ich in diesem Buch darzustellen versucht, die ebenso von anderen Therapeuten in ihrer eigenen Praxis umgesetzt werden können und sollten. Violet lässt sich nicht duplizieren, aber was sie mit ihrem Ansatz entdeckt und entwickelt hat, ist sicherlich erweiterungsfähig.

Der zweite Grund, warum ich das Beispiel von Simas Ton-Arbeit gewählt habe ist, das damit auch die kulturübergreifende Relevanz von Violets Ansatz auf lebhafte Weise demonstriert wird. Sima ist eine schwarze, südafrikanische Frau, die buchstäblich in einer anderen Hemisphäre lebt und arbeitet als Violet, dennoch haben die Offenheit und Flexibilität der therapeutischen Erfahrung mit Ton es Sima ermöglicht, ihre ganz persönlichen und kulturellen Erfahrungen in den Vordergrund treten zu lassen. Simas Arbeit mit dem Ton zeigt, wie Violets therapeutischer Ansatz die „Hier-und-Jetzt-Erfahrung" der Beteiligten in den Vordergrund stellt, und zwar unabhängig davon, ob das in Santa Barbara oder in Südafrika geschieht.

Der dritte Grund schließlich, warum ich Simas Arbeit vorgestellt habe ist, dass darin nicht nur die kulturübergreifende Relevanz dieses Therapieansatzes sichtbar wird, sondern auch die generationenübergreifende. Simas Arbeit mit dem Ton ist eins von vielen Beispielen in diesem Buch, die zeigen, dass Violets Ansatz für Erwachsene ebenso hilfreich ist wie für Kinder und Jugendliche. Auch wenn der Fokus dieser Arbeit eindeutig auf der Anwendung mit jungen Menschen liegt, finden sich in diesem Buch allein sieben Beispiele, in denen auch Erwachsene von der Arbeit mit der therapeutischen Erfahrung profitieren: Lydias Arbeit mit dem Bild vom sicheren Ort, Sabinas Arbeit mit Ton, Candice und ihre Wut-Zeichnung, Isabel und ihre Musikerfahrung, Lark und die Medizinkarten, Nicholas und sein Sandspiel und Beth mit ihrer Gespensterzeichnung. Insgesamt betrachtet belegen diese sieben Beispiele aus Violets Arbeit mit Erwachsenen während des Sommertrainings und Simas Arbeit mit mir in Südafrika, dass diese Arbeit nicht nur Kindern und Jugendlichen hilft, ihrer eigenen Lebenserfahrung mehr Sinn und Bedeutung zu verleihen.

Die meisten Erwachsenen haben die Tendenz, Sinn und Bedeutung ihrer Welt vorwiegend mit Hilfe von Sprache und numerischer Symbolik zu erschließen. Solche verbalen und mathematischen Fähigkeiten werden unter Erwachsenen in den meisten Kulturen auf der ganzen Welt sehr hoch geschätzt. In den USA sieht man das beispielsweise daran, dass die akademische Aufnahmeprüfung (der sich die meisten Therapeuten unterziehen müssen, um für das Studium zugelassen zu werden) so aufgebaut ist, dass hauptsächlich sprachliches und quantitatives Denken abgefragt werden. Doch in allen Kulturen – zu allen Zeiten und überall – bedienen sich erwachsene Menschen auch täglich ihrer Phantasie, Imagination, ihres Gefühls, der Metapher und der Erzählung, um Erfahrungen zu sammeln und verstehen zu lernen (Werner, 1956, 1957). Violets Ansatz bestätigt und erneuert sozusagen diese Qualitäten, die in der Erfahrung erwachsener Menschen allzu oft unterschätzt und unterbewertet werden.

Vielleicht ist dies der Grund, warum Violet den „Erfahrungsaspekt" in ihren Trainingsworkshops mit Erwachsenen so sehr betont. Sie will nicht nur, dass die Teilnehmer fähig sind, das, was sie mit den Kindern in der Therapie machen, auch selbst zu tun, sondern will sie auch daran erinnern, wie kraft- und wirkungsvoll diese „subdominanten" Modi des Verstehens und der Erkenntnis für Erwachsene ebenso wie für Kinder tatsächlich sind.

In diesem Abschnitt habe ich einige Aspekte der kultur- und generationsübergreifenden Qualität und Stärke von Violets therapeutischem Ansatz in den Vordergrund gestellt. Im nächsten Abschnitt möchte ich Kommentare von südafrikanischen Workshopteilnehmern wiedergeben, die das Thema der interkulturellen Bedeutung des Oaklander'schen Therapieansatzes aufgreifen und dabei exemplarisch auf die Methode der Ton-Arbeit eingehen.

Interkulturelle Bedeutung des Oaklander'schen Ansatzes

In jeder der drei Städte, die Violet und ich in Südafrika besuchten, habe ich acht bis zehn Leute gefragt, ob sie mit Violet und mir beim Mittagessen über die interkulturelle Dimension der Arbeit mit Kindern diskutieren wollten. Bei jedem dieser drei Treffen ließ ich ein Tonband mitlaufen, um die Anmerkungen der Teilnehmer aufzunehmen, in denen sie die für sie relevanten Aspekte von Violets Arbeit mit Kindern beschrieben. Da Südafrika – ebenso wie viele andere afrikanische Länder – unter der tragischen Ausbreitung des HI-Virus leidet, die viele schwarze südafrikanische Kinder zu Waisen und Obdachlosen gemacht hat, berichteten viele Teilnehmer von ihrer Arbeit mit diesen Kindern in Kirchen, Kinderheimen und Gemeindezentren. Ich möchte nun sieben Themen ansprechen, die in den Gesprächen als wesentliche kulturübergreifende Aspekte von Violets Arbeit immer wieder benannt wurden. Jedes dieser Themen habe ich im folgenden kurz beschrieben. Außerdem habe ich kurze Transkripte aus den Kommentaren der Teilnehmer eingefügt, um die einzelnen Themen noch besser zu verdeutlichen.

Kinder sprechen Erwachsene nicht direkt an

Violets Arbeit mit einem Kind oder Jugendlichen beinhaltet fast immer ein Stück Ton, eine Sandspiel-Szene, eine Puppe oder ein Bild, das der Klient gemalt hat. Aus diesem Grund wird ihre Arbeit mit Kindern im Regelfall durch ein expressives Medium vermittelt (Vygotsky, 1934). Wie ich im zweiten Kapitel beschrieben habe, dient das von dem Kind gefertigte Objekt als eine Art „Gesprächsgegenstand", durch den der verbale Anteil des therapeutischen Prozesses gefördert und erleichtert werden soll.

Mehrere südafrikanische Workshopteilnehmer hoben einen besonderen Aspekt dieses „Gesprächsgegenstandes" hervor, nämlich dass er sowohl dem Therapeuten als auch dem Kind die Möglichkeit gibt, während der Therapie den Blick auf etwas Drittes zu richten und so einen unangenehm langen Augenkontakt zwischen Kind und Erwachsenem zu vermeiden. Sima drückte diesen Aspekt beim Essen in Cape Town so aus:

> In meiner Kultur lernt man als Kind, einem Erwachsenen nicht direkt in die Augen zu schauen. Dasselbe gilt auch zwischen den Geschlechtern, so dass also eine Frau einem Mann nicht direkt in die Augen schauen kann. Wir schauen eher nach unten oder auf etwas anderes. In anderen Kulturen hingegen gibt es diese Möglichkeit, denjenigen, mit dem man spricht, direkt anzusehen. Es ist also immer ein Problem, zum Beispiel bei kleinen Kindern in der Schule. Unsere Kinder schauen eher nach unten, wenn sie mit einem Erwachsenen oder mit einem Mann sprechen. In Violets Arbeit ist dieser Aspekt sehr hilfreich, weil das Kind immer etwas hat, worauf es gucken kann und den Therapeuten oder die Therapeutin nicht direkt ansprechen muss.

Die Arbeit mit Symbolen, die vom Klienten interpretiert werden

Ein wesentlicher Aspekt in Violets Arbeit, den ich im Verlauf dieses Buches immer wieder zu zeigen versucht habe, ist, dass obwohl sie dem projektiven Prozess enorm viel Raum gibt (z.B. durch die Einladung zur Identifikation mit der Tonskulptur), sie die Arbeit ihrer Klienten niemals an deren Stelle interpretiert. Das bedeutet, die Klienten können Sinn und Bedeutung ihrer Skulptur oder ihres kreativen Ausdrucks selbst bestimmen und sind nicht darauf angewiesen, dass der Therapeut als „Experte" auftritt und ihnen erklärt, was ihr Werk zu bedeuten hat. In den Gesprächen mit südafrikanischen Teilnehmern haben wir feststellen können, dass Violets Arbeit von Kulturen, die zwar mit dem Gebrauch von Symbolen vertraut sind, nicht aber auf westliche Interpretationsmuster zurückgreifen, sehr offen aufgenommen wird. Ette, eine afrikanische Psychologin, bestätigte diesen Punkt in einem unserer Gespräche in Cape Town, als sie über ihre Arbeit mit den Xhosas erzählte, den Menschen jenes Stammes, dem auch Nelson Mandela angehörte:

> Ich glaube, dass große Teile der psychologischen Theorien sowohl sehr fremd als auch ziemlich aufdringlich sind. Deshalb finde ich, dass es viel leichter ist, von Symbolen auszugehen. Und ich weiß, dass zumindest die Leute vom Stamm der Xhosa – für andere Kulturen kann ich nicht wirklich sprechen – sehr viel mit Symbolen arbeiten, vor allem im Zusammenhang mit Krankheit. So wird z.B. ein Symbol für den Tumor außerhalb des Körpers zu etwas, das in dir ist; und das, was da in dir ist , lebt auch außerhalb von dir. Das alles gehört zu ihrer Art, Krankheiten zu benennen und mit dem Heilungsprozess umzugehen.

Die Arbeit mit Medien, die Sprach- und Klassenschranken überwinden
Viele der von mir befragten Teilnehmer erwähnten den Einsatz von Ausdrucksmedien wie Ton als Werkzeug für die Arbeit mit Menschen, die unterschiedliche Sprachen sprechen. Raime, Psychologin und Dozentin an der Universität, sprach über Violets Arbeit im Zusammenhang mit ihrer eigenen Tätigkeit in der Ausbildung von Therapeuten in Südafrika:

> Ich glaube, im Augenblick geht es darum, Psychologen darin auszubilden, kulturübergreifend zu arbeiten. In der Vergangenheit waren wir als Psychologen in einer ziemlich elitären Position, aber inzwischen entwickeln wir ein Modell, das den gesamten Kontext viel stärker mit einbezieht. Vor allem achten wir sehr viel stärker auf den Aspekt des Kindeswohls bei missbrauchten Kindern und arbeiten dabei kulturübergreifend. Wir halten den Einsatz von taktilen Medien für überaus wirkungsvoll, also die Arbeit mit Sand, Ton oder Puppen etc., weil wir damit die sprachlichen Barrieren, auf die wir häufig stoßen, überwinden können.

Diese besondere Fokussierung auf taktile Medien in der Arbeit mit Kindern mindert die Konzentration auf das gesprochene Wort auch noch in einer anderen Hinsicht, wie Karen uns später erläuterte. Karen beschrieb sich selbst als „Farbige“ bzw. als „Mischling“ und befand sich zu der Zeit unseres Interviews in der Ausbildung zur Psychologin in Pretoria. Sie sprach darüber, wie in einer klassenbewussten Gesellschaft Medien wie Ton einem Kind helfen können, sich auf eine Sprache einzulassen, die Gefühle zum Ausdruck bringt, und nicht auf eine, die Klassenzugehörigkeiten ausdrückt:

> Was die Sprache betrifft, gab es ja auch mal eine Zeit, in der die Tatsache, farbig zu sein und wie ein Farbiger zu sprechen, ein Problem darstellte. Wenn man mit einem besonders flachen Akzent sprach, gehörte man automatisch zur Unterschicht. Und wenn man das „R" stärker rollte, gehörte man eher zur Oberschicht. Wenn man also in die Therapie geht und sich mit solchen Fragen auseinandersetzen muss, ist man automatisch auf der Hut. Wie soll man sprechen? Und was sagt man? Und wie sagt man es? In dieser Situation achtet man mehr darauf, was man sagt, als was man fühlt. Hier gibt es also eine zusätzliche Sprachbarriere. Ich glaube, dass durch die Arbeit mit Ton und anderen Ausdrucksmedien diese Art von Barriere automatisch wegfällt, so dass man sich wieder auf das Gefühl beziehen kann und sehr viel leichter in Kontakt miteinander kommt.

Gefühle visuell zum Ausdruck bringen – Zeigen, nicht erzählen

Die verschiedenen ursprünglichen südafrikanischen Kulturen teilen miteinander ein Wertesystem, das in der Idee des „Ubuntu" begründet ist und auf der Zugehörigkeit zu und der Verantwortung für die Gruppe basiert. Die Identität des Einzelnen ist sehr viel stärker durch die Gemeinsamkeit definiert als durch Unterscheidung: „Menschen sind Menschen durch andere Menschen" (Südafrikanisches Ministerium für Wohlfahrt, 1997). Aus diesem Grund kann die Betrachtung des Individuums und seiner Gefühle, die in der westlich geprägten Psychologie sehr stark im Vordergrund steht, sehr leicht mit Werten in Konflikt geraten, die tief in der südafrikanischen Tradition verwurzelt sind. Sarah, eine Therapeutin aus Bloemfontein, beschrieb den Einfluss von Ubuntu auf den sprachlichen Ausdruck von Gefühlen in der Kultur der Situ folgendermaßen:

> Wenn du ein Mädchen fragst, wie sie sich fühlt, antwortet sie vielleicht: „Hier bin ich verletzt", aber sie würde nicht sagen, was sie innerlich wirklich fühlt. Situ-Familien haben bestimmte Regeln. Sie sprechen nicht ohne weiteres über Gefühle. Sie ver-

meiden solche Gespräche. Du kannst Gefühle haben, aber du solltest nicht unbedingt darüber sprechen. Du kannst sie auch zeigen, aber du kannst nicht wirklich darüber sprechen. Das ist die Regel. Und tatsächlich haben sie nur sehr wenige Worte, um Gefühle zu beschreiben und auszudrücken. Was Gefühle betrifft, haben sie einen äußerst eingeschränkten Wortschatz. Und der Wortschatz ist deshalb so klein, weil die kulturellen Regeln den sprachlichen Ausdruck nicht vorsehen.

Viele Therapeuten beschrieben, dass sie versuchen, traumatisierten Kindern zu helfen, ihre Erfahrungen ohne Sprache zum Ausdruck zu bringen und so den Respekt vor kulturellen Traditionen zu bewahren. Viele Therapeuten, wie z.B. Anna, beschrieben auch ihren Ansatz, den Ausdruck von Gefühlen vor allem durch visuelle Aspekte zu unterstützen:

Ich arbeitete in einem Kinderheim in Durban – vorwiegend mit afrikanischen Kindern. Unter den 250 Kindern dort waren nur ungefähr 5 weiße Kinder. Als ich meinen Abschluss als Spieltherapeutin machte, interessierte mich vor allem das Zusammenspiel von Spieltherapie und Gestalt in meiner Arbeit mit den afrikanischen Kindern. Dabei stellte ich fest, dass diese Kinder sehr visuell veranlagt sind. Mit ihnen ein Phantasiespiel zu machen, war wirklich ganz einfach. Ich nehme an, es hat mit dem zu tun, was wir besprochen haben: sie haben nicht viele Wörter, um verschieden Arten von Gefühlen zu beschreiben. Wenn ich also ein Kind bitten würde: „Mal mir doch mal ein Bild über deinen Ärger", oder „Mal mir mal dein Gefühl von Verwirrung", dann fällt ihnen das sehr leicht, denn ihre Definition von Gefühlen ist stark visuell geprägt. Sie sagen vielleicht: „Ich weiß nicht, wie ich beschreiben soll, dass ich verwirrt bin", aber sie können es sich vorstellen. Und dann kommt es als Bild zum Vorschein.

Auch eine weitere Sozialarbeiterin aus Pretoria beschrieb, wie die visuellen und metaphorischen Aspekte in Violets Arbeit ihr geholfen haben, die Kinder im Ausdruck ihrer Gefühle zu unterstützen:

In meinen Gruppen mögen die Kinder es sehr, wenn wir mit Steinen, Sand, Blättern und anderen Dingen aus der Natur spielen und daraus Bilder machen. Sie mögen diese Materialien viel lieber als solche Stifte. Und wenn ich Übungen mache, in denen Projektionen auf Tiere vorkommen, fällt es ihnen sehr leicht, mit diesen Bildern ins Gespräch zu kommen und auf diese Weise ihre Gefühle auszudrücken.

Gefühle aktiv und gemeinschaftlich zum Ausdruck bringen

In vielen afrikanischen Kulturen werden die Werte des „Ubuntu" auch dadurch sichtbar, dass mit Hilfe von Riten und Ritualen Gefühle innerhalb einer Gruppe gemeinschaftlich zum Ausdruck gebracht werden. Mehrere Teilnehmer berichteten darüber, dass Violets Ansatz ja auch den Aspekt des körperlichen Gefühlsausdrucks beinhaltet (durch kreatives Szenenspiel, Pantomime etc.). Das eröffnet die Möglichkeit, ihre Arbeit auch in Familien- und Gruppensettings einzubringen und dabei tief verwurzelte afrikanische Werte zu berücksichtigen. Taba, eine Therapeutin und Schulberaterin aus Durban, sagte:

Die Unterstützung kommt aus der Familie, der Gemeinschaft und von den Nachbarn. Der Fokus liegt nicht auf dem Einzelnen. Möglicherweise ist das der Grund, warum die Sprache bestimmte Worte nicht kennt oder warum jemand mit Worten nicht ausdrückt, was er fühlt. Es gibt immer ein Ritual oder einen Ritus, der in der Familie, in der Gemeinschaft zum Tragen kommt. Eine ganz einfache Möglichkeit, die Gefühle zum Ausdruck zu bringen, besteht für die Menschen im Tanzen und im Körperausdruck. Wenn sie wütend sind, fangen sie an zu singen oder zu tanzen. Man spürt körperlich, dass etwas los ist. Und wenn Leute in einer Sitzung nicht weiterkommen und nicht wissen, wie sie darüber reden und das lösen sollen, dann stehen sie auf und fangen an zu tanzen und zu singen. Anschließend setzen sie sich wieder und arbeiten weiter

Ich arbeite viel mit Gruppen und habe viele Kinder, die zu mir geschickt werden, weil sie sexuell missbraucht worden sind. Sie kommen als Einzelne, entweder, weil z. B. die Schule sie schickt, oder weil sie selbst mit mir darüber reden wollen. Und wenn wir uns dann angesehen haben, was passiert ist und daran gearbei-

tet haben, fragen sie fast immer, ob sie jemanden aus der Familie mitbringen dürfen, weil sie mit der Situation nicht alleine sein wollen. Denn es ist etwas, das nicht mir alleine passiert ist; es ist auch meiner Familie insgesamt widerfahren.
Deshalb muss ich mit der ganzen Familie arbeiten. Und darum geht es. Man kann Oaklanders Modell auch anwenden, um der Gruppe zu helfen, ihre Integrität wiederzuerlangen. So viele Familien leiden unter der Zerstörung ihrer Integrität – vor allem schwarze Familien vor dem Hintergrund ihrer Migration nach Norden. Was ich in der Therapie versuche ist, diese Familien wieder zusammenzubringen – durch Rollenspiel, Bilder oder andere Medien. Das hat einen hohen Stellenwert. Und es dient dem kulturellen Wert des Ubuntu, dem kollektiven Wertesystem der Menschen. Es ist das kollektive Bewusstsein, die Grundprinzipien, die man verstehen und an denen man sich orientieren muss. Es ist eine Art zu leben und eine Lebensphilosophie.

Gefühle im Klassenzimmer

Eine andere Gruppe von Praktikern hielt Violets Ansatz nicht nur im Kontext der Arbeit mit Kindern, die Hilfe beim Ausdruck ihrer Gefühle brauchen, für wichtig, sondern auch da, wo es darum geht, dass die Kinder in der Schule „emotional stabiler" werden, so dass Lernen überhaupt möglich wird. Rachel, die in einem Kinderheim arbeitet, teilte uns folgendes mit:

> Violets Buch ist für mich wie eine Bibel. Ich habe es Wort für Wort gelesen! Und dann habe ich ein Programm entwickelt, das ich gemeinsam mit Lehrern in der Schule durchführe. In diesem Programm geht es um die Kommunikation mit Kindern durch das Medium Ton. Ich habe mit Grundschullehrern und Studenten für die Altersgruppen von sieben bis zwölf Jahren gearbeitet. Die Rückmeldung war sehr positiv. Sie arbeiten viel mit Phantasiespielen und Visualisierungen, um den Kindern zu helfen, sich im Klassenzimmer emotional zu stabilisieren. Denn im Klassenzimmer sitzen so viele Kinder, und die Lehrer haben Schwierigkeiten, diese Kinder emotional ruhig zu bekommen. Violet hat öfter darüber gesprochen, dass man auf die Gefühle der Kinder Acht geben muss, bevor man ihnen überhaupt etwas beibringen kann. Deshalb arbeiten wir mit Phantasie, Imagination und Vi-

sualisierungen, um dem Kind zu helfen, sich im Hier-und-Jetzt zu fokussieren. Wenn man das erreicht hat, kann man in den Lernprozess einsteigen. Denn wenn ein Kind präsent und emotional stabil ist, kann es effektiver lernen. Das war das Ziel dieses Programms. Und es funktioniert sehr gut. Das ist nicht nur ein Beispiel für den interkulturellen Aspekt ihrer Arbeit, sondern auch für den interdisziplinären.

Eine verlorene Kindheitserfahrung zurückgewinnen

Eine Teilnehmerin hatte in dem Workshop in Bloemfontein eine besonders eindrucksvolle persönliche Erfahrung in der Arbeit mit Ton gemacht. Aufgrund dieser Erfahrung erzählte sie ausführlich über bestimmte kulturübergreifende Vorteile von Violets Ansatz und der Arbeit mit Ton. Ihre Anmerkungen hierzu wurden in der daran anschließenden Diskussion auch von anderen Teilnehmern bestätigt und aufgegriffen. Jala äußerte sich während des gemeinsamen Mittagessens in Bloemfontein sehr bewegend über zwei Themen. Zum einen, wie der Ton ihr als erwachsener Frau geholfen hat, Teile ihrer eigenen Kindheitserfahrung für sich zurückzugewinnen. Dieses Thema spricht sie in ihrem Statement unten an. Und zum zweiten ging es darum, wie nach ihrer Erfahrung diese Arbeit mit Ton den Kindern hilft, ihre eigene Kindheit zu erleben und zu erfahren, eine Kindheit, die ihnen ansonsten vielleicht verloren gehen würde.

Ich bin Jala. Ich arbeite in privater Praxis als psychologische Beraterin. Außerdem mache ich in einer Schule ein Beratungsangebot für die Schüler, d.h. eigentlich leite ich das ganze Beratungsangebot dort. Und ich sehe dort viele sexuell missbrauchte oder anders emotional traumatisierte Kinder.
Ich gehe zurück zu dem Punkt, als Violet uns mit ihrer Theorie der Arbeit mit Ton vertraut gemacht hat. Was mir da besonders auffiel, war dass sich ein existentieller roter Faden durch die Theorie zieht. Anders ausgedrückt: wie eng die Arbeit mit Ton mit der täglichen Lebenswelt von Kindern zusammenhängt. Kinder sind daran gewöhnt, mit Matsch zu spielen, und sie lieben es, mit Matsch zu arbeiten. Sie machen sich schmutzig dabei. Als Violet darüber sprach, habe ich diesem Gedanken nicht viel Aufmerksamkeit geschenkt. Erst als sie uns aufforderte, selbst mit dem Ton zu arbeiten, ihn zu spüren und zu verändern und

dann mit geschlossenen Augen etwas daraus zu formen, dachte ich „Ach du meine Güte! Wann habe ich das letzte Mal etwas mit meinen Händen geformt, vor allem mit Ton?“ Und dann erinnerte ich mich an meine eigene Erfahrung aus meiner Kindheit.

Ich wuchs in einer ländlichen Gegend auf. Als Kinder streunten wir viel in der Gegend herum und suchten nach Stellen, an denen es Wasser gab, oder einen Fluss; und wir suchten nach Ton, um uns selbst Dinge herstellen zu können. Auf dem Land, dort in Kwa Zulu Natal, fanden wir dunklen, sehr guten Ton, aus dem auch sehr gute afrikanische Töpfe hergestellt werden. Genau dieselben sehr teuren Töpfe, die man in manchen Läden kaufen kann. Diesen Ton nahmen wir und machten daraus Kühe, Lehmhütten, Töpfe, Babys, Familien und alles Mögliche. Und als ich an diesem Morgen mit dem Ton arbeitete, kam mir meine ganze Kindheitserfahrung mit diesem Ton wieder in Erinnerung.

Und dann dachte ich an die sexuell missbrauchten Kinder, mit denen ich jetzt arbeite. Wie stark sich die Umgebung und das ganze soziale Umfeld von Kindern verändert. Es sind so traumatisierte Kinder, weil ihr ganzes Umfeld so dermaßen unsicher ist, so gefährlich. Es ist so gefährlich, dass Kinder nicht aus dem Haus gehen können und unter sich bleiben müssen. Sie können nicht mehr so frei spielen, wie wir das früher konnten. Wir verschwanden früher im Wald und suchten nach wilden Früchten und allen möglichen Sachen, aber sie können das nicht mehr. Sie müssen immer in der Nähe des Hauses bleiben, denn sobald sie sich entfernen, werden sie sexuell belästigt. Sie werden innerhalb ihrer Familien belästigt, in den Vorschulen, und sie werden belästigt, wenn sie alleine unterwegs sind. Kinder sind da draußen sehr unsicher. Deshalb können sie nicht mehr herumstreunen und Sachen suchen und im Matsch spielen.

Ich glaube, dass ihnen diese Art von Erfahrung wirklich fehlt, denn innerhalb der Grenzen des Hauses oder des Heimes findet man keinen Lehm und keinen Ton. Ich kann nicht einmal sagen, dass sie diese Erfahrung verloren haben, denn vielleicht wissen sie gar nichts von dieser Erfahrung und haben sie noch nie im Leben gemacht. Insofern kann die Ton-Therapie ihnen helfen, in ihrer Kindheit eine neue Welt zu entdecken. Es ist eine Erfahrung, die sie immer noch kennenlernen können und durch die sie lernen können, mit traumatischen Erfahrungen, mit Ängsten und Wut besser zurechtzukommen. Ich glaube, dass diese Erfahrung mit Ton ihnen helfen kann, mit ihrem eigenen inneren Kind in Beziehung zu treten.

Abschließende Gedanken zum Oaklander'schen Ansatz

Die Kultur eines Menschen verkörpert sich in seinem individuellen künstlerischen Ausdruck. Das reiche kulturelle Erbe eines Einzelnen spiegelt sich in der Auswahl von Symbolen, von Sprache und in den Beziehungen zu familiären und kulturellen Gewohnheiten, die in jedem kreativ hergestellten Gegenstand unweigerlich zum Ausdruck kommen. Der künstlerische Ausdruck eines Menschen ist daher immer ein persönlicher Weg, Kultur zum Ausdruck zu bringen, und umgekehrt führt die Unterdrückung oder Abwertung von individuellem künstlerischen Ausdruck dazu, dass auch der kulturelle Kontext und die Lebenswirklichkeit verleugnet oder übergangen werden. Als expressive und künstlerische Medien sind Musik, Ton, Malen und Erzählen in sämtlichen Kulturen auf der ganzen Welt tief verwurzelt (D. Brown, 1991). Diese unglaublich flexiblen Ausdrucksmedien sind so formbar, dass sie eine unendlich reiche Vielfalt an persönlichen und kulturellen Werten und ästhetischem Empfinden widerspiegeln. Solche Medien in der therapeutischen Arbeit mit Kindern einzusetzen, würdigt sowohl die persönlich-individuellen als auch die kulturellen Wirklichkeiten der Kinder, mit denen wir arbeiten: das zeigen die Rückmeldungen der Teilnehmer, die oben bereits zitiert wurden, auf eindrückliche Weise.

Andererseits ist auch das gesprochene Wort ein starkes Ausdrucksmedium, das ein hohes Maß an persönlicher und kultureller Bedeutung beinhalten und transportieren kann (Bruner, 1990). Sich im Beratungskontext – und ganz besonders mit Kindern – allerdings auf einen rein rationalen Austausch von Gedanken und Worten zu beschränken, schränkt die Möglichkeiten des persönlichen und kulturellen Ausdrucks erheblich ein. Doch viele Kinder und Erwachsene in der Welt haben nicht denselben Grad an Feingefühl im Umgang mit Sprache wie diejenigen Erwachsenen, die mit ihnen arbeiten. Die Tyrannei des Sprachgebrauchs in Frage zu stellen, die in den meisten Beratungspraxen zu beobachten ist, bedeutet, eine Neigung zu kritisieren, an der die Erwachsenen im allgemeinen und die der weißen, westlichen Welt im besonderen sehr stark festhalten (Heath, 1986). Der Gebrauch von Ton und anderen expressiven Medien im Beratungskontext mit

Kindern würdigt sowohl den individuellen als auch den kulturellen Ausdruck durch Körper und Sinne auf eine Weise, wie Worte allein das niemals könnten. Deshalb wirkt Violets kreativer Zugang zur therapeutischen Arbeit auf verschiedene kulturelle Gruppen durchaus „ansprechend", während er gleichzeitig dem einzelnen Mensch innerhalb dieser Gruppen erlaubt, durch die von ihr eingesetzten Medien „zu sprechen" und sich auszudrücken.

Zum Abschluss dieses Kapitels und dieses Buches, möchte ich diese Diskussion um interkulturelle Bedeutung noch etwas erweitern. Deshalb möchte ich betonen, dass es zwischen dem Wertesystem der verschiedenen südafrikanischen Kulturen, das von den Workshopteilnehmern beschrieben wurde und dem, was wir über die gesunde und angemessene Entwicklung von Kindern auf der ganzen Welt wissen, bedeutsame Verbindungen gibt. Mit anderen Worten: aus den kulturell besonderen Erfahrungen der südafrikanischen Workshopteilnehmer ergeben sich universelle Lernaufgaben. Wie Maya Angelou sagt: „Ich sehe die offensichtlichen Unterschiede zwischen den verschiedenen Typen und Eigenarten. Aber, Freunde, wir sind einander sehr viel mehr ähnlich als unähnlich." (Angelou, 1990).

Was also sagt Violets Ansatz der therapeutischen Arbeit mit Kindern über diese Ähnlichkeiten zwischen uns – in Südafrika, in Santa Barbara oder sonst wo – aus? Unabhängig von Kultur und gesellschaftlicher Schicht gebrauchen die Kinder dieser Welt sinnliche Informationen als den primären Weg, um mit der verwirrenden Welt im Außen und Innen zurechtzukommen und dieser Sinn und Bedeutung zu verleihen (Piaget, 1962). Außerdem spiegelt die Fähigkeit, einen Gegenstand (z. B. ein Stück Ton) zu benutzen, um einen anderen (z.B. wie ich mich heute fühle) zu beschreiben, eine andere Fähigkeit wider, die zu den am frühesten entwickelten kognitiven Fähigkeiten von Kindern auf der ganzen Welt gehören: nämlich die des metaphorischen Denkens (MacCormac, 1990). Die frühe Entwicklung des narrativen Denkens, die Fähigkeit, aus dem Hören und Erfinden von Geschichten Sinn und Bedeutung zu gewinnen, stellt außerdem eine grundlegende menschliche Funktion dar, die Kinder und Erwachsene auf der ganzen Welt miteinander teilen (Bruner, 1990). Und schließlich spiegelt Violets häufig wiederholte Anweisung „gebrauche deine Phantasie" – um aus Ton oder einem anderen Ausdrucksmedium etwas herzustellen – noch eine weitere universelle Stärke der Kindheit wider: die Fähigkeit nämlich, imaginativ, d.h. bildhaft zu denken, bevor wir diese im Bilde vorgestellten Gedanken und Gefühle in Worte fassen (Vygotsky, 1978).

So basiert Violets Konzept der therapeutischen Arbeit mit Kindern und Jugendlichen auf zentralen, universellen Stärken und Fähigkeiten der Kindheit. Diese Stärken der Kindheit – Imagination, Sensation und die bildhafte Sprache von Metapher und Erzählung – unterstützen die Fähigkeit des Kindes, der Welt einen Sinn zu geben, Probleme anzugehen und Resilienz zu entwickeln. In gestalttheoretischer Sprache ausgedrückt, fördern diese Kernstärken der Kindheit die organismische Selbstregulation und die Fähigkeit eines Kindes, schwierige Erfahrungen zu integrieren und offene Gestalten zu schließen.

Vielleicht findet Violets Ansatz der Therapie mit Kindern gerade deshalb überall so viel Zustimmung und Anwendung, weil diese Kernstärken nicht nur bei den Kindern in Südafrika und Kalifornien – den Schauplätzen dieses Buches – zu beobachten sind, sondern bei den Kindern aller Länder und Kulturen. Und vielleicht hat die Popularität ihrer Arbeit mit Erwachsenen in den zweiwöchigen Sommertrainings in Santa Barbara dieselben Ursachen. In diesen Trainings öffnet Violet den Teilnehmern ein Fenster und eine tiefe Einsicht in die grundlegende, erfahrungsbezogene und universelle Welt der Kindheit – und hilft den Erwachsenen dabei, sich an ihre eigene Fähigkeit zu erinnern, die verbalen und nonverbalen Sprachen zu verstehen und zu sprechen, die die Kinder am besten beherrschen.

12

Nachwort

Hintergrund und Methodik der Studie

In diesem Kapitel über den Hintergrund und die Methodik der Studie, möchte ich erzählen, welche „Reise“ ich unternommen habe und welche Hilfsmittel mich dabei unterstützt haben, Violets Arbeit zu erforschen und dieses Buch zu schreiben. Ich beschreibe diesen Prozess der Forschung und Dokumentation aus zwei Gründen: erstens, um dem Leser ein besseres Verständnis meiner Beziehung zu Violet und meiner Haltung als Autor dieses Textes zu ermöglichen, und zweitens, um dem interessierten Leser mehr Informationen über den theoretischen und methodologischen Hintergrund zu geben, auf dem dieses Buch basiert.

Erste Schritte

Nachdem ich im Alter zwischen 20 und 30 Jahren bereits mehrere Jahre als Berater für Kinder und Jugendliche gearbeitet hatte, begann ich 1988 damit, mich im Rahmen eines Aufbaustudiums intensiver mit einem Thema zu beschäftigen, das bis heute im Mittelpunkt meines beruflichen Interesses steht: der Beziehung zwischen Denken, Fühlen und Erfahrung im Prozess des Lernens. Damals fand an der University of California, Santa Barbara, ein Studiengang mit dem Titel *Confluent Education* [Konfluente Bildung] statt, und einer der Initiatoren dieses Studiengangs, George I. Brown, beschrieb die Grundzüge dieses Studiengangs in seinem 1971 erschienenen Text *Humanes Lehren für ein humanes Lernen* folgendermaßen:

> Konfluente Bildung ist eine Philosophie und ein Prozess von Lehren und Lernen, in dem der affektive und der kognitive Bereich zusammenfließen – wie zwei Ströme, die in einen Fluss münden – und dadurch sowohl in individuelle als auch in gemeinschaftliche Lernprozesse integriert werden. (Brown, G., 1971.)

Die Idee, im Lernprozess kognitive, affektive und Erfahrungsaspekte miteinander zu verbinden, hatte mich bereits in meiner Arbeit mit Kindern und Jugendlichen als Lehrer und Berater sehr interessiert. Das besonders Faszinierende an dem Konzept der konfluenten Bildung war für mich, dass meine Lehrer diese Idee eines integrierten Lernansatzes, in dem kognitive, emotionale und erfahrungsorientierte Aspekte als gleichberechtigt betrachtet werden, nicht nur auf Kinder, Jugendliche und Heranwachsende anwandten, sondern auch auf Erwachsene. Wenn wir als Studierende beispielweise Schwierigkeiten hatten, komplexere Aspekte der Gestalttheorie zu verstehen, gaben unsere Lehrer uns die Möglichkeit, diese abstrakten Konzepte emotional zu erleben und zu erfahren, beispielsweise indem sie für uns in Zweiergruppen Übungen zur „Ich-Du-Beziehung" oder zur „organismischen Selbstregulation" anleiteten.

Während des ersten Jahres in diesem Studiengang las ich zum ersten Mal Violets Buch *Windows to our Children* (Oaklander, 1978) [deutscher Titel: *Gestalttherapie mit Kindern und Jugendlichen*]. Ich war so fasziniert von diesem Ansatz, dass ich sehr bald so viele Trainings bei Violet besuchte, wie ich konnte. Dann fing ich an, ihren Ansatz der Arbeit mit Kindern und Jugendlichen in meine Arbeit als Berater und künstlerischer Leiter in Laurel Springs umzusetzen, einem Zentrum für darstellende Künste für Kinder und Jugendliche, das in den Bergen bei Santa Barbara lag und von der Schauspielerin Jane Fonda betrieben wurde. In den drei Jahren, die ich in Laurel Springs arbeitete, erfuhr ich erstmals die Wirksamkeit von Violets Methode, dem künstlerischen Ausdruck in der Arbeit mit Kindern und Jugendlichen einen hohen Stellenwert einzuräumen. So sah ich beispielsweise, wie 15 Jugendliche aus Los Angeles mit künstlerischen Mitteln von ihrer Angst vor Aids oder der Bedrohung durch Banden, die in ihren Stadtvierteln aktiv waren, erzählten und dazu z.B. Masken herstellten, Bilder von Ghettoszenen malten und Theaterstücke aufführten, die sie selbst geschrieben hatten.

Ursprünglich wollte ich ein Buch über Jane Fondas einzigartiges Projekt schreiben, ihre Arbeit mit darstellenden Künsten dokumentieren und Violet bitten, eine Einleitung dazu zu schreiben. Doch als Jane Fonda den Medienunternehmer Ted Turner heiratete und fortzog, wurde Laurel Springs geschlossen. Ich gab mein Vorhaben für dieses Buch also vorerst auf, besuchte aber weiterhin Violets Trainingsworkshops und fasste schließlich den Entschluss, meinen Bildungsweg fortzusetzen, indem ich meine Approbation als Schulpsychologe machte und mich dann für die Dissertation einschrieb.

Während des Studiums der Lernpsychologie an der University of California, Santa Barbara, erfuhr ich mit Freude, dass es dort Forschungsmöglichkeiten gab, die meinem Interesse an Violets Ansatz, Erwachsene in der therapeutischen Arbeit mit Kindern und Jugendlichen auszubilden, sehr entgegenkamen. Zu dieser Zeit, Mitte der neunziger Jahre, nahm ich regelmäßig an ihren Sommertrainings teil, sowohl in der Rolle als Teilnehmer wie auch als ihr Assistent. Damals entschloss ich mich, Violets Trainingsmethoden zum Gegenstand meiner Dissertation zu machen und mich dabei an einer Kombination aus anthropologischen und linguistischen Methoden zu orientieren. Ich fand heraus, dass die anthropologische Völkerkunde (Hammersley Atkinson, 1983; Spradley, 1979, 1980) sehr hilfreich war, um die reiche „Kultur des Lernens" zu beschreiben und zu analysieren, die Violet in ihren Trainings- und Weiterbildungsworkshops im Laufe der Jahre entwickelt hatte. Daneben halfen mir der Diskurs und die narrative Analyse aus dem Bereich der linguistischen Forschung (Capps und Ochs, 1995; Labov und Fanshel, 1977; Tannen, 1993), die subtilen verbalen und nonverbalen Interaktionen, die ich in den Trainingsprogrammen zwischen Kindern und zwischen Erwachsenen beobachten konnte, zu analysieren und zu verstehen.

Wie ich gleich zeigen werde, bildeten das „Weitwinkelobjektiv" der Völkerkunde und das „Teleobjektiv" von Diskurs und narrativer Analyse für mich ein stimmiges System, durch das sich die Art und Weise, wie Violet erwachsenen Menschen beibrachte, therapeutisch mit Kindern zu arbeiten und wie sie kognitive und affektive Elemente der Erfahrung in diesen Lernprozess integrierte, nachvollziehen und verstehen ließ. Im folgenden Abschnitt gebe ich einen Überblick darüber, was andere Autoren als „ethnographische Reise" (Atkinson, 1990) beschrieben haben. Dabei gebrauche ich auf meiner eigenen Reise als qualitativer Forscher sowohl das „Weitwinkel-" als auch das „Teleobjektiv" zum besseren Verständnis von Violets Arbeit.

Die Reise des Ethnographen

Das gemeinsame Anliegen aller Forschungsmethoden ist die Bemühung, Unbekanntes zu entdecken und zu verstehen. Von daher kann man den Prozess der Forschung auch als Reise betrachten, wobei der Forscher sein „Zuhause" – also das Bekannte und Vertraute – verlässt, um neue und andere Teile der Welt zu erkunden. Das Endziel dieser Reise besteht darin, neue und wichtige Informationen mit nach Hause zu bringen und diese mit anderen zu teilen. Atkinson (1990) beschreibt die „Reise des Ethnographen" mit den Eigenschaften der Suche, der Expedition und des Abenteuers (S. 106).

Während die meisten anthropologischen Studien sich mit weit abgelegenen Gegenden zu beschäftigen scheinen, war meine eigene Studie ganz in der Nähe meines eigenen Wohnortes angesiedelt. Ich hatte das Ziel, die einzigartige „Kultur" von Violets Trainings in Santa Barbara zu untersuchen und festzustellen, ob ich über diese Arbeit und dieses Setting so schreiben konnte, dass es für diejenigen, die sich für Violets Arbeit interessieren, hilfreich sein würde. Am Anfang meiner Bemühungen, zu verstehen, was Violets Trainings- und Therapiemethoden für viele Berater und Therapeuten auf der ganzen Welt so interessant macht, hatte ich das Gefühl, mich auf eine Abenteuerreise zu begeben. Hier gab es eine Frau, deren Art, mit Kindern und Jugendlichen zu arbeiten, auf der ganzen Welt bekannt war und Anwendung fand, aber niemand hatte je den ernsthaften Versuch unternommen, ihre Trainings- und Therapiemethoden zu untersuchen. Ich war sehr gespannt darauf, was ich bei einer solchen Untersuchung herausfinden würde, gleichzeitig aber schreckte ich auch etwas vor diesem Projekt zurück und hatte eine Menge Fragen: Wie sollte ich herausfinden und beschreiben, was in Violets Arbeit mit Erwachsenen und Kindern in Training und Therapie die zentrale Rolle spielte? Wie sollte ich eine Dissertation über dieses Thema formulieren, wenn ich auf respektvolle und nicht-invasive Methoden zurückgreifen, aber auch theoretisch exakte, sinnvolle und praktikable Ergebnisse erzielen wollte?

Mir wurde klar, dass solche Fragen und Sorgen zu Beginn eines qualitativen Forschungsprojektes keineswegs unüblich sind. Die Anfangsphase der ethnographischen Reise erfordert häufig, dass man bereit ist, ohne viel Orientierung und durchaus ziellos „herumzustreunen", bevor man Methoden und Ansätze definieren kann, die dann schließlich zu einem wirklichen Verständnis führen. Zu Beginn meiner Untersuchung hatte ich beispielsweise das Gefühl, eine reiche und anspruchsvolle Kultur zu erleben, gleichzeitig hatte ich aber überhaupt keine Ahnung, welche Rituale und Ereignisse innerhalb dieser Kultur Bedeutung hatten oder besonders wichtig waren, und welche weniger. Als Forscher war mir klar, dass ich Instrumente brauchte, um die strukturellen und funktionalen Aspekte der Kultur und Umgebung, die ich erforschte, besser verstehen zu lernen. Ich brauchte diese Instrumente z.B., um die „Form" und den „Rhythmus" eines speziellen Trainingstages beschreiben zu können, aber auch, um wichtige Ereignisse zu erkennen, die sich im Laufe des gesamten Trainingsverlaufs entwickelten oder wiederholten.

Spradley (1980) vertritt die Auffassung, dass Forscher in diesem Stadium ihrer Untersuchung Instrumente brauchen, die ihnen helfen, übergeordnete Faktoren zu erkennen, um die Hauptmerkmale des Forschungs-Settings dokumentieren zu können. Wie ich gleich noch genauer zeigen werde, bestanden meine ersten Schritte der Untersuchung und Dokumentation von Violets Trainingsworkshops gerade darin, mit Hilfe solcher Instrumente die Grundzüge und Hauptmerkmale ihrer Trainings herauszuarbeiten und aufzuschreiben. Dabei ging es vor allem darum zu dokumentieren, was im Training geschah, wann es geschah, wie lange es dauerte und wer daran beteiligt war.

Spradley (1980) beschreibt den nächsten Schritt des Forschungsprozesses etwa folgendermaßen: nachdem der Forscher sich einige Zeit intensiv mit den Rahmenbedingungen seiner Forschung beschäftigt hat, werden herausragende Merkmale der Umgebung deutlich. Nun kann der Forscher andere, klarer abgegrenzte Blickwinkel einnehmen – sozusagen enger fokussierte Linsen einsetzen –, um diese herausragenden Merkmale genauer zu beschreiben. Spradley beschreibt diesen analytischen Prozess als „Veränderungen im Bereich der Beobachtung." Die Grafik in Abbildung 14 zeigt diesen Prozess über den gesamten Verlauf einer Untersuchung bzw. Studie:

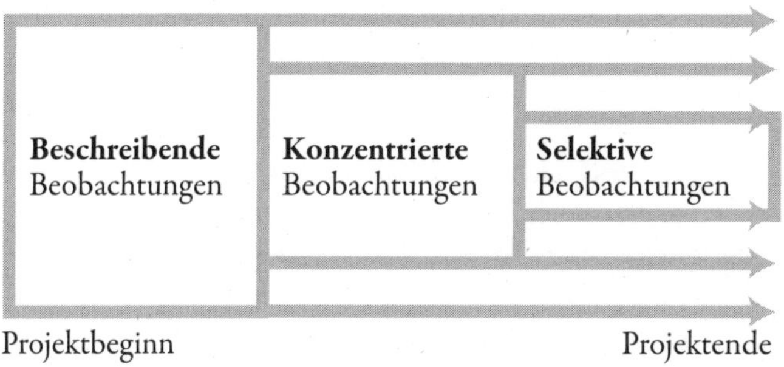

Abbildung 14: Spradleys „Veränderungen im Bereich der Beobachtung"

Hammersly und Atkinson (1983) bedienen sich einer ähnlichen Metapher und beschreiben den ethnographischen Forschungsprozess als eine Bewegung vom Allgemeineren hin zum mehr und mehr Spezifischen. Sie erwähnen auch die Möglichkeit, dass der Forscher durch diesen Prozess neue Aspekte und Gesichtspunkte für seine Untersuchung gewinnen kann:

> Die ethnographische Forschung hat eine für sie charakteristische „Trichterstruktur", die sich in ihrem Verlauf immer deutlicher herauskristallisiert. Diese zunehmende Fokussierung hat zwei analytisch unterscheidbare Komponenten. Zum einen erfährt die Fragestellung im Laufe der Zeit eine Veränderung oder Transformation, bis schließlich der zu erforschende Bereich klar

umrissen und seine innere Struktur klar erkennbar ist. Von daher erkennt man häufig erst im Laufe der Forschungsarbeit, worum es in der Untersuchung eigentlich genau geht. Dabei stellt sich keineswegs selten heraus, dass es um etwas ganz anderes geht, als im Vorfeld angenommen wurde. (S.175.)

In den folgenden Abschnitten möchte ich die einzelnen Schritte und speziellen Methoden der qualitativen Forschung beschreiben, auf die ich in der Untersuchung von Violets Trainings zurückgegriffen habe. Diese Methoden entsprechen der „ethnographischen Reise", wie sie von Spradley, Hammersly und Atkinson beschrieben wurden. Mit anderen Worten: der Fokus meiner Arbeit wurde im Laufe der Untersuchung zunehmend enger oder konzentrierter: ausgehend von einer anfänglich weniger klar definierten und eher allgemeinen Fragestellung hin zu einer gegen Ende immer stärkeren Fokussierung und einem damit einhergehenden neuen Verständnis dafür, worum es in dieser Untersuchung eigentlich ging.

Erste Phase: Die Pilotstudie

Zwischen April 1995 und April 1997 nahm ich an sieben von Violets Workshops teil, die sowohl thematisch als auch in der Dauer variierten. Drei dieser Workshops waren Tagesveranstaltungen, in denen es um ein bestimmtes, klar umgrenztes Thema ging, wie z. B. bestimmte Aspekte in der Arbeit mit Jugendlichen oder Trauerarbeit mit Kindern. Außerdem besuchte ich zwei der zweiwöchigen Sommertrainings mit jeweils zehn Seminartagen, sowie zwei „Aufbautrainings" von je zwei Tagen Dauer. All diesen Workshops gemeinsam war das Ziel, den erwachsenen Teilnehmern die therapeutische Arbeit mit Kindern und Jugendlichen nach dem „Oaklander'schen Ansatz" näherzubringen.

Während dieser ersten Phase meiner Untersuchung sammelte ich Daten und Informationen, als schaute ich durch ein „Weitwinkelobjektiv", d. h. ich versuchte, die Workshops so umfassend und so anschaulich wie möglich zu dokumentieren. Zu diesem Zweck nutzte ich eine Reihe spezifischer Methoden und Techniken. Beispielsweise machte ich mir detaillierte Feldnotizen und beschrieb darin die von Augenblick zu Augenblick sich entwickelnden Interaktionen und andere Ereignisse. Außerdem führte ich mit Violet einige Interviews, die mir halfen, die Dinge, die ich in meinen Aufzeichnungen festgehalten hatte, besser zu verstehen. Gleichzeitig machte ich Tonbandaufzeichnungen von sämtlichen Trainings und von dem Sommerworkshop 1996 zusätzlich noch eine Videoaufzeichnung. Dazu kam noch eine kleine Sammlung von „Artefakten" aus der Arbeit, wie z. B. Zeichnungen von Teilnehmern oder Fotos von Violet und den Teilnehmern während der gemeinsamen Arbeit.

All meine Bemühungen während der Pilotphase meiner Untersuchung drehten sich um eine noch relativ allgemeine ethnographische Frage und den Versuch, diese beschreibend einzugrenzen: „Was geschieht in diesen Trainings?" Im nächsten Abschnitt werde ich genauer darauf eingehen, wie ich versuchte, mit Hilfe der erzählenden Beschreibung einer speziellen Art von Training der Beantwortung dieser Frage näherzukommen.

Zweite Phase: Die erzählende Beschreibung

Die Ergebnisse meiner Pilotstudie machten deutlich, dass die „ganze Palette" der Trainingsmethoden, deren Violet sich bedient, am besten in ihrem zweiwöchigen Sommerprogramm sichtbar wurden. Deshalb konzentrierte ich mich in der zweiten Phase auf ein zweiwöchiges Training im Juli 1997. Während dieser Projektphase sammelte ich mit Hilfe der schon beschriebenen Methoden ethnographische Daten; dabei legte ich den Fokus jedoch stärker auf die Dokumentation und Analyse dieses speziellen Trainings, und weniger auf die Beschreibung verschiedener Trainings innerhalb eines größeren Zeitraums.

In den Monaten nach Juli 1997 erstellte ich eine erzählende Beschreibung dieses Trainings und bediente mich dafür all der Informationen, die ich im Laufe des Julis zusammengestellt hatte. Ziel dieser erzählenden Beschreibung war, sämtliche Begebenheiten so umfassend und zusammenhängend wie möglich darzustellen. Dieser Schritt zu einer erzählenden und beschreibenden Form der Dokumentation hat auch einen analytischen Charakter, der durch die theoretische Grundlage der Untersuchung geprägt ist. Wie Hammersley und Atkinson (1983) betonen, muss man anerkennen, dass der Akt, einen narrativen Bericht, also eine erzählende Beschreibung, zu schreiben, durch die ihm zugrundeliegende „Reflexivität" an sich eine Art von Analyse darstellt:

> Zwischen „Schreiben" und „Analyse" kann keine klare und bindende Unterscheidung getroffen werden. [...] Die in der Ethnographie enthaltenen „Analysen" be- und entstehen häufig aus ihrer Organisation als Texte, aus ihrem „Stil", der Wahl der Sprache und so weiter [...] Es macht keinen Sinn, im Laufe der Pla-

> nung und Durchführung einer Forschungsarbeit reflexiv vorzugehen, wenn diese Reflexivität in der schriftlichen Verarbeitung des Erforschten wieder verlorengeht. Und wenn die Untersuchung unter dem Vorzeichen eines Interesses an Bedeutung und Sprache angelegt ist, die eigene Verwendung von Sprache und Bedeutung aber nicht hinlänglich überprüft oder hinterfragt wird, muss man sich den Vorwurf gefallen lassen, mit zweierlei Maß zu messen. (S. 209.)

Um meine eigenen Schriften zu reflektieren, muss ich meine eigenen analytischen Vorentscheidungen transparent machen, die in der Wahl einer erzählenden Darstellung des zweiwöchigen Sommertrainings zum Ausdruck kommen. Diese analytischen Entscheidungen und die darin enthaltenen Annahmen werde ich in den folgenden Abschnitten beschreiben.

Vielleicht besteht der wesentliche Grund dafür, dass ich mich für eine erzählende Beschreibung von Violets Sommertraining entschied, darin, dass ich ein „Fenster öffnen wollte", ein Fenster in eine Welt, zu der ich zwar einen Zugang hatte, den ich aber auch anderen (z. B. Beratern, Therapeuten, Lehrern und Eltern) eröffnen wollte, damit auch sie davon profitieren könnten. „Solche Beschreibungen", sagen Hammersley und Atkinson (1983), „können von großem Wert sein. Sie können uns Perspektiven und Lebensweisen aufzeigen, von denen wir bis dato nichts wussten, und dadurch unsere Voranahmen – und unsere Vorurteile und Klischees – gehörig durcheinanderbringen." (S. 176.)

Dieses Zitat deutet noch drei weitere Gründe dafür an, dass ich einen Einblick in Violets Sommertraining geben wollte: Erstens war mir bewusst, dass Violets Arbeit, obwohl von vielen Praktikern auf der ganzen Welt hoch geschätzt, in der vorherrschenden akademischen Orientierung nicht sonderlich angesehen war. Daher wusste ich, dass die Dokumentation ihres spezifischen Ansatzes im Training mit Erwachsenen (und in der Therapie mit Kindern), auf diesem Gebiet etwas Einzigartiges darstellen und möglicherweise einige stereotype Vorstellungen und Voranahmen in Frage stellen würde. Zweitens wusste ich, dass die Nachfrage nach Violets Sommertrainings deutlich größer war als Plätze vorhanden waren, so dass in jedem Jahr viele Interessenten aus Gründen, die mit Zeit, Geld und Reisemöglichkeiten zu tun hatten, nicht an ihrem Programm teilnehmen konnten. Und schließlich war nicht klar, wie lange Violet dieses Training überhaupt noch anbieten würde; deshalb lag mir daran, eine bleibende Dokumentation ihres einzigartigen Ansatzes der Arbeit mit Erwachsenen und Kindern zu sichern, auf die man auch später noch würde zurückgreifen können.

Außerdem spielte für mich eine Rolle, dass ich eine Grundlage schaffen wollte, auf der ich später aufbauen und eine detailliertere Analyse von Violets therapeutischer Methodik und ihrer Trainingskonzeption vornehmen konnte. Davis (1974) stellt fest: „Ich denke, es kommt sehr darauf an, eine Geschichte zu finden – als Einstieg in die Arbeit mit den gesammelten Informationen und Daten“ (S. 434). Die erzählende Beschreibung, die der Dokumentation des Sommerworkshops 1997 zugrundeliegt, wurde nicht nur zum Kernstück meiner Dissertation, sondern diente auch als Grundlage für jedes vorangegangene Kapitel dieses Buches.

Obwohl ich versuchte, die erzählende Beschreibung so genau wie möglich zu gestalten, weisen Hammersley und Atkinson (1983) darauf hin, dass solche Schilderungen „niemals reine Beschreibungen sind und keine scheinbar objektiven Aufzeichnungen von Geräuschen und Bewegungen, sondern Konstruktionen, die auch Selektion und Interpretationen beinhalten“ (S. 176). Dieser Tatsache, dass eine Geschichte immer auch eine Interpretation von Ereignissen darstellt, habe ich u.a. dadurch Rechnung zu tragen versucht, dass ich meine persönlichen Reaktionen, Anmerkungen und Interpretationen innerhalb der erzählenden Beschreibung als solche kenntlich gemacht habe. Ich entschied mich dafür, persönliche Reaktionen in die Beschreibung mit aufzunehmen, weil das Training selbst so sehr erfahrungsbezogen war, dass ich das Gefühl hatte, nachlässig zu sein, wenn ich nicht dokumentieren würde, wie es mir als Teilnehmer ging, wenn beispielsweise jemand in der Arbeit mit Violet aus der Tiefe seines Herzens zu schreien anfing oder wenn es plötzlich so still wurde, dass nur noch das Kratzen der Stifte auf dem Papier zu hören war. Auch entschloss ich mich, visuelle Eindrücke (Fotos und Abbildungen) in den erzählenden Text mit einzubauen, um auf diese Weise das starke visuelle Element des Trainings mit abzubilden, das während der zwei Wochen so deutlich zum Vorschein kam.

Jeder persönliche Bericht über ein beliebiges Ereignis unterliegt sicherlich immer subjektiven Färbungen, die durch den Standpunkt des Betrachters entstehen. Um dieser, jeder qualitativen und quantitativen Untersuchung zugrundliegenden Thematik Rechnung zu tragen, lag mir viel daran, im Prozess des Schreibens verschiedene Aspekte der „Triangulation“ zu berücksichtigen. Hammersley und Atkinson (1983) sehen die Entstehung des Begriffs der Triangulation in einer Analogie mit dem Bereich der Vermessung und der Navigation. Sowohl in der Vermessung als auch in der Navigation versucht man – genau wie in der qualitativen Forschung – Daten aus unterschiedlichen Quellen miteinander zu verbinden und zu bestätigen. In meinem Fall versuchte ich, anhand von Informationen aus Interviews mit Trainingsteilnehmern, meine eigene Betrachtung der während des Trainings stattfindenden Ereignisse zu bestätigen, wobei ich die Anmerkungen der Teilnehmer manchmal auch wörtlich in meine Beschreibung mit aufnahm. Daneben arbeitete ich während des Schreibens sehr eng mit Violet zusammen, was ihr wiederum die Möglichkeit gab, ihre eigenen Interventionen und Motive, die im Text angesprochen wurden, teilweise zu klären und manche Konzepte, die ich nur unvollständig beschrieben hatte, zu erläutern. Hinzu kam die Hilfe einiger Kollegen, die als „reflektierte Leser" wichtige Feedbacks zur Beschreibung des Trainings gaben. Aus ihren Rückmeldungen lernte ich beispielsweise, dass ich manche Ereignisse oder Szenen ruhig zusammenfassen konnte, ohne die Geschichte als Ganze dadurch unangemessen zu verkürzen.

Dritte Phase: Ereignispläne erstellen und analysieren

Ich beendete die erzählende Beschreibung von Violets Training im Herbst 1997, und fasste darin die Ergebnisse der über zweijährigen Dokumentation ihrer Methoden in der Ausbildung von Erwachsenen für die therapeutische Arbeit mit Kindern und Jugendlichen zusammen. Vor diesem reichen Erfahrungshintergrund zeigten sich in der Konzeption von Violets Sommertrainings erstmals wiedererkennbare Muster. Wie Spradley (1980) feststellt: „Mit wiederholten Beobachtungen zeigen sich in einzelnen Aktivitäten wiedererkennbare Handlungsmuster [...] Manchmal verbinden sich Gruppen von Einzelaktivitäten zu größeren Strukturen, die dann als Ereignis bezeichnet werden" (S. 41). Diese „Ereignisse", von denen Spradley spricht, wurden auch von den Schulforschern Collins und Green (1992) beschrieben: „Eine Möglichkeit, die Kontinuität der Erfahrung zu untersuchen, besteht darin, Aktivitätszyklen aufzudecken, die im Leben einer Klasse eine Art Substruktur bilden" (S. 67). Durch die sorgfältige Untersuchung meiner Feldnotizen und Audioaufzeichnungen zeigte sich, dass Violets Art der zeitlichen Organisation des Trainings am besten durch die Beschreibung offensichtlicher Veränderungen in der Abfolge der Ereignisse und der Fokussierung dokumentiert und analysiert werden konnte. Die Abbildung 15 beispielsweise enthält einen Auszug aus meinen Feldnotizen des ersten Vormittags des Trainings im Sommer 1997 und zeigt, wie ich die im Laufe des Trainings wechselnden Ereignisse festzuhalten versucht habe.

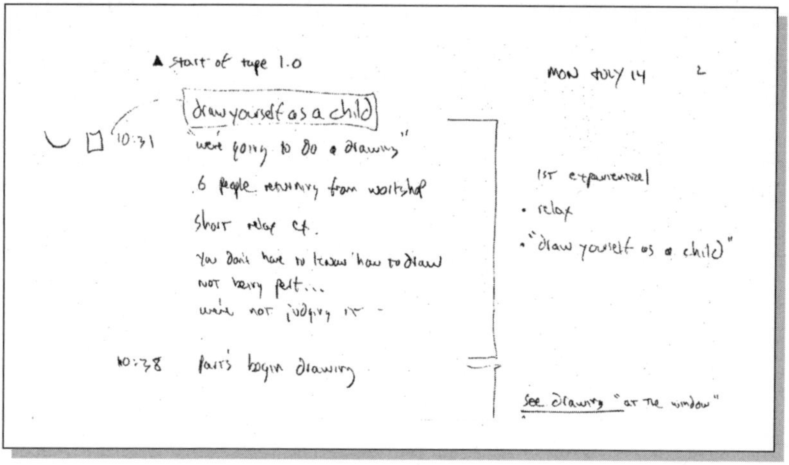

Abbildung 15: Auszug aus den Feldnotizen

In diesem Auszug habe ich die Zeit notiert (10:31 Uhr), als Violet in die „erste Erfahrung" einführte, wie ich das damals genannt habe; dann den Zeitpunkt, als sie die Teilnehmer aufforderte, sich selbst als Kind zu malen. Auf der Grundlage dieser Feldnotizen fertigte ich dann später für jeden einzelnen Tag des Trainings „Ereignisübersichten" an. Ein Auszug aus der Ereignisübersicht des ersten Workshoptages, dem 14. Juli 1997, ist in Abbildung 16 dargestellt. Obwohl ich für jeden Tag eine eigene, vollständige Ereignisübersicht erstellt habe, zeigt dieser Auszug nur die ersten viereinhalb Stunden der Vormittagssitzung des ersten Tages.

In den Ereignisübersichten der einzelnen Tage wurde jeder Spalte eine bestimmte Funktion zugedacht. In Spalte 1 fasste ich sämtliche Ereignisse in der natürlichen Alltagssprache zusammen. Das bedeutet, ich beschrieb das, was passierte, möglichst mit Violets eigenen Worten, um nicht Gefahr zu laufen, sie zu interpretieren, sondern bei der einfachen Beschreibung zu bleiben. In Abbildung 16 wird ersichtlich, dass Violet, nachdem sie 70 Minuten mit der Einführung und einfachen organisatorischen Regelungen verbracht hatte, 55 Minuten darauf verwandte, die Teilnehmer einzuladen, sich auf eine Einstiegsübung einzulassen, in der sie „sich selbst als Kind zeichnen" sollten. Ich nannte dieses Ereignis „Übung Nr. 1" (Spalte 1). Nach dieser Zeichenübung nahm Violet sich zwei Stunden und 25 Minuten für theoretische Erläuterungen zu der Frage „Was bringt Kinder in die Therapie." Dieses Ereignis bekam in Spalte 1 die Bezeichnung „Thema Nr. 1." In der zweiten

Spalte notierte ich, zu welchem Zeitpunkt es klare Veränderungen der Aktivität oder des thematischen Zusammenhangs gab.

Spalte 3 der Ereignisübersicht gibt Violets Handeln während des Trainings wieder. Beim Durchsehen der Daten, die ich während der Pilotstudie gesammelt hatte, fiel mir auf, dass Violet innerhalb des Trainings durchgängig eine von zwei Rollen einnahm: entweder „präsentierte" sie Informationen, Fallbeispiele und Theorie, oder sie „demonstrierte" ihre therapeutische Arbeit mit Kindern und Jugendlichen (in beiden Rollen gab es außerdem viele Dialoge und Frage-Antwort-Situationen). Diese beiden Handlungsmodalitäten waren grundsätzlich so miteinander verwoben, dass Violet in ihren Präsentationen den theoretischen Hintergrund ihrer Demonstrationen erläuterte. Andererseits dienten die Demonstrationen dazu, die theoretischen Aspekte ihrer Arbeit mit konkreten Beispielen zu unterlegen.

Spalte 4 der Ereignisübersichten gibt die Aktivität der Teilnehmer wieder. Hieraus ergab sich eine wichtige Erkenntnis, die den weiteren Fortgang meiner Untersuchung wesentlich prägte.

Vierte Phase: Typologien konstruieren

Als ich die Ereignisübersichten des Sommertrainings 1997 erstellte, zeigte sich, dass Violet einen großen Anteil der Zeit (fast 50 %) damit verbrachte, den Teilnehmern mit Hilfe von Übungen ihre therapeutische Arbeit mit Kindern durch eigene und authentische Erfahrungen näherzubringen. Im Gespräch mit Violet fasste ich den Entschluss, diese erfahrungsorientierten Übungen „therapeutische Erfahrungen" zu nennen, weil sie sowohl einen therapeutischen als auch einen stark erfahrungsorientierten Aspekt beinhalten. Ein Beispiel für diese therapeutische Erfahrung sind die Bilder vom sicheren Ort am zweiten Trainingstag. Wie im zweiten Kapitel beschrieben, ist dies eine Übung, die Violet auch mit Kindern in der Therapie machen würde. So sind sämtliche therapeutischen Erfahrungen des Sommertrainings gleichzeitig auch praktische Beispiele für Violets therapeutische Arbeit mit Kindern und Jugendlichen.

Nachdem mir klar geworden war, dass die therapeutische Erfahrung im Sommertraining eine Schlüsselrolle spielte, wandte ich mich wieder der Theorie zu, um den nächsten analytischen Schritt meiner Untersuchung zu planen. Dabei waren die Arbeiten von Hammersley und Atkinson (1983) sehr hilfreich, insbesondere ihre theoretische und praktische Konzeptualisierung von „Typologien." Die Autoren beschreiben die Konstruktion von Typologien als „eine der wichtigsten Stationen auf dem Weg zu theoretischen Modellen in der ethnographischen Arbeit“ (S. 181). Weiterhin beschreiben sie die Konstruktion von Typologien als einen Prozess, in dem „eine Reihe von Phänomenen erkannt werden, die Unterkategorien einer allgemeineren Kategorie darstellen“ (S. 181). Aus dieser Beschreibung ergab sich für mich, dass es hilfreich sein würde, Violets therapeutische Erfahrungen als eine Art Typologie aufzufassen, so dass jede einzelne therapeutische Erfahrung für sich genommen einzigartig war, gleichzeitig aber auch als Teil einer größeren Kategorie verstanden werden konnte.

Mein erster Schritt bei der typologischen Analyse der grundlegenden Kategorie der therapeutischen Erfahrung war die Frage „Welche Beispiele von therapeutischen Erfahrungen gibt es im Training überhaupt?“ Ich erstellte eine Liste, in der ich jedes Beispiel einer therapeutischen Erfahrung während der zwei Wochen aufführte und ordnete diese Beispiele in chronologischer Reihenfolge. Diese Liste zeigte, dass Violet fast an jedem Tag des Trainings eine bestimmte therapeutische Erfahrung einbrachte.

Nachdem ich diese Sammlung an therapeutischen Erfahrungen einer Art von Typologie gleichgesetzt hatte, musste ich nun klären, worin diese Beispiele sich einerseits ähnelten und andererseits voneinander unterschieden. Spradley (1980) empfiehlt, die Ähnlichkeiten und Unterschiede mit Hilfe von strukturellen Fragen zu untersuchen. Daher stellte ich mir die Frage „Aus welchen Teilen besteht jede einzelne therapeutische Erfahrung in dieser Typologie?“ und „In welchem Verhältnis steht jede dieser therapeutischen Erfahrungen zu dem Training als Ganzem?“

Die Antworten auf diese Fragen waren insofern von Bedeutung, als sich darin sinnvolle, strukturelle Aspekte im Aufbau des Trainings widerspiegelten, und diese Erkenntnisse bildeten das Kernstück der „Reflexionen“ des jeweiligen Tages, die ich am Ende der meisten Kapitel dieses Buches eingefügt habe. In diesen Reflexionen habe ich zu zeigen versucht, dass die therapeutischen Erfahrungen dieses Trainings strukturell fast identisch miteinander sind, aber auch, dass sie an ganz unterschiedlichen Punkten innerhalb des Trainings auftauchen und dort jeweils unterschiedliche Funktionen haben. Mit anderen Worten: Violet gebraucht einen „Typ“ oder eine „Art“ von Übung, die zwar eine wiedererkennbare Struktur aufweist, aber sie setzt diese Übungen auf zunehmend differenzierte Art und Weise ein. Dies gilt gleichermaßen für den Trainingszusammenhang als auch für das therapeutische Setting in der Arbeit mit Kindern und Jugendlichen.

Fünfte Phase: Diskurs und narrative Analyse

Als ich anfing, die therapeutische Erfahrung genauer in den Blick zu nehmen und ihre Struktur genauer zu untersuchen, entdeckte ich, dass der erzählerische bzw. metaphorische Aspekt ein wichtiger und allen gemeinsamer Faktor ist. Wie ich im dritten Kapitel bereits geschrieben habe, gab Violet bei jeder einzelnen therapeutischen Erfahrung der- oder demjenigen, mit dem sie arbeitete, eine Anweisung, die dazu diente, eine Geschichte oder eine Metapher zu entwickeln. Ein Beispiel: Als die Teilnehmer am sechsten Tag mit dem Sandspiel gearbeitet hatten, bat Violet sie, eine Geschichte zu erzählen, die die Szene, die sie im Sand aufgestellt hatten, beschreiben sollte.

Nachdem ich gesehen hatte, dass Geschichten und Metaphern das Herz jeder therapeutischen Erfahrung bildeten, wurde mir klar, dass ich, um Violets Arbeit verstehen zu können, auch diese diskursiven Elemente noch besser verstehen lernen musste. Glücklicherweise wurde gerade zu dieser Zeit an der University of California Santa Barbara ein Seminar zum Thema „Diskurs und narrative Analyse" angeboten. Dort schrieb ich mich ein und lernte, dass die Diskursanalyse, die der narrativen Analyse übergeordnet ist, definiert wird als die Analyse von sprachlich-verbalen Äußerungen, die mehr als einen einzelnen Satz umfassen (Stubbs, 1983). Außerdem erfuhr ich, dass man mit Hilfe der Diskursanalyse „Sprachbrocken", wie z. B. Dialoge, innerhalb eines therapeutischen Kontextes analysieren kann. Denjenigen, die mit der Diskursanalyse arbeiten, geht es meistens vor allem darum, anderen Menschen zu helfen, innerhalb bestehender sozialer Kontexte persönliche Bedeutung zu konstruieren (Cook-Gumperz, 1986; Kyratzis und Green, 1997). Wie Bahktin (1986) beschreibt, „wird die einzigartige Spracherfahrung jedes Individuums in kontinuierlicher und konstanter Interaktion mit den Äußerungen anderer Individuen entwickelt und geformt."

Das „Teleobjektiv" der Diskursanalyse war für mich ein wichtiges Instrument, um die Sprache zwischen Violet und ihrem jeweiligen Gegenüber unter hilfreichen und sinnvollen Aspekten in den Fokus nehmen zu können. Dabei ging es insbesondere um zwei Aspekte: 1) besser zu verstehen, welche Rolle Erzählungen und Metaphern in der therapeutischen Erfahrung einnehmen, und 2) Violets Rolle besser zu verstehen, wenn sie anderen half, durch diese Metaphern und Erzählungen einen besseren Zugang zu ihrer eigenen Erfahrung zu finden bzw. diese mit Sinn und Bedeutung zu füllen.

Das siebte Kapitel dieses Buches widmet sich – wiederum aus der „Tele-Perspektive" – einem ganz speziellen diskursiven Austausch, der im Rahmen des Trainings stattfand und der eine Fülle von Beispielen für Erzählungen

Ereignisse	**Zeit**	**Violets Handeln**	**Handeln der Teilnehmer**
Eröffnung	09:05 – 10:15	Präsentation: Einführung und allgemeine Organisation	Jeder Teilnehmer stellt sich in der Gruppe vor
Pause	10:15 – 10:30		
Übung Nr. 1 „Male dich selbst als Kind“	10:30 – 10:38	Demonstration: verbale Anweisungen zur Entspannung, Visualisierung und zum Malen	Non-verbale Phantasieerfahrung, Teilnehmer malen Kindheitsszene mit Hilfe von „schmutzigen“ Pastellkreiden
	10:38 – 10:55	Steht für Fragen zur Verfügung	Austausch über die Erfahrung: Teilnehmer besprechen ihre Bilder in Fünfergruppen
	11:20 – 11:25	Bittet um Rückmeldungen zur Übung	Austausch über die Erfahrung: Teilnehmer äußern sich in der Großgruppe
Thema Nr. 1 „Was bringt Kinder in die Therapie?“	11:25 – 12:05	Präsentation (Theorie): Betont, alle Funktionen und Sinne des Organismus sollten genutzt werden.	Teilnehmer hören zu, machen sich Notizen, stellen Fragen und geben Rückmeldungen
Mittagspause	12:05 – 13:30		

Abbildung 16: Ereignisübersicht für den ersten Vormittag des Trainings

und Metaphern enthält. In diesem Austausch arbeitet Violet mit Elisa, einem Kind, das zu Demonstrationszwecken im Training erscheint, und hilft ihr dabei, einige gravierende Probleme, unter denen sie in ihrem Leben zu leiden hatte, mit Bedeutung zu füllen. Ich wählte diesen besonderen Austausch nicht nur deshalb aus, weil dies ein so deutliches Beispiel für Violets Art, mit Kindern zu arbeiten ist, sondern auch, weil es ein hervorragendes Beispiel dafür ist, wie sie ihren Ansatz der Arbeit mit therapeutischen Erfahrungen den erwachsenen Trainingsteilnehmern näherbringt.

Parallelen zwischen qualitativen Methoden und Gestaltansätzen

Ich begann meine Studie über Violets Training mit dem „Weitwinkelobjektiv" der ethnographischen Beobachtung, um herauszufinden, was in diesen Trainings eigentlich grundsätzlich geschieht. Im weiteren Verlauf der Studie führten mich meine Methoden der Gewinnung und Analyse von Informationen (z.B. Ereignisübersichten und Typologien) dazu, den Fokus meiner Untersuchung zunehmend auf die therapeutische Erfahrung, und darin noch einmal besonders auf die Rolle von Metaphern und Erzählungen zu lenken (Mortola, 1999a, 1999b). So wurde der Fokus meiner Studie im Laufe der Zeit zunehmend enger bzw. schärfer – wie von Hammersley und Atkinson (1983) beschrieben – und entwickelte sich von einem anfangs sehr weiten Blick auf die Strukturen des Trainings hin zu einem sehr konzentrierten Blick auf die therapeutischen Erfahrungen, und insbesondere auf die Erzählungen und Metaphern.

In diesem Kapitel habe ich die theoretischen Annahmen transparent gemacht, die meinen Untersuchungen zugrundeliegen, und habe darüber hinaus auch die praktischen Schritte der Sammlung und Analyse von Informationen innerhalb dieser qualitativen Untersuchung dargestellt. Obwohl qualitative Untersuchungen in dem großen Feld der Psychologie immer noch die Ausnahme sind, findet hier ein Veränderungsprozess statt. Carey und Wilson (1995) stellen die These auf, dass das Verhältnis zwischen Forschern und Praktikern verbessert werden könne, indem man:

> [...] die Sichtweise überprüft und verändert, dass Forschung nur und ausschließlich in formalisierten Verfahren und mit standardisierten Methoden und statistischen Analysen möglich sei. Die Akademiker könnten eine Erweiterung des Repertoires an akzeptablen Techniken in Erwägung ziehen, um eine qualitative Methodologie und klinisches Wissen miteinander zu verbinden.

> Dieser Wandel würde es den Praktikern ermöglichen, einerseits noch besser und umfassender zu Forschung und Wissensentwicklung beizutragen und andererseits das forschungsbasierte Wissen leichter in ihre praktische Arbeit zu integrieren. (S. 175.)

Ich hoffe sehr, dass die Studie, die ich in diesem Buch dargestellt habe, folgenden Personengruppen eine Hilfe sein wird: 1) den Praktikern, die von den Trainings- und Therapiemethoden profitieren könnten, die in der Studie beschrieben, dokumentiert und analysiert werden, und 2) den im Bereich Psychologie und Bildung tätigen Forschern, die davon profitieren könnten, in einem traditionell und vorwiegend mit quantitativen Methoden untersuchten Forschungsbereich hier eine konsequent durchgeführte qualitative Untersuchung vorzufinden.

In diesem Buch habe ich dem Thema „Parallelen und Übereinstimmungen" sehr viel Aufmerksamkeit gewidmet. So habe ich beispielsweise immer wieder auf die Parallelen und Übereinstimmungen zwischen Violets Art, das Training mit Erwachsenen zu gestalten und ihrer Art, mit Kindern Therapie zu machen, hingewiesen. Auch habe ich die Parallelen und Übereinstimmungen zwischen ihrer gestalttheoretischen Grundlage und deren praktischen Auswirkungen auf Violets konkretes Handeln in der Arbeit mit Kindern und Erwachsenen aufgezeigt. Während ich dieses Buch schrieb, machte ich die spannende Entdeckung, dass es auch zwischen dem „Wie" und dem „Was" dieses Buches „Parallelen und Übereinstimmungen" gibt. Anders ausgedrückt, als ich diese Studie konzipierte, wurde mir bewusst, dass es zwischen den theoretischen und praktischen Grundlagen in Violets Therapieverständnis und den theoretischen und praktischen Grundlagen meines eigenen qualitativen Forschungsansatzes ebenfalls nennenswerte Parallelen gab. Aus meiner Sicht gibt es mindestens vier wesentliche Aspekte, bei denen Parallelen zwischen der gestalttherapeutischen Theorie und der qualitativen Forschung deutlich werden. Beide legen nämlich besonderen Wert auf 1) die respektvolle und nicht-hierarchische Beziehung, 2) die Prozessorientierung, 3) den reflexiven Prozess und 4) eine Haltung der authentischen Partizipation. Im folgenden möchte ich auf diese Parallelen noch etwas genauer eingehen.

1) Die respektvolle und nicht-hierarchische Beziehung

Sowohl die Theorie der Gestalttherapie als auch die der qualitativen Forschung gehen davon aus, dass produktive Arbeit nur möglich ist, wenn zwischen den Beteiligten (z. B. zwischen Therapeut und Klient oder zwischen Forscher und Proband) eine respektvolle und nicht-hierarchische Beziehung besteht. Mit anderen Worten, Martin Bubers (1958) Beschreibung der Ich-Du-Beziehung spielt sowohl in der Gestalttherapie als auch in der qualitativen Forschung eine zentrale Rolle.

2) Die Prozessorientierung

Sowohl die Theorie der Gestalttherapie als auch die qualitative Forschung sind nicht ziel- sondern prozessorientiert. Das bedeutet, dass beide Orientierungen offen dafür sind, (unvorhergesehen) auftauchende Themen näher zu untersuchen, anstatt an bestimmten Vorannahmen und Modellen festzuhalten. Für Violets praktische Gestaltorientierung bedeutet das, dass sie in ihrer Arbeit mit Kindern und mit Erwachsenen geduldig wartet, bis relevante Themen auftauchen. Für meinen eigenen qualitativen Forschungsansatz bedeutete das, dass ich Violets Training nicht aufsuchte, um bestehende Hypothesen zu überprüfen, sondern um zu sehen, welche wichtigen Themen in der Kultur ihres Trainings im Laufe der Zeit auftauchen würden.

3) Der reflexive Prozess

Die praktische Umsetzung sowohl der Gestalttherapie als auch der qualitativen Forschung erfordern einen beständigen und genauen reflexiven Prozess. Das bedeutet, dass Gestalttherapeuten und qualitative Forscher lernen müssen, konsequent darauf zu achten, welche Auswirkungen ihre eigenen Vorannahmen, ihre Neigungen und ihr persönlicher Prozess auf ihre Arbeit haben. Ja, sie sind sogar der festen Überzeugung, dass der Forscher oder Therapeut gar nicht anders kann, als den Prozess zu beeinflussen, und dass dieser Einfluss am besten dadurch gehandhabt wird, dass offen und transparent damit umgegangen wird.

4) Eine Haltung der authentischen Partizipation

Mit diesem dritten Aspekt sehr eng verbunden ist die vierte Parallele zwischen der Gestalttherapie und qualitativen Forschungsmethoden, nämlich, dass der Praktiker in beiden Ansätzen eine Haltung der authentischen Partizipation einnehmen können muss, und nicht die einer falschen oder vermeintlichen Objektivität. Deshalb kann sich weder der Gestalttherapeut noch der qualitative Forscher hinter einer vorbestimmten Rolle verstecken, sondern muss vielmehr innerhalb des therapeutischen bzw. des Forschungsprozesses eine authentische und eindeutig partizipatorische Rolle einnehmen.

Wenn man von diesen Parallelen zwischen der Theorie der Gestalttherapie und der Theorie der qualitativen Forschung ausgeht, ist es vielleicht kein Zufall, dass ich die eine gewählt habe, um die andere zu untersuchen. Tatsache ist, dass ich bereits jahrelange Erfahrung mit gestalttherapeutischen Weiterbildungen und Trainings hatte, bevor ich anfing, mich mit qualitativer Forschung zu beschäftigen. Ich hatte immer das Gefühl, dass für die Arbeit mit Menschen ein fundiertes Verständnis der gestalttherapeutischen Theorie sehr hilfreich war. Angesichts dessen, dass die Theorie der Gestalttherapie bereits die theoretische und praktische Grundlage meiner eigenen Arbeit bildete, und angesichts der substantiellen Verbindungen zwischen dieser und der Theorie der qualitativen Forschung, erscheint es nicht verwunderlich, dass ich diese Orientierung wählte, als ich mich im Hinblick auf meine eigenen Forschungen für einen theoretischen Ansatz zu entscheiden hatte.

Ja, ich glaube, dass diese Parallelen zwischen dem Inhalt meiner Studie und ihrer Methodik mit dazu beigetragen haben, in diesem Buch einen offenen und gleichzeitig respektvollen Einblick in Violets Arbeit geben zu können. Ich meine damit, dass meine Forschungsmethoden es mir ermöglicht haben, Violets Arbeit von einem zwar außen-, aber eben auch in Beziehung stehenden Standpunkt aus zu betrachten und zu dokumentieren. In der Sprache der Gestalttherapie ausgedrückt heißt das, meine qualitativen Forschungsmethoden haben mir geholfen, gute Grenzen zu etablieren, einen guten Kontakt herzustellen und meinem Projekt eine klar relationale Bedeutung zu geben. „Alles wirkliche Leben ist Beziehung", hat Martin Buber (1958) gesagt, und ich habe hier zweifellos eine Bereicherung erfahren und bin dankbar für all die Begegnungen, die dieses Buch ermöglicht haben und sich darin widerspiegeln.

Literaturempfehlungen zur Gestalttherapie

aus der Edition des Gestalt-Instituts Köln (GIK)
im Peter Hammer Verlag

I. Gestalttherapie – zur Einführung

Erhard Doubrawa und Stefan Blankertz, **Einladung zur Gestalttherapie.** Eine Einführung mit Beispielen, Wuppertal 2010 (6. Auflage): Peter Hammer Verlag. – Dieses Buch bietet eine leicht verständliche Einführung in die Gestalttherapie; es zeigt wie Gestalttherapie heilt und für wen diese Therapieform gut ist. In einem erzählenden, sehr persönlichen Stil zeigen die Autoren, wie das zugrundegelegte humanistische Menschenbild der Gestalttherapie ihre Ziele bestimmt: Mündigkeit und seelisches Wachstum des Klienten. Zahlreiche Beispiele machen das Buch zu einer anschaulichen Einstiegslektüre.

Erhard Doubrawa, **Die Seele berühren.** Erzählte Gestalttherapie, Wuppertal 2007 (3. Auflage): Peter Hammer Verlag. – In diesem Buch versammelt der Autor Geschichten, die er vielfach in seiner therapeutischen Arbeit erzählt hat – einzelnen Klientinnen und Klienten, in Therapie- und in Ausbildungsgruppen. Sie haben schon oft dazu beigetragen, dass Menschen sich wieder öffnen und sich so von anderen seelisch berühren lassen konnten.

Daniel Rosenblatt, **Gestalttherapie für Einsteiger.** Eine Anleitung zur Selbstentdeckung, Wuppertal 2009: Peter Hammer Verlag. – Neben dem legendären Text von 1975, in welchem es Daniel Rosenblatt (1925-2009) gelingt, eine praktische Demonstration der Gestalttherapie zu geben, enthält dieser Band Fallbeispiele aus der therapeutischen Praxis von Daniel Rosenblatt sowie ein Interview, das Anna und Milan Sreckovic mit ihm über die Geschichte und Entwicklung der Gestalttherapie führten.

Daniel Rosenblatt, **Gestalttherapie für alle Fälle.** Eine Anleitung zum selbstbestimmten Leben, Wuppertal 2008: Peter Hammer Verlag. – Haben Sie den Eindruck, Ihr Leben entgleitet Ihrer Kontrolle? Fühlen Sie sich abhängig von anderen? Nicht selten erleben wir uns ausgeliefert und ohne wirklichen Einfluss auf unser Leben. Daniel Rosenblatt leitet die Leserinnen und Leser seines Buches dazu an, ihr Leben – wieder oder endlich – in die eigenen Hände zu nehmen. Dabei bezieht er sie geschickt in einen therapeutischen Prozess ein und lässt sie Gestalttherapie auf diese Weise erfahren.

II. Gestalttherapie – persönliche Zeugnisse

Laura Perls im Gespräch mit Daniel Rosenblatt, **Meine Wildnis ist die Seele des Anderen.** Der Weg zur Gestalttherapie (hrsg. von Anke und Erhard Doubrawa), Wuppertal 2005: Peter Hammer Verlag. – Laura Perls (1905-1990), die Mitbegründerin der Gestalttherapie, steht für einen ganz besonderen therapeutischen Stil: für liebevolle Aufmerksamkeit, für Wohlwollen, Einfühlungsvermögen und eine große Achtung vor dem Klienten. Dieses Buch macht ein ebenso menschlich liebenswertes wie wissenschaftlich interessantes Dokument der „oral history" der Gestalttherapie zugänglich: Laura Perls berichtet, behutsam geführt von ihrem frühen Schüler und nahen Vertrauten Daniel Rosenblatt, von ihrem persönlichen Weg zur Gestalttherapie – von deren Entstehen und Weiterentwicklung und schließlich von ihrer eigenen therapeutischen Arbeit als Therapeutin.

Arnold R. Beisser, **Wozu brauche ich Flügel?** Ein Gestalttherapeut betrachtet sein Leben als Gelähmter, Wuppertal 2009 (2. Auflage): Peter Hammer Verlag. – »Veränderung geschieht, wenn jemand wird, was er ist, nicht wenn er versucht, etwas zu werden, das er nicht ist.« Arnold R. Beisser, der diesen Satz in einem frühen Beitrag zur Gestalttherapie schrieb, hatte an der Stanford Universität Medizin studiert und gerade die nationalen Tennismeisterschaften gewonnen, als er im Alter von 25 Jahren an Kinderlähmung erkrankte und fast vollständig gelähmt wurde. In seinem Buch schildert Beisser eindrucksvoll seine Versuche, mit diesem radikalen Einschnitt in sein Leben fertig zu werden. Dieses Buch enthält u. a. Arnold Beissers Artikel »Die paradoxe Theorie der Veränderung«, aus dem obiges Eingangszitat stammt und der mit Fug und Recht als Klassiker der Gestalttherapie bezeichnet werden kann.

III. Gestalttherapie – die spirituelle Dimension

Stephen Schoen, **Wenn Sonne und Mond Zweifel hätten.** Gestalttherapie als spirituelle Suche, Wuppertal 2004 (2. Auflage): Peter Hammer Verlag. – »Dieses Buch handelt von der spirituellen Dimension des Kontaktes zwischen Therapeuten und Klienten, besonders aus der Perspektive der Gestalttherapie. Und bitte, lasst es mich gleich am Anfang sagen, falls Euch diese religiöse Wortwahl überraschen sollte: Habt Geduld mit mir! Wie Monsieur Jourdain in Molières Theaterstück, der sehr verwundert war festzustellen, dass er sein ganzes Leben lang ›Prosa geredet‹ hatte, könnte es für Euch Therapeuten und Klienten verblüffend sein, wenn Ihr erkennt, daß Ihr ›immer etwas Spirituelles tut‹.« Stephen Schoens Buch umfasst eine Reihe von Vorträgen zum Thema Gestalttherapie und Spiritualität, die er am »Gestalt-Institut Köln / GIK Bildungswerkstatt« gehalten hat. In seiner Einleitung zu dieser Sammlung beschreibt er die Entstehung seiner Ideen im Kontext seines biographischen Hintergrundes und gibt uns Einblick in seinen eigenen Entwicklungsprozess. Zutiefst berührend ist, davon zu erfahren, wie sich in ihm der einst erfahrene Mangel an liebevollen Beziehungen zu einem Reichtum wandelte, der ihn befähigt, seinen Klienten die Erfahrung eines heilsamen Kontakts zu ermöglichen. Es mag überraschen, zu sehen, wie im Verlaufe dieser Entwicklung aus einem schüchternen und ängstlichen Kind ein kontaktfreudiger und liebevoller Mann wurde.

VI. Gestalttherapie – die politische Dimension

Stefan Blankertz, **Gestalt begreifen:** Ein Arbeitsbuch zur Theorie der Gestalttherapie, Wuppertal 2011 (4. Auflage): Peter Hammer Verlag. – Dieses Buch beschäftigt sich damit, wie gestalttherapeutische Praxis und gesellschaftskritische Theorie miteinander verzahnt sein müssen, damit aus Gestalttherapeuten keine Anpassungstechniker werden. Es ist die Quintessenz aus Stefan Blankertz' mehr als 30 Jahren Studien zu Paul Goodman, über 20 Jahren Reflexion therapeutischer Theorie und 15 Jahren Erfahrung in der Aus- und Weiterbildung von Gestalttherapeuten. Es stellt gleichzeitig eine Lesehilfe für das berühmt-berüchtigte Grundlagenwerk der Gestalttherapie von Perls-Hefferline-Goodman dar. Hilarion Petzold, der Nestor der deutschen Gestalttherapie und international renommierter Wissenschaftler, hat sich wie folgt zu diesem Buch geäußert: »Der Text von Blankertz könnte, wenn man sich mit ihm bzw. mit dem, was aus ihm folgen müsste, gründlich auseinandersetzen würde, einer der wichtigsten Texte aus neuerer Zeit für die Gestalttherapie und die Gestaltszene werden.«

V. Gestalttherapie – Lehrbücher

Erving und Miriam Polster, **Gestalttherapie.** Theorie und Praxis, Wuppertal 2009 (3. Auflage): Peter Hammer Verlag. – Miriam und Erving Polster gehören zu den bekanntesten und profiliertesten Gestalttherapeuten der Welt. Vor fast 30 Jahren veröffentlichten sie ihr nun wieder – als erweiterte Neuauflage – vorliegendes Grundlagenwerk der Gestalttherapie, das auch heute noch das wichtigste Lehrbuch der Gestalttherapie ist. Seit über 40 Jahren haben Miriam und Erving Polster Gestalttherapeuten aus vielen Ländern ausgebildet und auf ihre besondere Weise geprägt: Immer wieder betonen sie, dass es Wohlwollen und Achtung der Therapeuten sind, die es den

Klienten in der Gestalttherapie ermöglichen, sich angstfrei zu öffnen und so neue bereichernde Erfahrungen zu machen.

Stefan Blankertz und Erhard Doubrawa, **Lexikon der Gestalttherapie,** Wuppertal 2005: Peter Hammer Verlag. – Das »Lexikon der Gestalttherapie« beschreibt in übersichtlicher und leicht zugänglicher Form die gestalttherapeutischen Fachbegriffe (u. a. Aggression, Deflektion, Introjektion, Konfluenz, Kontakt, Projektion, Retroflektion, Selbst). Es stellt die Ideen und das Leben der Begründer (Fritz Perls, Laura Perls und Paul Goodman) sowie die Weiterentwicklung der Gestalttherapie bis heute dar. Außerdem beleuchtet es die vielfältigen Wurzeln der Gestalttherapie wie Gestaltpsychologie, Psychoanalyse, Phänomenologie, Existentialismus, Holismus, Sigmund Freud, Wilhelm Reich, Martin Buber usw. Dieses Lexikon ist die erste lexikalisch-systematische Aufarbeitung der Gestalttherapie und ein unverzichtbares Hilfsmittel für jeden, der sich mit den Erkenntnissen dieses Therapieansatzes beschäftigen möchte.

Anmerkungen

1 Deutsche Übersetzung: *Gestalttherapie mit Kindern und Jugendlichen.* Ernst Klett Verlag. Stuttgart 1981.
2 Doctor of Philosophy.
3 A. d. Ü.: Bücherreihe mit Wimmelbildern, die auf deutsch unter dem Titel *„Wo ist Walter"* erschienen sind.
4 A. d. Ü.: Figur aus einem englischen Kinderreim, die herunterfällt, zerbricht und nicht mehr zusammengesetzt werden kann.
5 A. d. Ü.: *Show and Tell* ist ein im nordamerikanischen Raum beliebtes Spiel, das vor allem in der Grundschule eingesetzt wird. Die Kinder zeigen dabei einen Gegenstand und erzählen eine kleine Geschichte dazu. Sinn der Übung ist u. a., dass die Kinder lernen, sich vor anderen zu präsentieren.

Angelou, M. (1990). I shall not be moved. NY: Random House.

Atkinson, P. (1990). The ethnographic imagination: Textual constructions of reality. NY: Routledge.

Bakhtin, M. M. (1986). Speech genres and other late essays. Austin, TX: University of Texas Press.

Baylor, B. (1974). Everybody needs a rock. NY: Macmillan Publishing Company.

Bowlby, J. (1988). A secure base. NY: Basic Books [dt. Bindung als sichere Basis. München; Basel: E. Reinhardt, 2008].

Brown, D. E. (1991). Human universals. NY: Mcgraw-Hill, Inc.

Brown, G. I. (1971). Human teaching for human learning: An introduction to Confluent Education. NY: The Viking Press.

Brown, J. R. (1998). Back to the Beanstalk: Enchantment and Reality for Couples. Cambridge, MA: Gestalt Press [dt. Zwei in einem Sieb: Märchen als Wegweiser für Paare. Wuppertal: Hammer (Edition Gestalt-Institut Köln GIK): 2004].

Brown, L., Brown, M. (1988). Dinosaur's divorce: A guide to changing families. NY: Little Brown and Company.

Bruner, J. (1990). Acts of meaning. Cambridge, MA: Harvard University Press [dt. Sinn, Kultur und Ich-Identität. Heidelberg: Carl-Auer-Systeme, 1997].

Bruner, J., Lucariello, J. (1989). Monologues as narrative representation of reality. In K. Nelson (Ed.), Narratives from the crib. Cambridge, MA: Harvard University Press.

Buber, M. (1958). I and thou. NY: Scribner [dt. Ich und Du (1923), Ditzingen: Reclam, 1995].

Capps, L., Ochs, E. (1995). Constructing panic: The discourse of agoraphobia. Cambridge, MA: Harvard University Press.

Carey, K. T., Wilson, M. S. (1995). Training school psychologists. In A. Thomas, and J. Grimes (Eds.), Best practices in school psychology.
Washington, DC: National Association of School Psychologists.

Carlson, J., Keat, D. B., Oaklander, V. (2002). Gestalt therapy with Violet Oaklander: Child therapy with the experts (video). NY: Allyn Bacon.

Collins, E., and Green. J. (1992). Learning in classroom settings: Making or breaking a culture. In H. Marshall (Ed.), Redefining learning: Roots of educational restructuring (pp. 59-86). Norwood, NJ: Ablex.

Cook-Gumperz, J. (1986). The social construction of literacy. Cambridge: Cambridge University Press.

Csikszentmihalyi, M. (1991). Flow: The psychology of optimal experience. NY: Harper Perennial [dt. Flow: Das Geheimnis des Glücks. Stuttgart : Klett-Cotta, 2008 (14)].

Davis, N.J. (1974). The abortion consumer: Making it through the network. Urban Life and Culture, 2(4): 432-59.

De Mille, R. (1997, 1955). Put your mother on the ceiling: Children's imagination games. Highland, NY: The Gestalt Journal Press, Inc.

Freud, S. (1957). A general selection from the works of Sigmund Freud. NY: Doubleday.

Freud, S. (1959). Inhibitions, symptoms, and anxiety. NY: W.W. Norton [dt. Hemmung, Symptom und Angst. Hamburg: Nikol, 2010].

Fyleman, R. (1992). Fairy went a-marketing. M: E. P. Dutton.

Gardner, R. (1971). Therapeutic communication with children: The mutual storytelling technique. NY: Science House Inc.

Goodman, L. (1985). Linda Goodman's sun signs. NY: Bantam Books [dt. Astrologie – sonnenklar: Eine astrologische Charakterkunde. Frankfurt am Main: Fischer-Taschenbuch, 2005]

Hammersley, M., Atkinson, P. (1983). Ethnography: Principles in practice. NY: Routledge.

Handford, M. (1997). Where's Waldo? NY: Candlewick Press [dt. Wo ist Walter? Großes Wimmel-Bilder-Spiel-Buch. Aarau; Frankfurt am Main; Salzburg: Sauerländer, 1998].

Heath, S. B. (1986). Taking a cross-cultural look at narratives. Topics in Language Disorders 7(1):84-94.

Hindman, J. (1983). A very touching book ... for little people and big people. NY: Alexandria Association.

Jolles, I. (1964). A catalog for the qualitative interpretation of the House-Tree-Person (H-T-P). L.A., CA: Western Psychological services.

Kyratzis, A., Green, J. (1997). Jointly constructed narratives in classrooms: Co-construction of friendship and community through language. Teaching and Teacher Education 13(1): 1-21.

La Chapelle, R. (1975). Demons. NY: Pure Diamond Press.

Labov, W., Fanshel, D. (1977). Therapeutic discourse: Psychotherapy as conversation. NY: Academic Press, Inc.

Lakoff, G., Johnson, M. (1980). Metaphors we live by. Chicago, IL: University of Chicago Press.

Latner, J. (1973). The Gestalt therapy book: A holistic guide to the theories, principles, and techniques of Gestalt therapy developed by Frederick S. Perls and others. NY: The Gestalt Journal.

Luscher, M. (1980). Luscher color test. NY: Random Library [dt. Die Lüscher-Farben: Zur Persönlichkeitsbeurteilung und Konfliktlösung. München: Mosaik, 1989].

MacCormac, E. R. (1990). A cognitive theory of metaphor. Cambridge, MA: MIT Press.

Mills, J. C. (1992) Little tree. Washington, DC: Magination Press.

Morrison, T. (1993) Nobel prize acceptance speech. [online] http: // nobelprize.org / nobel_prizes / literature / laureates / 1993 / morrison-lecture.html

Mortola, P. (1999a). Giving Voice: Undoing negative body images and introjects. Australian Gestalt Journal, 3: 85-93.

Mortola, P. (1999b). Narrative formation and gestalt closure: Helping clients make sense of „disequilibrium" through stories in the therapeutic setting. The Gestalt Review, 3(4):3o8 230.

Murray, L. (1943). Thematic Apperception Test. MA: Harvard University Press.

Nevis, E. (1992). Gestalt therapy: Perspectives and applications. Cambridge, MA: GestaltPress.

Oaklander, V. (1978). Windows to our children: A gestalt therapy approach to children and adolescents. Highland, NY: The Gestalt Journal Press [dt. Gestalttherapie mit Kindern und Jugendlichen. Stuttgart: Klett-Cotta, 1981].

Oaklander, V. (1999). Group play therapy from a gestalt perspective. In D. S. Sweeney and L. E. Homeyer (Eds.), The handbook of group play therapy: How to do it, how it works, whom it's best for (pp. 162-175). NY: Jossey-Bass.

Perls, F. (1947). Ego, hunger, and aggression. London: Allan and Unwin [dt. Das Ich, der Hunger und die Aggression. Stuttgart: Klett-Cotta, 1978].

Perls, F., Hefferline, R., Goodman, P. (1951). Gestalt Therapy: Excitement and growth in the human personality. NY: Dell Publishing Company [dt. Gestalttherapie, (Bd. 1:) Lebensfreude und Persönlichkeitsentfaltung (Taschenbuchausgabe: Gestalttherapie. Grundlagen); (Bd. 2:) Wiederbelebung des Selbst (Taschenbuchausgabe: Gestalttherapie. Praxis). Stuttgart: Klett-Cotta, 1979 (Taschenbuchausgabe: München: DTV, 1991)].

Perls, L. (1992). Living at the boundary. J. Wysong (Ed.). Highland, NY: The Gestalt Journal [dt. Leben an der Grenze, Milan Sreckovic (Hg.), Köln: EHP, 1989].

Piaget, J. (1962). Play, dreams and imitation in childhood. NY: W. W. Norton and Co. [dt. Nachahmung, Spiel und Traum: Die Entwicklung der Symbolfunktion beim Kinde. Stuttgart : Klett, 1969].

Piaget, J. (1971). Biology and knowledge: An essay on the relations between organic regulations and cognitive processes. Chicago, IL: The University of Chicago Press [dt. Biologie und Erkenntnis: Über die Beziehungen zwischen organischen Regulationen und kognitiven Prozessen. Frankfurt am Main: Fischer-Taschenbuch, 1992].

Piaget, J. (1977). The development of thought: Equilibration of cognitive structures. NY: Viking Press [dt. Die Äquilibration der kognitiven Strukturen, Stuttgart: Klett, 1976].

Polkinghorne, D. (1988). Narrative knowing and the human sciences. Albany, NY: State University of New York Press.

Polster, E., Polster, M. (1973). Gestalt therapy integrated: Contours of theory and practice. NY: Vintage Books [dt. Gestalttherapie: Theorie und Praxis der integrativen Gestalttherapie. Wuppertal: Peter Hammer (Edition Gestalt-Institut Köln GIK): 2001].

Polster, E., Polster, M. (2000). From the Radical Center: The Heart of Gestalt Therapy. Cleveland, OH: Gestalt Press [dt. Das Herz der Gestalttherapie: Beiträge aus vier Jahrzehnten. Wuppertal: Peter Hammer (Edition Gestalt-Institut Köln GIK): 2002].

Potter, B. (1902). The tale of Peter Rabbit. London: Penguin Group. [dt. Die gesammelten Abenteuer von Peter Hase. Zürich: Diogenes, 1986].

Preston, E. (1969) The Temper Tantrum Book. N Y: Viking.

Propp, V. (1968, 1928). Morphology of the Russian folktale. Austin, TX: University of Texas Press.

Rhyne, J. (1973). The Gestalt art experience. Belmont, CA: Wadworth Publishing Company.

Rosenblatt, D. (1994). The Gestalt Therapy Primer. NY: Yurisha Press [dt. Gestalttherapie für Einsteiger: Eine Anleitung zur Selbstentdeckung. Wuppertal: Peter Hammer (Edition Gestalt-Institut Köln GIK): 2009].

Rosenblatt, D. (1996). Your Life is a Mess: And What to do About It. NY: Harper & Row [dt. Gestalttherapie für alle Fälle: Eine Anleitung zum selbstbestimmten Leben. Wuppertal: Peter Hammer (Edition Gestalt-Institut Köln GIK): 2008].

Sams, J. Carson, D. (1988). Medicine cards: The discovery of power through the ways of animals. Santa Fe, NM: Bear and Company [dt. Karten der Kraft: Eine schamanische Einweihung in die „Medizin“ der Krafttiere. Oberstdorf: Windpferd, (16) 2010].

Seuss, D. (1990). Oh, the places you'll go! NY: Random House [dt. Wie schön! So viel wirst du sehn! Frankfurt am Main: Rogner und Bernhard bei Zweitausendeins, 2001].

Simkin, J. S. (2005). Gestalt Therapy Mini Lectures. Gouldboro, ME: The Gestalt Legacy Press [dt. Gestalttherapie : Mini-Lektionen für Einzelne und für Gruppen. Wuppertal: Peter Hammer (Edition Gestalt-Institut Köln GIK): 1994].

Spradley, J. P. (1979). The ethnographic interview. Fort Worth, TX: Holt, Rinehart and Winston, Inc.

Spradley, J. P. (1980). Participant observation. NY: Harcourt Brace Jovanovich College Publishers.

South African Department of Welfare, (1997). White paper for social welfare: Principles, guidelines, recommendations, proposed policies and programmes for developmental social welfare in South Africa. [online] http://www.info.gov.za/view/DownloadFileAction?id=127937

Stock, G. (1987). Book of Questions. NY: Workman Publishing Company [dt. Das Buch der Fragen. Frankfurt am Main: Krüger, 1988].

Stubbs, M. (1983). Discourse Analysis. Chicago: University of Chicago Press.

Sutton-Smith, B. (1979). Play and learning. NY: Gardner.

Tannen, D. (1989). Talking voices: Repetition, dialogue, and imagery in conversational discourse. Cambridge. NY: Cambridge University Press.

Tannen, D. (1993). What's in a frame? Surface evidence for underlying expectations. In D. Tannen (Ed.), Framing in discourse (pp. 14-56). NY: Oxford University Press.

Viorst, J. (1972) Alexander's terrible, horrible, bad day. NY: Simon Schuster [dt. Alexander und der abscheuliche, grässliche, mistige, eklige Tag. Ravensburg: Maier, 1975].

Vygotsky, L. S. (1962, 1934). Thought and language. Cambridge, MA: MIT Press [dt. Denken und Sprechen: psychologische Untersuchungen. Weinheim; Basel: Beltz, 2002].

Vygotsky, L. S. (1978). Mind in society: The development of higher psychological processes. Cambridge, MA: Harvard University Press.

Werner, H. (1957). The concept of development from a comparative and organismic point of view. In D. B. Harris (Ed.), The concept of development (pp. 140-163). Minneapolis, MN: University of Minnesota Press.

Werner, H., Kaplan, B. (1956). The developmental approach to cognition: Its relevance to the psychological interpretation of anthropological and ethnolinguistic data. American Anthropologist, 58: 866-880.

Wheeler, G. (1991). Gestalt reconsidered: A new approach to contact and resistance. NY: Gardner Press [dt. Kontakt und Widerstand: Ein neuer Zugang zur Gestalttherapie. Köln: EHP, 1993].

Wheeler, G. (2000). Beyond individualism: Toward a new understanding of self, relationship, and experience. Hillsdale, NJ: The Analytic Press / GestaltPress [dt. Jenseits des Individualismus: Für ein neues Verständnis von Selbst, Beziehung und Erfahrung. Wuppertal: Peter Hammer (Edition Gestalt-Institut Köln GIK): 2006].

Wheeler, G. (2005) Spirit and shadow: Esalen and the Gestalt model. In J. Kripal, (Ed.), On the edge of the future: Esalen and American religious culture (pp. 165-196). Bloomington: Indiana University Press

Winter, P. (1978). Common Ground. [CD]. NY: Living Music.

Wood, A. (1988) Elbert's bad word. NY: Harcourt Brace Co.

Young, G. R., Wagner, E. E. (1999). The hand test: Advances in applications and research. NY: Krieger Publishing Company.

Bitte beachten Sie auch die folgenden Seiten

Gestalttherapie – Einführungen

Erhard Doubrawa und Stefan Blankertz, **Einladung zur Gestalttherapie:** Einführung mit Beispielen, Taschenbuch, 88 S., € 5,00

Erhard Doubrawa, **Die Seele berühren:** Erzählte Gestalttherapie, 123 Seiten, € 11,90

Gestalttherapie – Bibliothek

Arnold Beisser, **Wozu brauche ich Flügel?** Ein Gestalttherapeut betrachtet sein Leben als Gelähmter, 156 Seiten, € 13,90

Blankertz, Stefan, **Verteidigung der Aggression:** Gestalttherapie als Praxis der Befreiung, 86 Seiten, € 13,90

Judith R. Brown, **Zwei in einem Sieb:** Märchen als Wegweiser für Paare, 192 Seiten, gebunden, € 18,90

Daniel Rosenblatt, **Gestalttherapie für alle Fälle:** Eine Anleitung zum selbstbestimmten Leben, 92 Seiten, € 8,90

Daniel Rosenblatt, **Zwischen Männern:** Gestalttherapie und Homosexualität, 204 Seiten, € 13,90

Bruno Schleeger, **... und wo ist das Problem ...?** Zen-Buddhismus und Gestalttherapie, 428 Seiten, € 24,90

Stephen Schoen, **Die Nähe zum Tod macht großzügig:** Ein Therapeut als Helfer im Hopiz, 103 Seiten, € 12,90

Stephen Schoen, **Wenn Sonne und Mond Zweifel hätten:** Gestalttherapie als spirituelle Suche, 118 Seiten, € 11,90

Stephen Schoen, **Greenacres:** Ein Therapie-Roman, 289 Seiten, € 16,90

Barry Stevens und Carl R. Rogers, **Von Mensch zu Mensch,** 261 Seiten, € 19,90

Gestalttherapie – Klassiker

George Dennison, **Gestaltpädagogik in Aktion,** hg. und mit einem Nachwort von Stefan Blankertz, 393 Seiten, € 24,90

Anke und Erhard Doubrawa (Hg.), **Erzählte Geschichte der Gestalttherapie:** Gespräche mit Gestalttherapeuten der ersten Stunde, 256 Seiten, € 14,90

Frederick S. Perls, **Was ist Gestalttherapie?,** 140 Seiten, € 14,90

Laura Perls, **Meine Wildnis ist die Seele des Anderen:** Im Gespräch mit Daniel Rosenblatt u.a., 248 S., gebunden, € 21,90

Ervin Polster, **Zugehörigkeit:** Eine Vision für die Psychotherapie, 209 Seiten, € 22,00

Erving und Miriam Polster, **Gestalttherapie:** Theorie und Praxis der integrativen Gestalttherapie, 352 Seiten, € 18,90

Erving und Miriam Polster, **Das Herz der Gestalttherapie:** Beiträge aus vier Jahrzehnten, 389 Seiten, € 21,90

Daniel Rosenblatt, **Gestalttherapie für Einsteiger:** Eine Anleitung zur Selbstentdeckung, 250 Seiten, € 14,90

James S. Simkin, **Gestalttherapie:** Minilektionen für Gruppen und Einzelne, 136 Seiten, € 12,90

Barry Stevens, **Don't Push the River:** Gestalttherapie an ihren Wurzeln, 261 Seiten, € 19,90

Gestalttherapie – Arbeitsbücher

Stefan Blankertz und Erhard Doubrawa, **Lexikon der Gestalttherapie,** 347 Seiten, € 19,90

Bernd Bocian, **Fritz Perls in Berlin 1893-1933:** Expressionismus – Psychoanalyse – Judentum, 380 Seiten, € 28,90

Victor Chu, **Neugeburt einer Familie:** Familienstellen in der Gestalttherapie, 361 Seiten, 24,90 €

Erhard Doubrawa und Frank-M. Staemmler (Hg.), **Heilende Beziehung:** Dialogische Gestalttherapie, 230 Seiten, € 21,90

Robert L. Harman (Hg.), **Werkstattgespräche Gestalttherapie**: Mit Gestalttherapeuten im Gespräch, 191 Seiten, € 20,90

Michaela Pröpper, **Gestalttherapie mit Krebspatienten:** Eine Praxishilfe zur Traumabewältigung, 202 Seiten, € 22,90

Frank-M. Staemmler und Werner Bock, **Ganzheitliche Veränderung in der Gestalttherapie,** 150 Seiten, € 21,90

Gordon Wheeler, **Jenseits des Individualismus:** Für ein neues Verständnis von Selbst, Beziehung und Erfahrung, 348 S., € 29,90

Gordon Wheeler / Stephanie Backman (Hg.), **Gestalttherapie mit Paaren,** 376 Seiten, € 25,50

GIK-Business

Stefan Blankertz, **Wenn der Chef das Problem ist:** Ein Ratgeber, 249 Seiten, gebunden, € 24,90

Hans Emge, **Wie werde ich Unternehmer?** GIK-Businessguide Existenzgründung und Selbständigkeit, 247 Seiten, € 20,00

Heilende Texte

Heilende chassidische Schriften: Martin Buber für Gestalttherapeutinnen und Gestalttherapeuten, eingeleitet und kommentiert von Cornelia Muth, 105 Seiten, gebunden, € 14,90

Heilende Texte: Meister Eckhart, ausgewählt und kommentiert von Stefan Blankertz, 171 Seiten, gebunden, € 14,90